DER GROSSE GU KOMPASS

# Diabetes
## Der Einkaufsberater von A – Z

Doris Fritzsche

## Dipl. oec. troph. Doris Fritzsche

ist ernährungstherapeutische Beraterin und Autorin zahlreicher Ratgeber und Tabellenwerke. Nach dem Studium der Haushalts- und Ernährungswissenschaften an der Justus-Liebig-Universität in Gießen war sie wissenschaftliche Mitarbeiterin von Prof. Dr. I. Elmadfa. Später arbeitete sie für eine diabetologische Schwerpunktpraxis und als Dozentin in Fachschulen. Seit 2000 ist sie in Wolfenbüttel mit eigener Beratungspraxis selbstständig tätig, seit 2005 in einer Praxisgemeinschaft zusammen mit Dipl. oec. troph. Elisabeth Fröhling.

Frau Fritzsche informiert sich regelmäßig in verschiedenen Berufsverbänden und Qualitätszirkeln zu den neuesten Erkenntnissen der Ernährungsforschung.

## WICHTIGER HINWEIS

Dieser GU Diabetes-Kompass richtet sich vorwiegend an Diabetiker und ihre Angehörigen. Den individuellen Therapieplan einschließlich des Medikamenteneinsatzes kann nur der behandelnde Arzt bestimmen.

# Ein Wort zuvor

**SIE HABEN DIE DIAGNOSE** Diabetes erhalten und gehören damit zu den 350 000 Menschen, die jährlich in Deutschland an Diabetes erkranken. Sicher haben Sie den Wunsch, trotz dieser Diagnose nicht nur weiterhin in Beruf und Freizeit aktiv zu sein, sondern auch abwechslungsreich und genussvoll zu essen, anstatt sich von freudlosen Diäten die Laune verderben zu lassen.

**DIES WIRD MÖGLICH** mit einer umfassenden Diabetesbehandlung. Dazu gehört eine persönlich auf Sie abgestimmte Ernährungs- und Bewegungstherapie ebenso wie eine individuelle Medikamentenbehandlung. Sie selbst können diese Behandlung durch Ihre Mitarbeit, etwa bei den Selbstkontrollen, wirksam unterstützen.

**ERWEITERN SIE IHR WISSEN** darüber, wie Ihr Stoffwechsel bei Diabetes funktioniert und wie Sie selbst Einfluss nehmen können. Damit werden Sie zum gleichberechtigten Partner von Diabetesfachärzten, Diabetesberatern und Ernährungsfachleuten und können Ihre Behandlung aktiv mitgestalten. Denn: »Wer nicht weiß, muss alles glauben«, formulierte die österreichische Schriftstellerin Marie von Ebner-Eschenbach bereits im 19. Jahrhundert.

**DIE ERNÄHRUNG BEI DIABETES** bildet das Schwerpunktthema des großen GU Kompass Diabetes. Denn auf diesen Teil Ihrer Behandlung haben Sie selbst den größten Einfluss. In diesem handlichen Ratgeber finden Sie viele Beispiele, wie Sie die Ernährungsempfehlungen in die Praxis umsetzen können. Die Austauschtabellen für kohlenhydrathaltige Lebensmittel und die große Übersichtstabelle zu ausgewählten Lebensmitteln helfen Ihnen, sich mit Diabetes ausgewogen zu ernähren und dabei den Spaß am Essen nicht zu verlieren.

Doris Fritzsche

# Diabetes verstehen

## Diabetes mellitus – was ist das?

Diabetes mellitus, im Volksmund auch »Zuckerkrankheit« genannt, ist der Oberbegriff für eine Regulationsstörung des Blutzuckers. Von Diabetes mellitus spricht man, wenn die im Blut gemessenen Zuckerkonzentrationen gegenüber den Normalwerten erhöht sind. Die Werte können so weit ansteigen, dass Zucker nicht mehr vollständig von den Nieren zurückgehalten werden kann und infolgedessen mit dem Urin ausgeschieden wird. Denn ist im Blut ein Schwellenwert von 180 bis 200 Milligramm pro Deziliter (mg/dl) oder 10 bis 11,1 Millimol pro Liter (mmol/l) überschritten, übersteigt dies die Kapazität der Nierenzellen, den Zucker aus dem Urin in den Blutkreislauf zurückzuholen. Die Folge: Im Urin ist Zucker nachweisbar (Glukosurie). Durch die Zuckerausscheidung mit dem Urin verliert der Körper viel Wasser. Häufiges Wasserlassen und starker Durst sind oft erste Diabetesanzeichen.

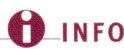 **INFO**

Diabetes mellitus = »honigsüßer Durchfluss« leitet sich ab von dem altgriechischen Wort »diabainein« (hindurchgehen, hindurchfließen) und dem lateinischen Wort »mellitus« (honigsüß). 1889 entdeckten die beiden Forscher Joseph Freiherr von Mering und Oskar Minkowski den Zusammenhang zwischen Diabetes und einer Erkrankung der Bauchspeicheldrüse (Pankreas). 1921 gelang es den kanadischen Forschern Frederick Banting und Charles Best, aus Bauchspeicheldrüsengewebe die blutzuckersenkende Substanz Insulin zu gewinnen und mit Erfolg an Hunden zu testen. Bereits 1922 wurde der erste Patient, ein 13-jähriger Junge, erfolgreich mit Insulin behandelt.

## Normale und abweichende Blutzuckerwerte

Normale Blutzuckerwerte liegen im nüchternen Zustand zwischen 60 und 100 Milligramm pro Deziliter (mg/dl) beziehungsweise 3,3 bis 5,6 Millimol pro Liter (mmol/l).

Für die Diagnose einer Diabetes-Erkrankung wird folgende Vorgehensweise empfohlen:

- Wird bei einer Blutuntersuchung ein »Gelegenheitsblutzucker« von 90 bis 99 mg/dl (5 bis 5,5 mmol/l) gemessen, sollte der Patient regelmäßig kontrolliert werden.
- Werden Werte von 100 bis 125 mg/dl (5,6 bis 6,9 mmol/l) festgestellt, wird ein oraler Glukosetoleranztest (oGTT) empfohlen.
- Bei Blutzuckerkonzentrationen zwischen 126 und 200 mg/dl (7,0 und 11,1 mmol/l), ist zunächst eine Wiederholung der Blutkontrolle notwendig. Wird der Wert bestätigt, gilt die Diagnose Diabetes mellitus als gesichert.
- Liegen die gemessenen Werte sogar über 200 mg/dl (11,1 mmol/l), gilt die Diagnose ebenfalls als gesichert.

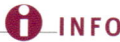

**INFO**

Mit dieser Formel werden Blutzuckerwerte von Milligramm pro Deziliter in Millimol umgerechnet:

$$mg/dl \times 0{,}0555 = mmol/l$$

Die Umrechnungsformel von Millimol in Milligramm pro Deziliter lautet folgendermaßen:

$$mmol/l \times 18{,}0182 = mg/dl$$

## Der orale Glukosetoleranztest

Ein sicherer Test zur frühen Erkennung eines sich entwickelnden Diabetes ist der orale Glukosetoleranztest (oGTT). Die Weltgesundheitsorganisation (WHO) hat für die Durchführung und Beurteilung des Tests folgende Kriterien festgelegt:

- Vorbereitend sollten Sie sich vor dem Test mindestens drei Tage lang kohlenhydratreich ernähren. Kohlenhydratreich bedeutet, dass Sie täglich mehr als 150 g Kohlenhydrate aufnehmen sollten. Dies ist wichtig, um falsche positive Testergebnisse zu vermeiden. Denn sowohl ein Nahrungsverzicht (Fasten) wie auch eine Kohlenhydratmangelkost (Low-Carb-Ernährung) können selbst bei stoffwechselgesunden Menschen eine pathologische Glukosetoleranz bewirken.

- Der Test wird morgens nüchtern durchgeführt (Ihre letzte Nahrungsaufnahme muss dafür mindestens zehn Stunden zurückliegen). Zuerst wird der Blutzucker bestimmt, dann bekommen Erwachsene 75 g Glukose in 200 bis 300 ml Wasser gelöst (Kinder 1,75 g Glukose pro Kilogramm Körpergewicht). Nach 120 Minuten erfolgt erneut eine Blutentnahme.
- Werte zwischen 140 und 199 mg/dl (7,8 bis 11 mmol/l) zeigen eine gestörte Glukosetoleranz (Prädiabetes), Werte über 200 mg/dl (11,1 mmol/l) sichern die Diagnose manifester Diabetes mellitus.

## Typische und unspezifische Symptome

Als Folge der erhöhten Blutzuckerwerte können unterschiedliche Beschwerden auftreten. Welche der möglichen Symptome Sie als Betroffener bei sich bemerken, ist individuell verschieden. Und wie deutlich diese in Erscheinung treten, hängt auch davon ab, wie hoch der Blutzucker ist und innerhalb welchen Zeitraums sich der Diabetes entwickelt.

### MÖGLICHE TYPISCHE DIABETESSYMPTOME

- Durst
- vermehrtes Wasserlassen
- Müdigkeit, Abgeschlagenheit
- Antriebsarmut
- Hautveränderungen
- trockene Haut
- Juckreiz
- Sehstörungen
- unbeabsichtigter Gewichtsverlust
- schlechte Wundheilung
- Muskelkrämpfe
- Infektionsneigung

Hoher Blutzucker kann Diabetessymptome hervorrufen, die selbst viele medizinische Laien erkennen können. Zu diesen typischen Diabetessymptomen zählen Durst und vermehrtes Wasserlassen. Deutlich zu merken sind diese Diabeteszeichen, wenn sie innerhalb weniger Wochen auftreten, was bei Diabetes Typ 1 (siehe Seite 10) meist der Fall ist. Beim Diabetes Typ 2 (siehe Seite 10) entstehen die Beschwerden hingegen häufig schleichend über einen sehr langen Zeitraum und werden aus diesem Grund vielfach nicht als mögliche Ursache einer Stoffwechselerkrankung gedeutet.

Nicht immer sind die Symptome bei Diabetes mellitus typisch. Vor allem beim Diabetes Typ 2 (siehe Seite 10) können auch völlig unspezifische Beschwerden auftreten. Das heißt, die Symptome könnten noch durch andere Ereignisse bedingt sein. Zu den möglichen unspezifischen Symptomen bei Diabetes zählen unter anderem Antriebsarmut und Infektionsneigung, die durch den Energiemangel der Zellen bedingt sind. Gut zu wissen: Sobald durch konsequente Behandlung normnahe Blutzuckerwerte erreicht werden, verschwinden auch diese Anzeichen wieder.

Doch gerade bei den unspezifischen Diabeteszeichen kommt es immer wieder vor, dass die Beschwerden nicht mit erhöhten Blutzuckerwerten in Verbindung gebracht werden. Dies erklärt, warum der Diabetes Typ 2 in vielen Fällen erst als Zufallsbefund bei allgemeinen Kontrolluntersuchungen oder als Nebenbefund bei anderen Erkrankungen entdeckt wird.

## Blutzucker und Hormone

Um Diabetes leichter zu verstehen, ist es hilfreich, zunächst die Stoffwechselsituation bei Menschen ohne Diabetes zu betrachten.

Für sämtliche Lebensvorgänge, sowohl in Ruhe wie auch in Bewegung, braucht der menschliche Organismus Energie. Vorzugsweise nutzt der Körper für die Energiegewinnung Kohlenhydrate in Form von Stärke und/oder Zucker aus der täglichen Nahrung.

Um die zugeführte Energie nutzen zu können, müssen die Energielieferanten zunächst vom Darm ins Blut gelangen. Kohlenhydrate können ausschließlich als Einfachzucker (Monosaccharide) über die Darmzellen ins Blut aufgenommen werden. Das komplexe Kohlenhydrat Stärke wird dazu in seine Traubenzuckerbausteine (Glukose) gespalten und anschließend über die Darmwand ins Blut aufgenommen. Auch Kohlenhydrate, die aus mehreren Zuckerbausteinen aufgebaut sind, werden zunächst zu Einfachzuckern abgebaut. Das bedeutet, dass immer, wenn Sie kohlenhydrathaltige Lebensmittel essen, kurz danach der Zucker im Blut (Blutglukose) ansteigt. Das Blutgefäßsystem hat dabei die Aufgabe, die Blutglukose – ebenso wie alle anderen Nährstoffe – zu den verschiedenen Körperzellen zu transportieren. Die Kraftwerke der Körperzellen nutzen den Blutzucker als Brennstoff zur Gewinnung von Energie für unterschiedliche Stoffwechselvorgänge, wie Muskelarbeit, Organleistung und Aufrechterhaltung der Körpertemperatur.

Dabei kann der Zucker jedoch nicht einfach in die Zellen einströmen. Vielmehr ist für diesen Vorgang ein Hilfsstoff, das Hormon Insulin, erforderlich. Spezielle Zellen der Langerhans-Inseln in der Bauchspeicheldrüse stellen dieses Hormon her. Insulin fungiert wie ein Türöffner, der die Zellen für den Einstrom von Blutglukose aufschließt. In der Folge kommt es zu einem Absinken der Blutglukosekonzentration.

Sinkt der Blutzucker, wird in anderen Zellen der Langerhans-Inseln das Hormon Glukagon bereitgestellt. Dieses Gegenspielerhormon des Insulins sorgt für die Freisetzung von Glukose aus dem Leberspeicher (Leberglykogen) und für die Glukoseneubildung aus dafür geeigneten Eiweißbausteinen. Dies führt wiederum zum Anstieg des Blutzuckerspiegels.

Durch das Zusammenspiel der beiden Bauchspeicheldrüsenhormone Insulin und Glukagon wird bei Menschen ohne Diabetes eine perfekte Blutzuckerbalance erreicht.

## HORMONE FÜR DIE BLUTZUCKERBALANCE

Zwei Hormone sind für die Regulation der Blutzuckerwerte verantwortlich. Beide werden in verschiedenen Zellen der Langerhans-Inseln der Bauchspeicheldrüse gebildet:

- Insulin aus den Betazellen senkt den Blutzucker.
- Glukagon aus den Alphazellen hebt den Blutzucker.

Bei Menschen mit Diabetes mellitus verbleibt die Blutglukose teilweise oder sogar völlig im Blutgefäßsystem und steht dadurch den Zellen nicht als ausreichende Energiequelle zur Verfügung. Diese Beeinträchtigung des Energiestoffwechsels entsteht durch unzureichende Insulinmengen beziehungsweise totalen Mangel an Insulin oder durch eine unzureichende Wirkung des im Körper vorhandenen Insulins.

# Diabetes Typ 1 und 2 – die Unterschiede

Aufgrund einer Erhebung der Technischen Universität München von Prof. H. Hauner und einer Hochrechnung auf ganz Deutschland kann derzeit von etwa 7 Millionen Menschen mit Diabetes (8,9 % der Bevölkerung) ausgegangen werden. Davon haben 6,5 Millionen einen Diabetes Typ 2 und 550 000 einen Diabetes Typ 1. Das heißt, nur knapp 10 % der Diabetiker haben einen insulinpflichtigen Diabetes Typ 1.

## Typ 1 – der jugendliche Diabetes

Diabetes Typ 1 entsteht meistens vor dem 40. Lebensjahr und wird daher auch als jugendlicher Diabetes bezeichnet. Es handelt sich hier um eine Autoimmunerkrankung, bei der es zu einer Zerstörung der insulinproduzierenden Betazellen der Langerhans-Inseln der Bauchspeicheldrüse kommt. Als Folge wird zu wenig oder kein Insulin mehr produziert. Die Krankheit entwickelt sich über einen kurzen Zeitraum.

Durch den Mangel an Insulin bleiben die Transportkanäle der Zellen für das Einschleusen von Zucker verschlossen. Dies verursacht einen Energiemangel, weil Zucker im Blut verbleibt und für die Energiegewinnung in den Zellen nicht zur Verfügung steht. Der Körper versucht den Energiemangel auszugleichen, indem er die Energiereserven von Fett- und Muskelgewebe angreift. Menschen mit Typ-1-Diabetes brauchen deshalb eine sofortige Insulinbehandlung, weil es anderenfalls zu drastischen Gewichtsverlusten kommt. Für Diabetes Typ 1 werden deshalb auch die Bezeichnungen insulinpflichtiger oder insulinabhängiger Diabetes verwendet.

Typ-1-Diabetiker sind lebensnotwendig auf Insulin angewiesen. Die erforderliche Insulindosis wird abhängig von Körpergewicht, Kohlenhydrataufnahme und Bewegung für jeden Menschen individuell festgelegt.

## Typ 2 – Gene oder Lebensstil?

Anders als der Typ-1-Diabetes entwickelt sich Typ-2-Diabetes schleichend über einen langen Zeitraum und oft erst jenseits des 40. Lebensjahrs. Typ-2-Diabetes wurde deshalb früher als Altersdiabetes bezeichnet. In den letzten Jahren wird die Diagnose Typ-2-Diabetes jedoch immer häufiger auch bei übergewichtigen jüngeren Menschen und sogar bei Kindern gestellt.

## INFO

Häufig werden Typ-2-Diabetiker schon seit längerer Zeit wegen erhöhten Blutdrucks oder veränderter Blutfette behandelt und haben erhöhtes Körpergewicht. Die Kombination dieser Erkrankungen wird als metabolisches Syndrom bezeichnet. Dabei ist jede der genannten Stoffwechselstörungen ein eigener Risikofaktor für die Schädigung der Blutgefäße. Je mehr dieser Risikofaktoren gleichzeitig vorhanden sind, desto höher ist die Gefahr der Entstehung von Gefäßerkrankungen.

Bei Menschen mit Diabetes Typ 2 produziert die Bauchspeicheldrüse noch Insulin, aber die Körperzellen sprechen auf das blutzuckersenkende Insulin nicht mehr richtig an. Als Folge kommt es zu einer unzureichenden Insulinwirkung, der sogenannten Insulinresistenz, die durch Übergewicht, besonders das bauchbetonte Übergewicht, noch verstärkt wird.

Zu Beginn der Erkrankung ist der Körper noch in der Lage, die unzureichende Wirkung auszugleichen, indem er vermehrt Insulin bildet (Hyperinsulinismus). Dadurch gelingt es, die Blutzuckerwerte über eine gewisse Zeitspanne im Normbereich zu halten. Erst wenn die erhöhte Insulinproduktion die mangelnde Wirkung nicht mehr ausgleichen kann und dadurch die Blutzuckerwerte ansteigen, spricht man vom manifesten Diabetes Typ 2.

Häufig haben die Betroffenen keine diabetestypischen Beschwerden. Deshalb wird Typ-2-Diabetes in vielen Fällen erst im Rahmen von Routineuntersuchungen festgestellt.

Genetische Faktoren spielen eine große Rolle für die Entstehung des Diabetes Typ 2. Sind Vater oder Mutter Typ-2-Diabetiker, beträgt das Risiko, ebenfalls einen Typ 2 zu entwickeln, für die Kinder 30 bis 40 %. Das Risiko erhöht sich bei Übergewicht und Bewegungsmangel. Das heißt, ob eine genetische Veranlagung tatsächlich zu Diabetes Typ 2 führt, wird in hohem Maße vom individuellen Lebensstil beeinflusst.

### Risikofaktor Übergewicht

Für die Beurteilung des Körpergewichts wird der Body Mass Index (BMI, »Körpermasse-Index«) eingesetzt. Der BMI wird mithilfe von Körpergewicht und Körpergröße berechnet.

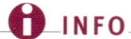 **INFO**

Die Berechnungsformel für den BMI lautet:

$$BMI = \frac{\text{Körpergewicht in kg}}{(\text{Körpergröße in m})^2}$$

Als obere Grenze für das Normalgewicht gilt ein BMI von 24,9. Beispiele für die obere Normalgewichtsgrenze Erwachsener bei unterschiedlichen Körperlängen finden Sie in der Tabelle auf Seite 237.

## BMI-WERTE UND IHRE AUSSAGE

| | |
|---|---|
| BMI < 18,5 | Untergewicht |
| BMI 18,5–24,9 | Normalgewicht |
| BMI 25–29,9 | Preadipositas |
| BMI 30–34,9 | Adipositas Grad 1 |
| BMI 35–39,9 | Adipositas Grad 2 |
| BMI ≧ 40 | Adipositas Grad 3 |

Für die weitere Beurteilung des potenziellen Diabetesrisikos betrachtet man die Körperfettverteilung. Besonders das innere Bauchfett (viszerales Fettgewebe) gilt als ein Risikofaktor für die Entstehung von Diabetes Typ 2 ebenso wie für die Entstehung von Herz-Kreislauf-Erkrankungen.

Wenn der Taillenumfang bei Frauen 80 cm übersteigt, ist das Risiko bereits erhöht, bei Werten über 88 cm ist es stark erhöht. Für Männer gilt ein Umfang von 94 cm als erhöhtes und ein Umfang von 102 cm als deutlich erhöhtes Risiko.

Für die Umfangsmessung wird das Maßband in der Mitte zwischen unterem Rippenrand und oberem Rand des Beckenknochens angesetzt.

Neben Body-Mass-Index und Bauchumfang wird in jüngerer Zeit für die Risikobewertung noch der Taille-Körperlänge-Quotient diskutiert. Bei diesem Verhältnis von Taillenumfang in cm zu Körperlänge in cm (Waist-to-Height Ratio = WHtR) wird ergänzend das Lebensalter für die Risikoeinschätzung hinzugezogen. Bis zum 40. Lebensjahr sind WHtR-Werte zwischen 0,4 und 0,5 wünschenswert. Da sich zwischen 40 und 50 Jahren

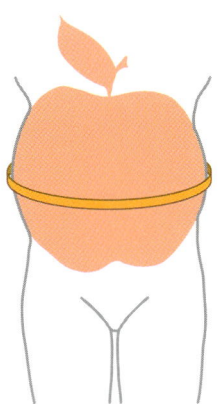 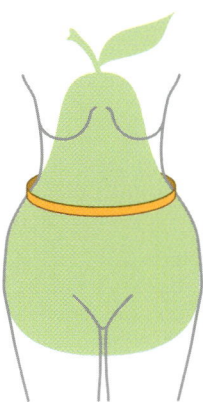

Es gibt zwei verschiedene Formen von Übergewicht:
den Apfel- und den Birnentyp.

die Statur der meisten Menschen ändert, sind mit zunehmendem Alter etwas höhere Werte akzeptabel, jedoch sollte ein Wert von 0,6 auch bei über 50-Jährigen nicht überschritten werden.

- Demnach ist für Erwachsene bis zum 40. Lebensjahr bei einer Körperlänge von 170 cm ein Taillenumfang von 85 cm gerade noch akzeptabel:

$$WHtR = 85 : 170 = 0,5$$

- Für Erwachsene über 50 Jahre kann bei gleicher Körperlänge ein Taillenumfang von 102 cm toleriert werden:

$$WHtR = 102 : 170 = 0,6$$

Durch Gewichtsabnahme können Typ-2-Diabetiker in vielen Fällen eine deutliche Verbesserung ihrer Stoffwechselsituation erreichen.

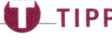 TIPP

Regelmäßige sportliche Bewegung hilft beim Abnehmen. Am besten wählen Sie eine Bewegungsart, die Ihnen Spaß macht; das motiviert Sie, dabeizubleiben. Achten Sie jedoch darauf, dass die Sportart auch wirklich zu Ihrem persönlichen Leistungsvermögen passt, und steigern Sie die Intensität Ihres Trainings nur schrittweise.

## Risikofaktoren Blutdruck und Blutfette

Als weitere Risikofaktoren für die Entstehung eines Diabetes Typ 2 gelten Bluthochdruck und Störungen des Fettstoffwechsels, die zudem das Herz-Kreislauf-System stark belasten. Eine Rolle für die Einschätzung des individuellen Risikos spielen vor allem folgende Blutfette: die Triglyceride sowie die Lipoproteine HDL und LDL für den Cholesterin- und Fett-Transport.

Triglyceride – auch als Neutralfette bezeichnet – bestehen aus einem Teil Glycerin und drei Fettsäuren. Der Gehalt im Blut wird stark von der Nahrung beeinflusst. Je mehr Fette zugeführt werden, desto höher die Blutwerte. Für Erwachsene sind 150 mg/dl oder 1,69 mmol/l wünschenswert. Sind die Triglyceride im Blut erhöht, steigen Diabetes- und Herz-Kreislauf-Risiko.

HDL, das »gute Cholesterin«, sind Transportproteine hoher Dichte. Sie haben die Aufgabe, Cholesterin von den Geweben zur Leber zu transportieren. HDL wirken als Blutgefäßreiniger und schützen dadurch vor Arteriosklerose (Gefäßverengung). Günstig sind hohe HDL-Werte von mindestens 40 mg/dl Blut.

LDL, das »böse Cholesterin«, sind Transportproteine niedriger Dichte, die Cholesterin von der Leber zu den Körpergeweben transportieren. Auf ihrem Weg durch den Körper können die LDL Cholesterin in den Arterienwänden ablegen und diese dadurch verengen. Niedrige LDL-Werte sind deshalb ein wichtiger vorbeugender Schutz vor der Entstehung von Herz-Kreislauf-Erkrankungen.

Die Zielwerte für LDL-Cholesterin richten sich nach den individuellen begleitenden Risikofaktoren sowie bereits bestehenden Erkrankungen. Für Menschen mit Diabetes mellitus und/oder Herz-Kreislauf-Erkrankungen gelten besonders niedrige LDL-Zielwerte von unter 100 mg/dl Blut.

Das Herz-Kreislauf-Risiko ist besonders erhöht, wenn das Verhältnis von LDL zu HDL größer als 5 ist und zusätzlich die Triglyceridwerte über 200 mg/dl liegen.

Bluthochdruck (Hypertonie) mit Werten über 130/85 mmHg gilt als ein eigenständiger Risikofaktor für die Entwicklung eines Diabetes Typ 2. Der Blutdruck wird durch mehrere Faktoren bestimmt. Neben genetischer Veranlagung und Lebensalter beeinflussen verschiedene Medikamente (beispielsweise Antibabypille, Cortisonpräparate, Antirheumatika) sowie der individuelle Lebensstil den Blutdruck. Besonders Überernährung, Bewegungsmangel, hohe Natrium- beziehungsweise Kochsalzzufuhr, Alkohol- und Nikotinkonsum wirken blutdrucksteigernd.

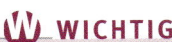 **WICHTIG**

Als Risikofaktoren für die Entstehung eines Diabetes Typ 2 gelten folgende Merkmale:

- Übergewicht, besonders das bauchbetonte Übergewicht (Taillenumfang über 88 cm bei Frauen und über 102 cm bei Männern)
- Bluthochdruck (über 130/85 mmHg)
- Veränderte Blutfette (Triglyceride über 150 mg/dl oder 1,69 mmol/l, HDL-Cholesterin unter 50 mg/dl oder 1,29 mmol/l bei Frauen und unter 40 mg/dl oder 1,03 mmol/l bei Männern)

## Drohende Komplikationen auffangen

Falls stark erhöhte Blutzuckerwerte unzureichend behandelt werden, kann dies zu einer Entgleisung des Stoffwechsels führen. Durch die Bildung von Ketonkörpern kommt es zu einer lebensgefährlichen Stoffwechselsituation, der Ketoazidose. Dies birgt die große Gefahr eines diabetischen Komas mit tiefer Bewusstlosigkeit.

Ist der Blutzucker über lange Zeit chronisch erhöht, können außerdem schwere Gefäßerkrankungen auftreten:

- Komplikationen der kleinen Gefäße (mikrovaskuläre Komplikationen) mit dem Risiko von Nervenschädigungen (diabetische Neuropathie), Veränderungen an den Gefäßen des Augenhintergrundes (diabetische Retinopathie), Geschwüren an den Füßen (diabetisches Fußsyndrom) und drohender Amputation sowie Nierenfunktionsstörungen (diabetische Nephropathie).
- Komplikationen der großen Gefäße (makrovaskuläre Komplikationen) mit Ablagerungen in den Gefäßen (Arteriosklerose). In diesem Fall drohen Herzinfarkt, Hirnschlag und periphere Verschlusskrankheit der Beingefäße.

## Zielwerte der Diabetesbehandlung

Um die Qualität der Diabetesbehandlung zu beurteilen, gibt es unter anderem folgende drei Kriterien:

- **Nüchternblutzucker** (basaler Blutglukosewert): Im Tagesrhythmus kommt es zu einer physiologischen Ausschüttung verschiedener Hormone (Kortisol, Wachstumshormon). Der Blutzucker steigt in den Morgenstunden an. Deshalb wird in vielen Fällen als Basis einer erfolgreichen Diabetestherapie zunächst ein normnaher Nüchternblutzucker angestrebt. Der Zielwert im Vollblut sollte unter 100 mg/dl oder 5,6 mmol/l liegen.

- **Postprandialer Blutzucker:** Die Blutglukose nach den Mahlzeiten scheint nach heutiger Einschätzung ein eigenständiger Risikofaktor zu sein. Deshalb haben Fachgesellschaften wie Deutsche Diabetesgesellschaft (DDG), American Diabetes Association (ADA) und International Diabetes Federation (IDF) den postprandialen Zwei-Stunden-Blutglukosewert in ihre Therapieziele aufgenommen.
  Eine regelmäßige Kontrolle postprandialer Zwei-Stunden-Blutzuckerwerte bietet neben einer schnellen Beurteilung der Qualität der Diabetesbehandlung zudem die Möglichkeit, die Therapie frühzeitig effektiv zu optimieren. Dabei werden Zielwerte von maximal 140 mg/dl oder 7,8 mmol/l Blutglukose zwei Stunden nach dem Essen formuliert.

- **HbA1c -Wert:** Blutglukose bindet sich kontinuierlich an Hämoglobin, den roten Blutfarbstoff, und es entsteht glykolisiertes, »verzuckertes« Hämoglobin, das HbA1c. Je höher die Blutglukosewerte, desto höher das HbA1c. Die roten Blutkörperchen, in denen sich das HbA1c befindet, haben eine durchschnittliche Lebensdauer von 120 Tagen. Der gemessene HbA1c-Wert erlaubt somit eine Beurteilung der mittleren Blutzuckerkonzentration der vergangenen zehn bis zwölf Wochen (»Blutzuckergedächtnis«). Aus diesem Grund werden im Rahmen der standardisierten regelmäßigen Diabeteskontrollen HbA1c-Messungen im Abstand von drei Monaten empfohlen. Der Zielwert sollte dabei unter 48 mmol/mol Hb oder unter 6,5 % liegen.
  Aus der nachfolgenden Tabelle können Sie ablesen, wie hoch Ihr Blutzuckerwert bei dem gemessenen HbA1c-Wert im Durchschnitt gelegen hat. Die Tabelle zeigt den Zusammenhang zwischen HbA1c-Wert und durchschnittlichem Blutzuckerwert der vergangenen zehn bis zwölf Wochen.

| HbA1c-Wert | HbA1c-Wert | Mittlerer Blutzucker | Mittlerer Blutzucker |
|---|---|---|---|
| 31 mmol/mol | 5,0 % | 97 mg/dl | 5,4 mmol/l |
| 37 mmol/mol | 5,5 % | 111 mg/dl | 6,2 mmol/l |
| 42 mmol/mol | 6,0 % | 126 mg/dl | 7,0 mmol/l |
| 48 mmol/mol | 6,5 % | 140 mg/dl | 7,7 mmol/l |
| 53 mmol/mol | 7,0 % | 154 mg/dl | 8,5 mmol/l |
| 58 mmol/mol | 7,5 % | 169 mg/dl | 9,3 mmol/l |
| 64 mmol/mol | 8,0 % | 183 mg/dl | 10,1 mmol/l |
| 69 mmol/mol | 8,5 % | 197 mg/dl | 10,9 mmol/l |
| 75 mmol/mol | 9,0 % | 212 mg/dl | 11,7 mmol/l |
| 80 mmol/mol | 9,5 % | 226 mg/dl | 12,5 mmol/l |
| 86 mmol/mol | 10,0 % | 240 mg/dl | 13,3 mmol/l |
| 91 mmol/mol | 10,5 % | 255 mg/dl | 14,1 mmol/l |
| 97 mmol/mol | 11,0 % | 269 mg/dl | 14,9 mmol/l |
| 102 mmol/mol | 11,5 % | 283 mg/dl | 15,7 mmol/l |
| 108 mmol/mol | 12,0 % | 298 mg/dl | 16,5 mmol/l |

Seit Januar 2009 (mit einer Übergangsfrist zum 31. März 2010) wird der HbA1c in der internationalen Einheit mmol/mol Hb angegeben (nach IFCC = International Federation of Clinical Chemistry and Laboratory Medicine). Zu Ihrer Orientierung sind die HbA1c-Werte zusätzlich in % angegeben; diese Angaben laufen aus.

# Die Behandlung mit Medikamenten

Aktuell werden in der Diabetestherapie unterschiedliche Medikamente in Tablettenform (orale Antidiabetika), die Injektionstherapie mit GLP1-Analoga sowie verschieden wirkende Insulintypen eingesetzt.

Tabletten und GLP1-Analoga (siehe Seite 25) eignen sich zur unterstützenden Behandlung des Typ-2-Diabetes, wenn die Maßnahmen der Basistherapie (vollwertige Ernährung und körperliche Aktivität) nicht ausreichen, um den Blutzucker in normnahen Grenzen zu halten.

Insuline werden im Rahmen einer Hormonersatztherapie dann gespritzt, wenn körpereigenes Insulin ganz oder teilweise fehlt. Bei Typ-1-Diabetikern ist in jedem Fall eine sofortige Insulinbehandlung erforderlich, auch als »Insulinpflicht« bezeichnet.

Wenn Typ-2-Diabetiker mit Ernährungs- und Bewegungstherapie sowie Tabletten oder GLP1-Analoga nicht den gewünschten Zielblutzucker erreichen können, benötigen auch sie Insulin. Ihr Arzt wird entweder die Medikamentenbehandlung durch eine Insulinbehandlung unterstützen (Kombinationstherapie) oder die Therapie vollständig auf Insulinbehandlung umstellen.

## Insuline

Für die Behandlung mit Insulinen stehen folgende Insulinarten zur Verfügung:

| Insulintyp | Wirkungs- eintritt | stärkste Wirkung | Ende der Wirkung |
|---|---|---|---|
| schnell wirkende Insulinanaloga | direkt | 1–2 Std. | 2–3 Std. |
| Normalinsulin | 15–30 Min. | 2–4 Std. | 4–6 Std. |
| NPH-Typ | 60 Min. | 4–6 Std. | 10–12 Std. |
| Insulin glargin | sehr gleichmäßig über 24 Stunden | | |
| Insulin detemir | keine Angabe | 6–8 Std. | 16–24 Std. |

Zusätzlich können auch feste Mischungen aus schnell wirkenden und verzögernd wirkenden Insulinen (Insulinanaloga oder Humaninsulinen) eingesetzt werden.

## Insulintherapien

Bei Behandlung mit Insulin als Hormonersatztherapie unterscheidet man den mahlzeitenunabhängigen Basalinsulinbedarf und den mahlzeitenabhängigen Bolusinsulinbedarf. Der Bedarf an Basalinsulin wird mit verzögernd wirkenden Insulinen gedeckt, der Bolusbedarf für die Mahlzeiten mit schnell wirkenden Insulinen. Wird für die Insulintherapie eine Insulinpumpe eingesetzt, wird auch der Basalbedarf mit schnell wirkendem Insulin gedeckt, das kontinuierlich abgegeben wird.

### Bolustherapie

Die Bolustherapie ist als Anfangstherapie für Typ-2-Diabetiker möglich. Zur Unterstützung der körpereigenen Insulinausschüttung wird nur zu den Mahlzeiten schnell wirkendes Insulin (Normal- oder Analoginsulin) gespritzt. Auf das mahlzeitenunabhängige Insulin wird bei dieser Therapie verzichtet. Falls sich mit der Bolustherapie allein keine normnahen Blutzuckerwerte erzielen lassen, wird auf Intensivierte Insulintherapie (siehe unten) umgestellt.

### Basaltherapie

Die Basaltherapie wird ebenfalls für die Behandlung bei Diabetes Typ 2 eingesetzt. Gespritzt wird nur das mahlzeitenunabhängige Basalinsulin – in der Regel zur Nacht. Der mahlzeitenabhängige Bedarf wird durch die Eigenproduktion der Bauchspeicheldrüse abgedeckt. Ebenso wie für die Bolustherapie gilt: Ist sie nicht mehr erfolgreich, muss zur Intensivierten Insulintherapie übergegangen werden.

### Intensivierte Insulintherapie (ICT)

Die ICT, auch Basis-Bolus-Therapie oder Funktionelle Insulintherapie genannt, ist für die Behandlung von Diabetes Typ 1 wie auch Typ 2 geeignet. Gespritzt wird verzögernd wirkendes Insulin für den mahlzeitenunabhängigen Basalbedarf und schnell wirkendes Insulin für den mahlzeitenabhängigen Bolusbedarf.

Das Basalinsulin deckt den Insulinbedarf für die »Fastenzeiten« zwischen den Mahlzeiten und während der Schlafenszeit und wird je nach Insulintyp ein- bis dreimal täglich gespritzt. Idealerweise ist die Menge an Basalinsulin so ausbalanciert, dass der Blutzucker ohne Nahrungsaufnahme im Gleichgewicht bleibt und weder Über- noch Unterzuckerungen auftreten.

Das Bolusinsulin deckt den zusätzlichen Insulinbedarf für die Mahlzeiten. Gespritzt werden schnell wirkende Insuline (Analog- oder Normalinsulin). Abhängig vom Wirkungseintritt des verwendeten Bolusinsulins wird der Spritz-Ess-Abstand festgelegt. Die Menge an Bolusinsulin errechnet sich aus dem individuellen Insulinbedarf je Kohlenhydrateinheit (KE/BE, siehe Seite 42). Hinzu kommen Korrekturfaktoren für den gemessenen Blutzuckerwert vor der Mahlzeit im Vergleich zum Zielwert. Liegt der gemessene Blutzucker über dem Zielwert, wird zusätzliches Insulin gespritzt, bei niedrigeren Werten entsprechend weniger Insulin.

Die intensivierte Insulintherapie ermöglicht die freie Gestaltung der Mahlzeiten. Im Gegenzug verlangt sie Ihnen die Bereitschaft ab, den Blutzucker vor jeder Mahlzeit zu messen, die Kohlenhydratmenge zu schätzen und den erforderlichen Insulinbedarf zu bestimmen.

Ohne ausreichende Kenntnisse zum Kohlenhydratgehalt der Lebensmittel funktioniert ICT nicht gut. Das heißt, hier ist in hohem Maße Ihr Engagement gefragt. Üben Sie ausgiebig, den Kohlenhydratgehalt der Lebensmittel richtig einzuschätzen. Denn je sicherer Sie im Umgang mit Lebensmitteln und ihrer Insulinwirkung sind, umso besser ist die Qualität Ihrer Diabetesbehandlung.

## Insulinpumpen-Therapie

Die Therapie mit einer am Körper getragenen Insulinpumpe ähnelt dem Behandlungsprinzip der ICT. Unterschieden werden auch hier ein mahlzeitenunabhängiger und ein mahlzeitenabhängiger Insulinbedarf. ICT und Insulinpumpen-Therapie unterscheiden sich jedoch in der Art der verwendeten Insuline und in der Insulinverabreichung. Mit der Insulinpumpe wird der Bedarf für Basalinsulin und Bolusinsulin ausschließlich mit schnell wirkendem Insulin (Normalinsulin oder Analoginsulin) gedeckt. Der Basalinsulinbedarf wird über die Pumpe kontinuierlich in kleinsten Mengen ins Unterhautfettgewebe abgegeben. Bolusinsulin für die Kohlenhydrate und Korrekturinsulin für Abweichungen vom Zielblutzucker werden ebenfalls über die Pumpe abgerufen.

Wie bei der ICT sind auch bei der Insulinpumpen-Therapie gute Kenntnisse über den Kohlenhydratgehalt der Lebensmittel die Basis für den Behandlungserfolg.

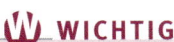 **WICHTIG**

Für den Notfall sollten Sie immer einige Insulinspritzen (siehe Seite 23) zur Verfügung haben. Dies ist wichtig, falls die Insulin- pumpe oder der Insulinpen (siehe Seite 22) einen Defekt auf- weisen oder verloren gehen.

### Konventionelle Insulintherapie (CT)

Die konventionelle Insulintherapie wird mit festen Insulin- mischungen aus schnell wirkenden und verzögert wirkenden Insulinen durchgeführt. Je nach individuellem Bedarf werden diese Mischungen ein- bis dreimal pro Tag gespritzt. Gut geeignet ist die konventionelle Insulintherapie für Menschen mit sehr regelmäßigem Tagesrhythmus mit etwa gleichen Essenszeiten und festen Kohlenhydratmengen. Diabetiker, die konventionell mit Mischinsulin behandelt werden, müssen sich mit dem Essen nach der Wirkung des gespritzten Insulins richten.

Schwierig ist das Verschieben von Mahlzeiten oder das Verän- dern der Kohlenhydratmengen. Hohe Blutzuckerwerte drohen, wenn mehr Kohlenhydrate gegessen werden als für die Insulin- menge eingeplant. Werden weniger Kohlenhydrate verzehrt als für die Insulinmenge vorgesehen, droht dagegen eine Unterzu- ckerung (Anzeichen siehe Seite 26).

Auch bei Anwendung von Mischinsulinen sind daher Kennt- nisse zum Kohlenhydratgehalt von Lebensmitteln wichtig, um normnahe Blutzuckerwerte zu erreichen.

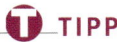 **TIPP**

Besprechen Sie sich ausführlich mit Ihrem Arzt, um die für Sie persönlich geeignete Insulintherapie auszuwählen.

## Insulin richtig spritzen – so geht's

Insulin hat eine Eiweißstruktur. Damit es seine Wirksamkeit behält und nicht im Magendarmtrakt wie alle Eiweiße verdaut wird, muss es gespritzt werden. Zum Spritzen stehen Einmalspritzen und Injektionshilfen – Insulinpens und Insulinpumpen – zur Verfügung.

Insuline werden hauptsächlich als U-100-Insuline angeboten. U steht dabei für Unit (englisch für Einheit). U-100-Insuline enthalten je Milliliter 100 Internationale Einheiten (I. E.) Insulin. In Deutschland sind noch einige wenige U-40-Insuline als Fläschcheninsuline auf dem Markt. Sie enthalten entsprechend 40 I. E. je Milliliter.

- Für das Spritzen mit Insulinpens sowie für Insulinpumpen werden U-100-Insuline verwendet.
- Für die Verabreichung sehr kleiner Insulinmengen, wie sie von Säuglingen und Kleinkindern benötigt werden, stehen Verdünnungslösungen zur Verfügung.

### Wo kann Insulin gespritzt werden?

Als Spritzstellen eignen sich die hier farbig markierten Körperstellen:

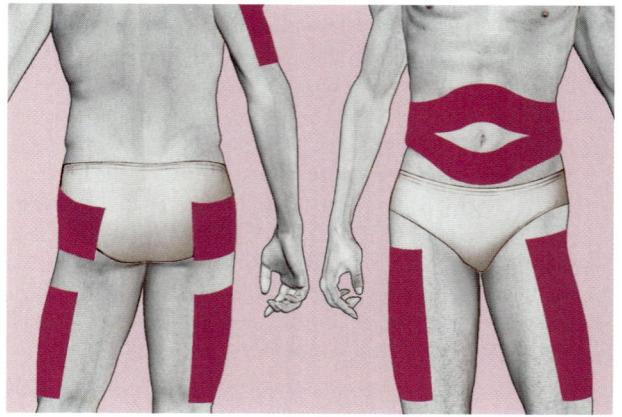

Bitte achten Sie darauf, die Einstichstellen regelmäßig zu wechseln. Dadurch können Sie vermeiden, dass an den Spritzstellen

Reizungen und Verhärtungen entstehen. Das ist wichtig, weil Insulin aus verhärteten Körperstellen schlechter aufgenommen werden kann.

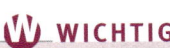 **WICHTIG**

Falls ein Insulinpen kaputt oder verloren geht und kein Ersatzpen zur Verfügung steht, kann im Notfall Insulin aus der Penampulle mit einer Spritze aufgezogen werden. Verwenden Sie dafür unbedingt zum Insulin passend geeichte U-100-Spritzen! U-100-Insulin, mit einer U-40-Spritze verwendet, würde bedeuten, dass Sie die zweieinhalbfache Menge der eigentlich gewollten Insulindosis spritzen.

## Medikamente bei Diabetes Typ 2

Medikamente sind kein Ersatz für die Basistherapie des Diabetes Typ 2, sie sollen die Behandlung unterstützen. Deshalb ist es wichtig, die Ernährungstherapie ebenso wie die individuell angemessene körperliche Aktivität auch bei notwendigem Einsatz von Medikamenten fortzuführen.

Die sorgfältige Abwägung von erwünschter Medikamentenwirkung, von Nebenwirkungen und Kontraindikationen wird Ihr Arzt treffen. Bitte sprechen Sie mit ihm darüber.

Nachfolgend erhalten Sie einen Überblick über die Antidiabetika, die derzeit zur Behandlung des Diabetes Typ 2 verwendet werden.

### Alpha-Glukosidase-Hemmer

Verabreicht werden können diese Enzymhemmer (auch Acarbose oder Miglitol genannt) nur bei ausreichender körpereigener Insulinproduktion. Sie bewirken eine verlangsamte Kohlenhydratverdauung. Dadurch steigt der Blutzucker nach dem Essen weniger schnell an. Die Insulinausschüttung aus den Betazellen der Bauchspeicheldrüse wird nicht gesteigert.

### Biguanide

Die Einnahme von Biguaniden (Metformin) ist bei ausreichender körpereigener Insulinproduktion sinnvoll. Im Wesentlichen bewirken Biguanide eine verbesserte Glukoseempfindlichkeit von Leber- und Muskelzellen. Zudem werden in der Leber die Glukoseneubildung gehemmt und die Zuckeraufnahme aus dem Darm verzögert. Die Insulinausschüttung aus den Betazellen der Bauchspeicheldrüse wird nicht gesteigert.

## DPP-4-Hemmer

DPP-4-Hemmer verlängern die Wirkung der Inkretinhormone (Darmhormone GLP1 und GIP), die bei erhöhtem Blutzucker (Hyperglykämie) eine Stimulierung der körpereigenen Insulinausschüttung bewirken und gleichzeitig die Glukagon-Produktion drosseln. DPP-4-Hemmer wirken in erster Linie als Ergänzung zu anderen oralen Antidiabetika (besonders Metformin).

## Glitazone (Pioglitazon, Rosiglitazon)

Glitazone werden auch als Insulinsensitizer (oder Thiazolidindione) bezeichnet, denn sie verringern die Insulinresistenz von Fettgewebe, Muskulatur und Leber. Dadurch wird die insulinvermittelte Glukoseaufnahme und -verwertung gesteigert.

Glitazone werden sowohl in Kombinationstherapien mit Metformin oder Sulfonylharnstoffen wie auch als Monotherapie eingesetzt. Die Insulinausschüttung aus den Betazellen der Bauchspeicheldrüse wird nicht gesteigert.

## Glinide oder Sulfonylharnstoffe

Glinide oder Sulfonylharnstoffe (Glibenclamid, Glibenpirid) steigern die Insulinausschüttung aus den Betazellen der Bauchspeicheldrüse. Diese Medikamente werden entsprechend bei nachlassender körpereigener Insulinproduktion eingesetzt.

Durch diese Medikamente sind Unterzuckerungen, wie auf Seite 26 beschrieben, möglich.

 **WICHTIG**

Bei Kombination mit Alpha-Glukosidase-Hemmern können Unterzuckerungen (siehe Seite 26) nur mit Traubenzucker (Glukose) behandelt werden, denn Haushaltszucker wird nur verlangsamt aufgenommen.

**Einnahmezeitpunkte für Diabetesmedikamente**

| Arzneistoff bzw. Arzneigruppe | Beispiel für Präparate | empfohlener Einnahmezeitpunkt |
|---|---|---|
| Alpha-Glukosidase-Hemmer | Acarbose (Glucobay®), Miglitol (Diastabol®) | mit dem ersten Bissen der Mahlzeit |
| Biguanide (Metformin) | (Glucophage® u. a.) | unmittelbar nach der Mahlzeit |
| DPP-4-Hemmer | Sitagliptin Vildagliptin | unabhängig von der Mahlzeit |
| Insulin-Sensitizer (Glitazone) | Rosiglitazon (Avandia® u. a.), Pioglitazon (Actos®) | unabhängig von der Mahlzeit |
| Sulfonylharnstoffe (Glibenclamid) | (Euglucon®, Maninil® u. a.) | 15 bis 30 Minuten vor der Mahlzeit |
| Sulfonylharnstoffe Glimepirid | (Amaryl® u. a.) | einmal täglich vor der ersten Hauptmahlzeit |
| Repaglinide, Nateglinide (Glinide) | Repaglinid (Novonorm®), Nateglinid (Starlix®) | direkt vor den Hauptmahlzeiten |

## GLP1-Analoga (Exenatide, Liraglutide)

GLP1-Analoga sind Eiweißverbindungen, die je nach Präparat ein- bis zweimal täglich oder einmal wöchentlich ins Unterhautfettgewebe gespritzt werden. Sie ahmen die Effekte von GLP1 nach.

GLP1 ist ein Darmhormon, das nach Nahrungsaufnahme ausgeschüttet wird. Es steigert unter anderem die glukoseabhängige Insulinausschüttung der Bauchspeicheldrüse, hemmt die Glukagonausschüttung und fördert die Sättigungswirkung. Bei Menschen mit Diabetes Typ 2 werden zu geringe GLP1-Mengen gebildet.

# Risiko Unterzuckerung

Wenn die Blutglukose unter den physiologischen Grenzwert von 60 mg/dl oder 3,3 mmol/l (Hypoglykämie) absinkt, besteht das Risiko eines Unterzuckerungsschocks mit schwerer Bewusstlosigkeit.

Solche niedrigen Blutzuckerwerte können nur auftreten, wenn Sie Insulin spritzen oder mit Medikamenten behandelt werden, die die körpereigene Insulinausschüttung steigern.

Der Körper meldet sich jedoch schon mit ersten Alarmzeichen, wenn der Blutzucker unter 80 mg/dl (4,4 mmol/l) sinkt.

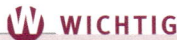 **WICHTIG**

Typische Anzeichen von Unterzucker sind übermäßiges Schwitzen, Zittern, Herzklopfen, Heißhungergefühl, Sehstörungen, Gereiztheit, Schwierigkeiten aufzuwachen, Ohnmachtsgefühl und Veränderung des gewohnten Verhaltens (zum Beispiel wenn ausgeglichene Menschen ungewohnt aggressiv reagieren). Diese Symptome kennen zum Teil auch Menschen ohne Diabetes, wenn sie lange nichts gegessen haben.

## Häufige Ursachen für Unterzuckerung

- Der zeitliche Abstand zwischen Insulinspritzen und Beginn der Mahlzeit ist zu groß.
- Die Kohlenhydratmenge einer Mahlzeit wurde überschätzt.
- Ein erhöhter Energiebedarf für zusätzliche Bewegung (Hausputz, Gartenarbeit, Stadtbummel, Fahrradtour oder andere sportliche Aktivitäten) wurde nicht mit zusätzlichen Kohlenhydraten oder einer geringeren Insulinmenge ausgeglichen.
- Nach einer Reduzierung des Körpergewichts hat sich die Insulinwirkung verbessert und der Insulinbedarf verringert.
- Beim Konsum von größeren Mengen Alkohol wurden gleichzeitig nicht genügend Kohlenhydrate aufgenommen (Alkohol hemmt die Neubildung von Zucker in der Leber).

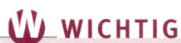 **WICHTIG**

Nehmen Sie schon die ersten Warnsymptome von Unterzuckerung ernst und handeln Sie konsequent nach dem Grundsatz: Erst essen, dann messen!

## Richtig reagieren

Mit der Selbstbehandlung einer Unterzuckerung soll die Blutglukosekonzentration um 80 mg/dl (4,4 mol/l) angehoben werden, um eine schwere Hypoglykämie mit Bewusstlosigkeit sicher zu vermeiden. Dafür brauchen Sie mindestens 2 KE/BE (20 g, siehe Seite 42) schnell verfügbare Kohlenhydrate. Die schnellsten Kohlenhydrate mit hohem glykämischem Index (siehe Seite 39) sind Traubenzucker, Säfte und zuckerhaltige Limonaden, die Sie für den Notfall immer bei sich haben sollten. Damit können Sie bei den Anzeichen einer drohenden Hypoglykämie sofort handeln.

## SOFORTMASSNAHMEN BEI UNTERZUCKER

- Essen oder trinken Sie vier Täfelchen Traubenzucker oder 0,2 l zuckerhaltige Getränke, wie Saft, zuckerhaltige Limonade oder Fruchtsaftgetränk.
- Setzen oder legen Sie sich hin.
- Kontrollieren Sie Ihren Blutzucker und stehen Sie erst auf, wenn Sie sich wieder gut fühlen und die Blutzuckerwerte sicher über 60 mg/dl (3,3 mmol/l) liegen.
- Sobald Sie sich besser fühlen, sollten Sie außerdem langsam wirksame Kohlenhydrate, zum Beispiel eine Scheibe Brot, zu sich nehmen, um den Blutzuckerspiegel zu stabilisieren.

Versuchen Sie auch, die Ursache für die Unterzuckerung zu finden, um in einer vergleichbaren Situation beim nächsten Mal die Unterzuckerung vermeiden zu können.

## Glukagonset für den Notfall

Leichte und mittlere Unterzuckerungen ohne Bewusstlosigkeit lassen sich sehr effektiv mit schnell verfügbaren Kohlenhydraten behandeln. Dies ist bei Unterzuckerungen mit Bewusstlosigkeit nicht möglich. Auf keinen Fall darf versucht werden, einem Bewusstlosen etwas einzuflößen. Es besteht Erstickungsgefahr! Stattdessen muss dem Bewusstlosen Glukagon ins Unterhautfettgewebe (subkutan) oder in den Muskel (intramuskulär) gespritzt werden.
Die Dosierung ist dabei abhängig von Alter und Körpergewicht. Erwachsene und Kinder über 25 kg Körpergewicht erhalten 1,0 mg Glukagon, Kinder unter 25 kg Körpergewicht 0,5 mg Glukagon.

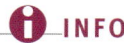 INFO

Glukagon ist das Gegenspielerhormon des Insulins (siehe Seite 9). Es wird bei sinkendem Blutzuckerspiegel ausgeschüttet und ist gemeinsam mit dem Stresshormon Adrenalin für die Mobilisierung der Zuckerreserven der Leber (Leberglykogen) zuständig.

Damit auch ein medizinischer Laie im Notfall helfen kann, sollte er die drei Glukagon-Ws »Wann? Wo? Wie?« kennen.

- Wann soll Glukagon gespritzt werden?
- Wo wird das Glukagon-Notfallset aufbewahrt?
- Wie wird die Glukagonspritze vorbereitet und angewendet?

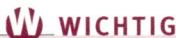 **WICHTIG**

Glukagon kann nur dann blutzuckererhöhend wirken, wenn in der Leber ausreichend Zuckerreserven zur Verfügung stehen. Nach längeren sportlichen Aktivitäten können die Zuckerreserven jedoch aufgebraucht sein. Wenn größere Mengen Alkohol getrunken wurden, sind sowohl die Glukosefreisetzung aus der Leber wie auch die Glukoseneubildung gehemmt. In diesen Fällen würde Glukagon nicht wirken!
Falls diese Umstände bekannt sind, muss deshalb direkt der Notarzt gerufen werden, um intravenös Glukose zu verabreichen.

### So wird Glukagon gespritzt

Als Erstes muss der Bewusstlose unbedingt auf die Seite gedreht werden, damit er nicht erstickt, falls er erbrechen sollte.

Dann wird das Glukagon-Notfallset eingesetzt. Es besteht aus einem kleinen Fläschchen mit kristallinem Glukagon und einer Spritze mit Lösungsmittel.

1. Öffnen Sie den Plastikverschluss des Glukagonfläschchens und entfernen Sie die Schutzhülle der Spritzennadel.

2. Stechen Sie die Nadel durch den Gummischutz des Glukagonfläschchens und spritzen Sie das Lösungsmittel komplett in das Pulver.

3. Ziehen Sie die Nadel heraus und schwenken Sie das Fläschchen vorsichtig, um das Glukagon ohne Schaumbildung mit dem Lösungsmittel zu vermischen. Bitte so lange schwenken, bis das Pulver komplett aufgelöst ist und sich keine Klümpchen mehr in der Flüssigkeit befinden.

4. Stechen Sie die Nadel erneut durch den Gummischutz in das Fläschchen und ziehen Sie den gesamten Inhalt auf. Achten Sie bitte darauf, dass Sie das Fläschchen so halten, dass sich die Nadelspitze in der Flüssigkeit befindet.

5. Nach dem Aufziehen in die Spritze kann das gelöste Glukagon in den Arm, Bauch, Po oder Oberschenkel gespritzt werden. Die möglichen Spritzstellen sind dieselben wie für Insulin (siehe Abbildung auf Seite 22).

Falls der Unterzuckerte innerhalb von 10 bis längstens 15 Minuten nicht auf die Glukagongabe anspricht, muss unverzüglich der Notarzt gerufen werden.

Zur Stabilisierung des Blutzuckers muss der Unterzuckerte, sobald er das Bewusstsein wiedererlangt hat, 10 bis 20 g schnell verfügbare Kohlenhydrate, zum Beispiel 4 Täfelchen Traubenzucker oder zuckerhaltige Getränke wie Saft oder Limonade, zu sich nehmen. Anschließend sollte er mindestens 1 bis 2 KE/BE langsam resorbierbare Kohlenhydrate, zum Beispiel in Form einer Scheibe Brot, essen.

Der behandelnde Arzt verschreibt die erforderliche Anzahl an Glukagon-Notfallsets für die verschiedenen möglichen Einsatzorte (beispielsweise für zu Hause, den Arbeitsplatz, den Sportverein etc.). Bewahren Sie das Notfallset bitte lichtgeschützt bei +2 bis +8 °C auf, am besten im Kühlschrank. Die Haltbarkeitsdauer beträgt 36 Monate. Falls die Kühlkette unterbrochen wird, etwa weil das Set ohne Kühlung auf Reisen mitgenommen wird, verkürzt sich die Haltbarkeit auf 18 Monate.

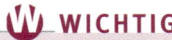 **WICHTIG**

Nach Verwendung eines Glukagon-Notfallsets oder nach Ablauf der Haltbarkeit sollten Sie sich unbedingt eine neue Packung verschreiben lassen!

## Unterstützen Sie aktiv Ihre Diabetestherapie

Als wichtigste Grundlage einer effektiven Diabetestherapie gelten neben der flexiblen Kontrolle des Körpergewichts eine vollwertige Ernährung und ein angemessenes Bewegungsprogramm, das an Ihr individuelles Leistungsvermögen angepasst ist.

Das bedeutet, dass eine erfolgreiche Diabetesbehandlung ohne Ihr aktives Zutun nicht möglich ist. Besonders sinnvoll ist es, wenn Sie durch die Auswahl der Lebensmittel und eine günstige Zusammenstellung Ihrer Mahlzeiten erreichen, dass der postprandiale Zwei-Stunden-Blutzucker (siehe Seite 17) im

Zielbereich (unter 140 mg/dl oder 7,8 mmol/l) liegt. Sorgen Sie zudem für regelmäßige Bewegung, die zu Ihrem persönlichen Leistungsvermögen passt (siehe auch Seite 246).

Achten Sie bitte auch darauf, dass Sie Ihre ärztlichen Untersuchungen regelmäßig wahrnehmen. Damit erreichen Sie langfristig eine gute Kontrolle über Ihre Diabetestherapie. Der Gesundheitspass Diabetes (siehe Seite 250) hilft Ihnen, den Überblick zu den empfohlenen Vorsorgeuntersuchungen zu bewahren. Die Vorgaben im Gesundheitspass entsprechen den international anerkannten Mindestmaßnahmen zur Vorbeugung und gezielten Intervention diabetischer Komplikationen.

## Selbstkontrollen

Nicht zuletzt können Sie Ihre Behandlung wirksam durch geeignete Selbstkontrollen unterstützen, die Sie als Ergänzung zu den ärztlichen Kontrollen durchführen. Das eröffnet Ihnen die Möglichkeit, Ihren Stoffwechsel bei unterschiedlichen Bedingungen zu beurteilen. So können Sie zum Beispiel testen, wie verschiedene Lebensmittel oder körperliche Belastungen den Blutzucker beeinflussen. Zudem behalten Sie Ihr Körpergewicht leichter im Griff.

### MÖGLICHE SELBSTKONTROLLEN

- Körpergewichtskontrolle
- Blutdruckselbstmessung
- Blutzuckerselbstkontrolle
- Urinzuckerkontrolle (sie zeigt jedoch nur, ob die Nierenschwelle überschritten ist, also die Kapazität der Nierenzellen, Zucker aus dem Urin ins Blut zurückzuholen)
- Ketonkörpermessungen im Urin (sinnvoll nur bei hohen Blutzuckerwerten oder wenn die Stoffwechselsituation zu entgleisen droht)

Ihr Arzt wird die Ergebnisse Ihrer Selbstmessungen gemeinsam mit den Ergebnissen der Laborkontrollen in die Beurteilung und Planung des Behandlungsverlaufs einbeziehen.

# Ernährungstherapie bei Diabetes

Eine ausgewogene, vollwertige Ernährung ist für alle Menschen empfehlenswert. Für Menschen mit bestehenden Stoffwechselbelastungen wie Diabetes mellitus hat sie einen noch höheren Stellenwert. Doch ebenso wichtig wie der Gesundheitswert ist der Genuss beim Essen.

Nahrung versorgt den Organismus mit der notwendigen Energie für Organleistung und Bewegung – auch ein Auto fährt nur, wenn Kraftstoff im Tank ist. Diese Energie, gemessen in Kilokalorien (kcal) oder Kilojoule (kJ), liefern Kohlenhydrate wie Stärke oder Zucker, Proteine (Eiweiße), Fette und Alkohol.

## ENERGIEGEWINN DURCH VERBRENNUNG

- 1 g Kohlenhydrate liefert 4 kcal
- 1 g Eiweiß liefert 4 kcal
- 1 g Fett liefert 9 kcal
- 1 g Alkohol liefert 7 kcal

Zusätzlich zu den energieliefernden Nährstoffen benötigt der Organismus weitere Substanzen, die er selbst nicht herstellen kann. Sie werden als essenzielle (lebensnotwendige) Nährstoffe bezeichnet und umfassen bestimmte Eiweißbausteine (essenzielle Aminosäuren), mehrfach ungesättigte Fettsäuren (MUFS), Vitamine, Mineralstoffe und Wasser.

Weitere gesundheitsfördernde Lebensmittelinhaltsstoffe sind die sekundären Pflanzenstoffe – auch als bioaktive Substanzen bezeichnet – sowie die funktionsfördernden Ballaststoffe.

## Energieliefernde Nährstoffe – wie viel wovon?

Für die Energiezufuhr ist folgende Nährstoffrelation empfehlenswert: 45 % bis maximal 60 % des Energiebedarfs sollten durch Kohlenhydrate, 30 % bis maximal 35 % durch Fette und die verbleibenden rund 10 % bis 20 % durch Eiweiße (Proteine) gedeckt werden.

Versuchen Sie, die empfohlene Zusammenstellung der Nähr-stoffe abwechslungsreich mit möglichst naturbelassenen Le-bensmitteln zu realisieren. Das garantiert Ihnen eine optimale Zufuhr an lebensnotwendigen Nährstoffen bei gleichzeitig minimaler Belastung durch unerwünschte Lebensmittelinhalts-stoffe, wie etwa gesättigte Fettsäuren, Cholesterin, Harnsäure oder Kochsalz.

## Die Lebensmittelpyramide

An der folgenden Lebensmittelpyramide können Sie sehen, von welchen Lebensmittelgruppen Sie größere Mengen essen können und wo Sie Maß halten sollten. Lesen Sie die Pyramide von unten (große Mengen) nach oben (kleine Mengen):

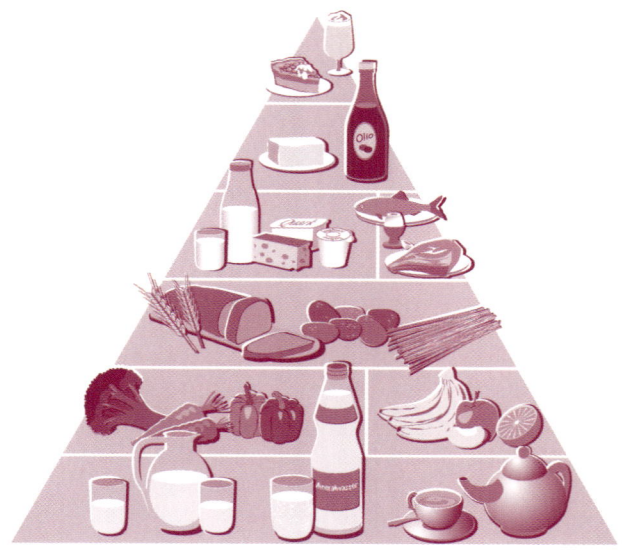

### Getränke

Trinken Sie täglich mindestens 1,5 l Wasser. Das ist wichtig für eine gute Entgiftung und beugt Verstopfungen vor. Getränke – nicht nur Wasser, sondern auch Fruchtsäfte, Tees etc. – bilden die Basis der Lebensmittelpyramide.

## Gemüse, Rohkost, Obst

Täglich drei Gemüseportionen in Form von Rohkost, Salaten und Gemüse ergänzt durch zwei Portionen Obst liefern die Basis einer optimalen Zufuhr von Vitaminen und Mineralstoffen. Hinzu kommen reichlich bioaktive Pflanzenstoffe wie Betacarotin und Q10 sowie Ballaststoffe. Die meisten Gemüsesorten sind kohlenhydratarm und werden deshalb nicht als KE/BE berechnet. Dagegen liefern die Obstsorten dem Organismus Kohlenhydrate in Form verschiedener fruchteigener Zucker und werden als KE/BE berechnet.

## Stärkereiche Lebensmittel

Kartoffeln und Getreideprodukte wie Brot, Getreideflocken, Nudeln und Reis sind die Hauptlieferanten für das komplexe Kohlenhydrat Stärke und versorgen den Körper zudem mit einer Reihe von B-Vitaminen und Mineralstoffen. Besonders günstig für die Wirkung auf den Blutzucker ist die Wahl von Vollkorngetreideprodukten mit möglichst groben Körnern. Alle stärkehaltigen Lebensmittel werden als KE/BE berechnet.

## Milchprodukte

Milch und Milchprodukte sorgen neben hochwertigem tierischem Eiweiß auch für eine ausreichende Kalziumzufuhr. Zudem steckt eine Menge an B-Vitaminen und Magnesium in den Lebensmitteln dieser Gruppe. Das Milchfett scheint nach neuen Untersuchungen keinen Einfluss auf das Herz-Kreislauf-Risiko zu haben. Käse ist sehr kohlenhydratarm und wird nicht als KE/BE berechnet. Milch und Sauermilchprodukte wie Buttermilch und Joghurt enthalten dagegen Milchzucker und werden als KE/BE berechnet.

## Fisch, Fleisch, Hülsenfrüchte, Eier

Die sehr unterschiedlichen Lebensmittel dieser Gruppe haben etwas gemeinsam: Sie sind allesamt sehr eiweißreich und reich an B-Vitaminen. Daneben liefern sie jeweils weitere lebenswichtige Nährstoffe. Seefisch versorgt den Organismus mit Jod. Die fetten Seefische wie Lachs, Hering und Makrele liefern gesundheitsfördernde Fettsäuren (langkettige Omega-3-Fettsäuren) mit blutdrucksenkender und entzündungshemmender Wirkung. Fleisch und Hülsenfrüchte sind gute Eisenquellen.

Aus dieser Lebensmittelgruppe werden nur die Hülsenfrüchte als KE/BE berechnet. Denn nur sie enthalten neben Eiweiß und Fetten auch das komplexe Kohlenhydrat Stärke.

## Pflanzenöle, Nüsse, Samen

Die Lebensmittel dieser Gruppe sind gleichermaßen kalorienreich wie gesundheitsfördernd. Besonders in der Ernährungstherapie von Diabetikern spielen sie eine wichtig Rolle, weil sie durch ihren Gehalt an einfach und mehrfach ungesättigten Fettsäuren einen guten Gefäßschutz liefern. Nebenbei liefern sie noch lebenswichtige fettlösliche Vitamine. Wegen der hohen Energiedichte ist bei diesen Lebensmitteln Maßhalten wichtig.

Eine alltagstaugliche Formel für die richtige Menge an sichtbaren Fetten ist: Angestrebtes Körpergewicht (Zielgewicht, siehe Seite 236) durch 2 teilen und diese Menge in Gramm für die sichtbaren Fettlieferanten einplanen. Für ein Zielgewicht von 80 kg sollten 40 g Öl ausreichen; entsprechend sollten es für ein Zielgewicht von 60 kg nur 30 g Öl pro Tag sein.

Wenn Nüsse und Samen für Sie verträglich sind, ist es ausgesprochen günstig, einen Teil der Kalorien für sichtbare Fette für den Genuss von Ölsamen zu investieren. Im Vergleich zu Pflanzenölen liefern diese Lebensmittel der Fettgruppe noch einige zusätzliche lebenswichtige Nährstoffe. Dazu zählen Vitamine der B-Gruppe und Eisen.

Damit Sie mit den Kalorien nicht über das Ziel hinausschießen, ist es wichtig, Nüsse und Samen in jedem Fall als sichtbare Fette zu berechnen.

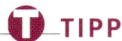 **TIPP**

So können Sie Pflanzenöle einfach abmessen: In einen großen Esslöffel passen etwa 10 g. Jeweils 10 g Pflanzenöl können Sie durch 15 g Nüsse oder Samen ersetzen.

## »Extras«

Zu dieser Gruppe zählen Lebensmittel, die nur »leere« Kalorien (ohne lebenswichtige Nährstoffe) liefern, wie Süßwaren und alkoholhaltige Getränke. Auch die noch bis 2012 zugelassenen Diabetikerdiätprodukte (siehe Seite 246) zählen dazu.

Essen oder trinken Sie durchschnittlich nur eine kleine Portion (ein kleines Stück Kuchen, ein Glas alkoholisches Getränk) dieser Lebensmittel oder sieben Portionen verteilt auf eine Woche. Wer gesund naschen möchte, kann anstelle der Süßwaren eine Zusatzportion Nüsse oder Samen genießen.

## Kohlenhydrate – ein wichtiges Thema bei Diabetes

Der Begriff »Kohlenhydrate« ist eine Sammelbezeichnung für Stärke und die verschiedenen Zucker. Stärke ist das Speicherkohlenhydrat von Getreide, Kartoffeln und Hülsenfrüchten. Die Zucker kommen von Natur aus im Obst, in sehr geringer Menge auch im Gemüse und in Milch vor.

### Verschiedene Zuckerarten

In den pflanzlichen Lebensmitteln sind im Wesentlichen drei verschiedene Zuckerarten enthalten: Glukose, Fruktose und Saccharose. In Milch und Sauermilchprodukten ist der Milchzucker das Kohlenhydrat.

Zudem sind Haushaltszucker und Glukose-Fruktose-Sirup in Süßwaren enthalten. Zuckeraustauschstoffe kommen bei »zuckerfreien« Süßwaren und Diätprodukten für Diabetiker zum Einsatz. Letztere sind nur noch bis Ende 2012 zugelassen (siehe Seite 246), dann werden sie nach und nach aus den Regalen verschwinden.

### Einfachzucker (Monosaccharide)

Einfachzucker können ohne vorherige Spaltung vom Darm direkt ins Blut gelangen. Zu den Monosacchariden gehören:

- Traubenzucker (Glukose): Er ist Bestandteil aller natürlichen Zweifachzucker und Stärkebaustein. Glukose kommt auch als Einfachzucker in Obst und Gemüse vor.
- Fruchtzucker (Fruktose): Er ist zusammen mit Glukose Bestandteil des Zweifachzuckers Saccharose. Fruktose kommt auch als Einfachzucker in Obst und Gemüse vor und wird als Süßungsmittel für Süßwaren sowie als Zuckeraustauschstoff eingesetzt.
- Schleimzucker (Galaktose): Er ist zusammen mit Glukose Bestandteil des Zweifachzuckers Milchzucker.

## Zweifachzucker (Disaccharide)

Sie können erst nach Spaltung zu Einfachzuckern ins Blut aufgenommen werden. Zu den Disacchariden gehören:

- Haushaltszucker (Saccharose, »Zucker«): Er besteht aus je einem Teil Glukose und Fruktose.
- Milchzucker (Laktose): Er besteht aus einem Teil Glukose und einem Teil Galaktose.
- Malzzucker (Maltose): Er besteht aus zwei Teilen Glukose und wird in Lebensmitteln häufig als Ersatz für »Zucker« verwendet, weil er eine geringere Süßkraft hat. Die Angabe: »weniger süß, 30 % zuckerreduziert« könnte bedeuten, dass 30 % des Haushaltszuckers durch Maltose ersetzt wurden. Das Nahrungsmittel schmeckt dann zwar nicht so süß, der Anteil leerer Kalorien bleibt aber gleich.

## Mehrfachzucker (Polysaccharide)

Der Mehrfachzucker Stärke (überwiegend pflanzliche Stärke und zu einem geringen Anteil auch tierische Stärke) besteht aus langen unverzweigten (Amylose) und verzweigten (Amylopektin) Traubenzuckerketten. Im Körper muss Stärke erst zu Einfachzuckern (Monosacchariden) abgebaut werden, bevor die Aufnahme ins Blut möglich ist.

## Zuckeralkohole (Alditole)

Sie werden in Süßwaren wie zahnfreundlichen Bonbons und Diätprodukten für Diabetiker eingesetzt. Zuckeralkohole werden aus Zucker hergestellt und liefern im Vergleich zu herkömmlichem Zucker etwas weniger Kalorien, haben aber meist auch eine geringere Süßkraft. Das hat zur Folge, dass größere Mengen benötigt werden, um die gewünschte Süße zu erreichen. In vielen Lebensmitteln, die mit Zuckeralkoholen gesüßt sind, werden daher zusätzlich Süßstoffe verwendet. In der Zutatenliste können Sie die Zuckeralkohole anhand ihres Namens oder der E-Nummer erkennen.

- Isomalt(it) E 953
- Lactit E 966
- Maltit E 965
- Mannit E 421
- Sorbit E 420
- Xylit E 967

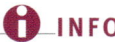 **INFO**

Größere Mengen an Zuckeralkoholen können Durchfälle, Bauch-schmerzen und Blähungen verursachen. Lebensmittel mit mehr als 10 % Zuckeraustauschstoffen müssen den Warnhinweis tragen: »Kann bei übermäßigem Verzehr abführend wirken.«

Die nachstehende Tabelle informiert Sie über Süßkraft und Toleranzwerte der gängigen Zuckeralkohole. Mit dem Toleranz-wert wird die Menge an Zuckeralkoholen in Gramm angege-ben, die Erwachsene täglich ohne Verdauungsbeschwerden wie Blähungen oder Durchfall aufnehmen können. Die angegebene Menge sollte über den gesamten Tag verteilt verzehrt werden.

| Zuckeralkohol | Süßkraft im Vergleich zu Haushaltszucker | Toleranzwert je Tag |
|---|---|---|
| Isomalt | 0,5–0,6 | 30 g |
| Lactit | 0,4 | 40 g |
| Maltit | 0,9–1,0 | 30–50 g |
| Mannit | 0,3–0,5 | 10 g |
| Sorbit | 0,5 | 40–50 g |
| Xylit | 1,0 | 30–50 g |

## Richtige Ernährung für Diabetiker

Nach den Leitlinien für die Ernährung bei Diabetes bietet eine sehr kohlenhydratarme Nahrungszufuhr keinen Vorteil. Empfohlen wird dagegen, 45 % bis 60 % der Kalorienmenge als Kohlenhydrate aufzunehmen. Eine Verteilung der Kohlenhy-dratmenge auf mehrere Mahlzeiten wirkt sich günstig auf die Entlastung des Blutzuckerspiegels aus. Besonders für die obere Grenze der Kohlenhydratzufuhr ist die Auswahl von Lebens-mitteln mit langsamer Wirkung auf den Blutzucker hilfreich, um Blutzuckerspitzen zu vermeiden (siehe auch Seite 39).

Erwachsene haben einen Tagesumsatz von rund 180 g Kohlen-hydraten (= 18 KE). Der Großteil (etwa 140 g) wird vom Ge-hirn verbraucht, die übrigen etwa 40 g von den roten Blutkör-perchen. Für Kohlenhydrate gilt eine tägliche Mindestmenge von 130 g (= 13 KE) als lebensnotwendig, der restliche Bedarf kann aus Eigenproduktion bereitgestellt werden.

Durch die Zufuhr dieser Mindestmenge wird verhindert, dass der Körper auf »Hungerstoffwechsel« umschalten muss und im Stoffwechsel Fette anstelle der Kohlenhydrate verbrannt werden. Bei Mangel an Kohlenhydraten kann die Fettverbrennung nur unvollständig erfolgen und es kommt zur Bildung von Ketonkörpern (zum Beispiel Aceton). Ketonkörper beeinträchtigen die Insulinwirkung und bergen die Gefahr einer Stoffwechselentgleisung. Deshalb ist eine ausreichende Kohlenhydratversorgung bei Diabetes besonders wichtig.

Essen Sie von den kohlenhydratreichen Lebensmitteln bevorzugt naturbelassene Getreide, Kartoffeln, Obst und kohlenhydratreiche Gemüsesorten mit niedrigem glykämischem Index (siehe Seite 39). Sie versorgen Nerven, Gehirn und rote Blutkörperchen mit Energie, gehen jedoch nur langsam ins Blut, halten dadurch länger satt und helfen Ihnen so beim Abnehmen und beim Gewichthalten. Verarbeitete und zuckerhaltige Lebensmittel mit hohem glykämischem Index sollten Sie dagegen so weit wie möglich einschränken.

Die Kohlenhydrat-Austauschtabelle ab Seite 46 informiert Sie über die unterschiedlichen kohlenhydrathaltigen Lebensmittel.

Über eine optimale Ernährung mit mindestens 45 % der Energie aus Kohlenhydraten informiert Sie die Tabelle ab Seite 241.

## Ballaststoffe – die unverdaulichen Kohlenhydrate

Ganz anders, als man es aufgrund des Namens vermuten würde, sind Ballaststoffe weder unnützer Ballast noch wertlos. Es handelt sich vielmehr um lösliche und unlösliche pflanzliche Faser- und Quellstoffe mit gesundheitsfördernden Funktionen. Von vielen der positiven Wirkungen können Menschen mit Diabetes ganz besonders profitieren.

Ballaststoffreiche Lebensmittel lassen den Blutzucker langsamer ansteigen (siehe auch glykämischer Index und glykämische Last, Seite 39) und entlasten dadurch die Bauchspeicheldrüse. Sie machen länger satt und helfen so beim Abnehmen und Gewichthalten.

Zudem werden durch Ballaststoffe Gallensäuren gebunden und vermehrt ausgeschieden. Als Folge der Verluste müssen in der Leber mehr Gallensäuren neu gebildet werden. Da Cholesterin hierfür der Ausgangsstoff ist, sinken die Cholesterinwerte.

Ganz nebenbei sorgen Ballaststoffe für eine geregelte Verdauung und beugen damit Magen-Darm-Erkrankungen vor.

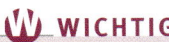 **WICHTIG**

Eine tägliche Ballaststoffzufuhr von 30 g ist empfehlenswert. Die Ernährungsumstellung von ballaststoffarm auf ballaststoffreich ist verträglicher, wenn Sie sich dafür Zeit lassen und den Darm langsam an den höheren Anteil unverdaulicher Nahrungsbestandteile gewöhnen. Durch gründliches Kauen und ausreichende Trinkmengen können Sie vermehrten Blähungen vorbeugen.

## Glykämischer Index und glykämische Last

Die verschiedenen Kohlenhydrate haben eine unterschiedlich starke Wirkung auf den Blutzucker; sie lassen ihn schnell oder langsam ansteigen. Die blutzuckersteigernde Wirkung eines Lebensmittels wird aber nicht nur durch die Art der enthaltenen Kohlenhydrate, sondern auch durch den Ballaststoff- und den Fettgehalt beeinflusst.

Daneben ist auch die Verarbeitung des Lebensmittels von Bedeutung. Beispielsweise haben weich gekochte Nudeln eine stärkere Wirkung auf den Blutzucker als Nudeln, die mit Biss (al dente) gekocht wurden.

Der glykämische Index (GI oder GLYX) ist ein Maß für die blutzuckersteigernde Wirkung einer Lebensmittelportion, die 50 g Kohlenhydrate enthält, im Verhältnis zur Wirkung von 50 g reinem Traubenzucker. Die Blutzuckerwirkung von Traubenzucker wird dabei gleich 100 gesetzt. Roggenvollkornbrot hat beispielsweise einen glykämischen Index von 55. Eine Roggenvollkornbrotmenge, die 50 g Kohlenhydrate enthält (125 g Roggenvollkornbrot), hat demnach eine blutzuckersteigernde Wirkung von 55 im Vergleich zu 50 g Traubenzucker mit einer Wirkung von 100 (siehe Abbildung Seite 40).

Je höher der Ballaststoff- oder Fettgehalt eines Lebensmittels oder einer Mahlzeit ist, umso langsamer steigt der Blutzucker an. So steigt er durch Kohlenhydrate aus Hülsenfrüchten (wie Bohnen, Linsen, Soja) relativ langsam, denn Hülsenfrüchte enthalten neben Kohlenhydraten größere Mengen an Fetten und Ballaststoffen.

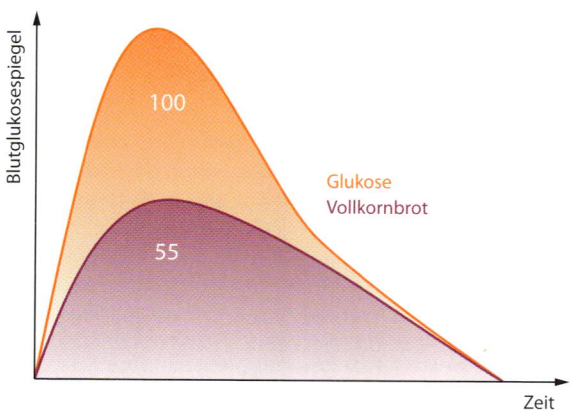

Kritiker des glykämischen Index bemängeln, dass der GLYX nur die Wirkung des reinen Lebensmittels angibt und die individuell unterschiedliche Reaktion auf verschiedene Kohlenhydrate nicht erfasst werden kann. Tatsächlich ist es nicht möglich, die tatsächliche Blutzuckerwirksamkeit eines Lebensmittels präzise vorherzusagen. Trotzdem ist der GLYX hilfreich für eine erste Einschätzung der Wirkung auf den Blutzucker. Überprüfen Sie dennoch die jeweilige Wirkung unterschiedlicher Lebensmittel an Ihrer persönlichen Stoffwechselreaktion mithilfe von Blutzuckerselbstkontrollen.

Für die Wirkung auf den Blutzucker ist zusätzlich die glykämische Last (GL) eines Lebensmittels entscheidend. Dieser Wert berücksichtigt zusätzlich zum GLYX noch die tatsächliche Kohlenhydratzufuhr einer bestimmten Portion.

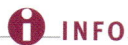 **INFO**

Die Berechnungsformel für die glykämische Last (GL) lautet:

$$GL = \frac{GLYX \times KH\text{-}Gehalt\ der\ Verzehrmenge}{100}$$

Dazu ein Beispiel: Der glykämische Index von Roggenvollkornbrot beträgt 58. 25 Gramm Roggenvollkornbrot enthalten 10 Gramm verwertbare Kohlenhydrate. Für diese Brotmenge errechnet sich demnach eine glykämische Last von: $58 \times 10 : 100 \approx 6$

Die nachfolgende Tabelle informiert Sie über den glykämischen Index und die glykämische Last ausgewählter Lebensmittel. Für diese Tabelle wurde bewusst eine KE/BE-Portion als Vergleichsgröße gewählt. Die Übersicht verdeutlicht, dass die glykämische Last selbst für Lebensmittel mit hohem GLYX gering gehalten werden kann, wenn die Portion klein bleibt.

Die Datenlage zum Nutzen einer Ernährung mit niedrigem glykämischem Index und niedriger glykämischer Last (GL ≤ 10) ist nicht eindeutig. Es gibt jedoch Hinweise, dass Mahlzeiten mit niedriger glykämischer Last besser und länger satt machen und dadurch geeignet sind, eine Körpergewichtsnormalisierung zu unterstützen. Zudem wirkt sich eine Ernährung mit niedriger glykämischer Last positiv auf den Zwei-Stunden-Blutzucker nach den Mahlzeiten (postprandiale Blutglukose) aus und hilft damit, Diabeteskomplikationen vorzubeugen.

**Die Wirkung ausgewählter kohlenhydrathaltiger Lebensmittel auf den Blutzucker**

| Kohlenhydrathaltiges Lebensmittel | GLYX | Vergleichsportion g | KH-Menge Vergleichsportion g | GL |
|---|---|---|---|---|
| **Brote** | | | | |
| Weißbrot | 70 | 20 | 10 | 7 |
| Weizenschrotbrot | 69 | 25 | 10 | 7 |
| Roggenschrotbrot | 58 | 25 | 10 | 6 |
| **Obst – Obstprodukte** | | | | |
| Apfel | 36 | 90 | 10 | 4 |
| Apfelsaft | 41 | 90 | 11 | 5 |
| Banane | 53 | 50 | 11 | 6 |
| Orange | 43 | 130 | 11 | 5 |
| Orangensaft | 57 | 120 | 11 | 6 |
| Wassermelone | 72 | 130 | 11 | 8 |
| Weintrauben | 52 | 70 | 11 | 6 |
| **Hülsenfrüchte, getrocknete Samen** | | | | |
| Bohnen, weiß | 31 | 30 | 10 | 3 |
| Kichererbsen | 33 | 25 | 11 | 3 |

| Kohlenhydrat-haltiges Lebensmittel | GLYX | Vergleichs-portion g | KH-Menge Vergleichs-portion g | GL |
|---|---|---|---|---|
| **Hülsenfrüchte, getrocknete Samen** | | | | |
| Linsen | 29 | 25 | 10 | 3 |
| **Milch** | | | | |
| Magermilch | 32 | 200 | 10 | 3 |
| Vollmilch | 27 | 200 | 10 | 3 |
| **Zucker** | | | | |
| Fruchtzucker (Fruktose) | 23 | 10 | 10 | 2 |
| Haushaltszucker (Saccharose) | 65 | 10 | 10 | 7 |
| Honig | 73 | 12 | 10 | 7 |
| Traubenzucker (Glukose) | 100 | 10 | 10 | 10 |

# Kohlenhydrateinheit (KE) & Broteinheit (BE)

Kohlenhydrate haben, wie oben erläutert, einen direkten Einfluss auf den Blutzucker. Als Schätzhilfe zur vergleichenden Berechnung kohlenhydrathaltiger Lebensmittel werden Broteinheit (BE) oder Kohlenhydrateinheit (KE, KHE) verwendet.

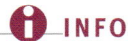**INFO**

1 BE = 12 g blutzuckerwirksame Kohlenhydrate
1 KE/KHE = 10 g blutzuckerwirksame Kohlenhydrate

Die KE/BE-Berechnungen helfen Diabetikern dabei, genau definierte Kohlenhydratmengen auszuwählen, um unerwünschten Blutzuckerschwankungen entgegenzuwirken.

## Handmaß und Haushaltsmaß für KE/BE

Um die Mengen kohlenhydrathaltiger Lebensmittel richtig zu bemessen, kommen Sie an der Anschaffung einer Küchenwaage nicht vorbei. Für den Alltag ist es jedoch hilfreich, wenn Sie auch ein Handmaß oder ein Haushaltsmaß (Löffel oder Tasse) finden, um KE/BE ohne Waage sicher schätzen zu können.

So können Sie das KE/BE-Schätzen effektiv trainieren:

- Wiegen Sie das kohlenhydrathaltige Lebensmittel zuerst mit einer Küchenwaage, die mindestens auf 5 g genau wiegt.
- Nutzen Sie die KE/BE-Austauschtabelle (ab Seite 46) als Hilfsmittel für die KE/BE-Berechnung.
- Finden Sie dann Ihr eigenes Handmaß, ein gut verfügbares Vergleichsmaß oder ein Haushaltsmaß für verschiedene häufig verwendete KE/BE-Portionen, wie es die folgende Beispieltabelle zeigt.

| Lebensmittel | Gewicht | KE/BE | Handmaß / Vergleichsmaß |
|---|---|---|---|
| Kasten-Vollkornbrot | 50 g | 2 KE/BE | 1 Scheibe, so dick wie der kleine Finger, so groß wie der Handteller |
| Müslimischung | 15 g | 1 KE/BE | 1 schwach gehäufter Esslöffel |
| Kartoffel | 70 g | 1 KE/BE | so groß wie ein Hühnerei |
| Apfel | 90 g | 1 KE/BE | so groß wie ein Tennisball |
| Banane | 100 g | 2 KE/BE | 1 kleine |
| Kiwi | 110 g | 1 KE/BE | 1 mittelgroße |
| Mandarine | 50 g | 0,5 KE/BE | 1 kleine |

Mit etwas Übung werden Sie immer sicherer im Schätzen der Portionen, und Sie werden die Küchenwaage immer seltener brauchen.

## Wie Sie die KE/BE-Austauschtabelle nutzen können

Die Austauschtabelle ab Seite 46 kann bei verschiedenen Diabetestherapien unterschiedlich genutzt werden. Nachfolgend finden Sie zwei Beispiele für den möglichen Einsatz.

### Einsatz bei intensivierter Insulintherapie (ICT)

Es ist wieder Saison für Pfirsiche. Da Sie dieses Obst lange nicht gegessen haben, kennen Sie die Menge, die 1 KE/BE entspricht, nicht auswendig. Schlagen Sie in der Austauschtabelle unter der Kategorie »Obst« (siehe ab Seite 46) nach. Hier sehen

Sie, dass 110 g essbarer Anteil eines Pfirsichs (ohne Kern und Schale) 1 KE/BE entsprechen. Zu den Mahlzeiten spritzen Sie von Ihrem schnell wirkenden Mahlzeiteninsulin (Normal- oder Analoginsulin) zwei Einheiten für jede KE/BE.

## Einsatz bei gleichmäßiger KE/BE-Verteilung

Ihr Ernährungsplan sieht vor, dass die Kohlenhydratzufuhr nach einem bestimmten Muster gleichmäßig über den Tag verteilt wird. Die Empfehlung für Ihre Mittagsmahlzeit sind 4 KE/BE. Die Austauschtabelle hilft Ihnen, Ihre Mahlzeiten mit unterschiedlichen kohlenhydrathaltigen Lebensmitteln (Mehl, Nudeln, Reis, Kartoffeln, Obst) so zusammenzustellen, dass Sie dabei die empfohlenen 4 KE/BE einhalten.

Das folgende Rezeptbeispiel soll dies verdeutlichen:

### Frikadelle mit Sesamspinat

| Zutaten pro Portion für die Frikadelle | BE/KE | Anmerkung |
|---|---|---|
| 1 kleine Schalotte oder Zwiebel | o. A. | |
| 1 TL Olivenöl | 0 | keine KH |
| 125 g Rindergehacktes | 0 | keine KH |
| ½ Scheibe Toastbrot | 0,5 | |
| 2 EL Doppelrahmfrischkäse (30 g) | o. A. | |
| 1 EL gehackte Petersilie | o. A. | |
| 1 TL Senf | o. A. | |
| Pfeffer, Paprika, Oregano | o. A. | sehr geringe Menge |
| Salz | 0 | keine KH |
| 1 TL Olivenöl | 0 | keine KH |
| Zutaten pro Portion für den Sesamspinat | BE/KE | Anmerkung |
| 200 g Blattspinat | o. A. | |
| 1 TL Sesamsamen | o. A. | sehr geringe Menge |
| 1 TL Olivenöl | 0 | keine KH |
| einige Tropfen Zitronensaft | o. A. | sehr geringe Menge |
| Salz, Pfeffer | 0 | keine KH |

Dazu wählen Sie als Beilage Kartoffeln. Unter der Annahme, dass Sie laut Empfehlung mittags regelmäßig 4 BE/KE zu sich nehmen sollen, rechnen Sie:

Die Frikadelle enthält 0,5 BE/KE durch das Toastbrot. Für die Kartoffelbeilage bleiben dann noch 3,5 BE/KE.

> 70 g Kartoffel = 1 BE/KE,
> entsprechend sind 70 g × 3,5 = 245 g Kartoffeln.

Weitere Beispiele mit jeweils 4 BE/KE für Mittagsmahlzeiten zeigt Ihnen der folgende Beispielwochenplan:

| Wochentag/ unterschiedliche Mittagsgerichte | Portion KE/BE-haltiges Lebensmittel | Menge an KE/BE |
|---|---|---|
| **Montag** | | |
| Frikadelle (mit 1 Scheibe Toast im Fleischteig), dazu Sesamspinat und Kartoffeln | 10 g Toastbrot 245 g Kartoffeln | 0,5 KE/BE 3,5 KE/BE |
| **Dienstag** | | |
| Geschnetzeltes mit Champignons, dazu Nudeln | 60 g Nudeln (Rohgewicht) | 4 KE/BE |
| **Mittwoch** | | |
| Grießpudding, dazu Erdbeeren | 30 g Grieß 100 ml Milch 10 g Zucker 95 g Erdbeeren | 2 KE/BE 0,5 KE/BE 1 KE/BE 0,5 KE/BE |
| **Donnerstag** | | |
| Salatteller mit Thunfisch und Fetakäse, dazu 2 Scheiben Vollkornbrot | 100 g Vollkornbrot | 4 KE/BE |
| **Freitag** | | |
| Seelachsfilet mit grünen Bohnen, dazu Reis | 60 g Reis (Rohgewicht) | 4 KE/BE |
| **Samstag** | | |
| Gemüseeintopf mit Süßkartoffeln, Quark mit Früchten als Dessert | 90 g Süßkartoffeln 250 g Quark mit 160 g Süßkirschen | 2 KE/BE 2 KE/BE |
| **Sonntag** | | |
| Kalbsschnitzel mit Champignons, dazu Kartoffeln und Ananas als Dessert | 210 g Kartoffeln 85 g Ananas | 3 KE/BE 1 KE/BE |

# Die Kohlenhydrat-Austauschtabelle

Die nachfolgende Kohlenhydrat-Austauschtabelle informiert Sie über die wichtigsten kohlenhydrathaltigen Lebensmittel. Angegeben ist jeweils die Portion in Gramm, die einer KE/BE-Schätzeinheit entspricht. Die angegebenen Lebensmittelportionen sind bis auf wenige Ausnahmen auf 5 g gerundet. Zudem können Sie aus der Tabelle für die KE/BE-Portion noch den Gehalt an Kilokalorien (kcal), die Grammmengen an Eiweiß, Fett und Ballaststoffen sowie eine Bewertung des glykämischen Index ablesen. Ein Verzeichnis der in der Tabelle verwendeten Abkürzungen finden Sie auf Seite 78.

| Lebensmittel Angabe je Portion (entspricht 1 KE/BE) | Portion g | Energie kcal | Eiweiß g | Fett g | Kohlenhydrate g | Ballaststoffe g | GLYX-Ampel |
|---|---|---|---|---|---|---|---|
| Obst – Obstprodukte | | | | | | | |
| Ananas, frisch | 85 | 47 | 0,3 | 0,2 | 10,5 | 1,3 | 🟢 |
| Ananas, Konserve | 70 | 46 | 0,3 | 0,1 | 10,6 | 0,7 | 🟡 |
| Apfel, ungeschält, frisch | 90 | 49 | 0,3 | 0,5 | 10,3 | 1,8 | 🟢 |
| Apfelmus | 55 | 43 | 0,1 | 0,1 | 10,6 | 1,1 | 🟡 |
| Aprikose (Marille), frisch | 120 | 52 | 1,2 | 0,1 | 10,2 | 1,8 | 🟢 |
| Banane, frisch | 50 | 47 | 0,6 | 0,1 | 10,7 | 0,9 | 🟢 |
| Birne, frisch | 85 | 47 | 0,4 | 0,3 | 10,5 | 2,8 | 🟢 |
| Brombeere, frisch | 170 | 75 | 2,0 | 1,7 | 10,5 | 5,4 | 🟢 |
| Cherimoya (Anone), frisch | 80 | 50 | 1,2 | 0,2 | 10,9 | 0,8 | 🟢 |
| Clementine, frisch | 115 | 53 | 0,8 | 0,3 | 10,4 | 2,3 | 🟢 |
| Erdbeere, frisch | 190 | 61 | 1,5 | 0,8 | 10,5 | 3,0 | 🟢 |
| Erdbeere, TK | 160 | 53 | 1,3 | 0,6 | 10,4 | 3,2 | 🟢 |
| Feige, frisch | 80 | 48 | 1,0 | 0,3 | 10,3 | 1,6 | 🟢 |
| Granatapfel, frisch | 60 | 44 | 0,4 | 0,4 | 10,0 | 1,3 | 🟢 |
| Grapefruit, frisch | 140 | 63 | 0,8 | 0,3 | 10,5 | 2,2 | 🟢 |
| Guave, frisch | 170 | 60 | 1,5 | 0,9 | 10,2 | * | 🟢 |

| Lebensmittel Angabe je Portion (entspricht 1 KE/BE) | Portion | Energie | Eiweiß | Fett | Kohlen-hydrate | Ballast-stoffe | GLYX-Ampel |
|---|---|---|---|---|---|---|---|
| | g | kcal | g | g | g | g | |
| Guave, Konserve, mit Sirup | 70 | 46 | 0,4 | * | 11,0 | 2,8 | 🔴 |
| Heidelbeere (Blaubeere), Konserve, ungesüßt | 280 | 67 | 1,1 | 1,1 | 10,9 | * | 🟢 |
| Heidelbeere (Blaubeere), Kultur-, frisch | 60 | 50 | 0,4 | 0,3 | 11,4 | 3,0 | 🟢 |
| Heidelbeere (Blaubeere), TK, ungesüßt | 60 | 50 | 0,4 | 0,3 | 11,4 | 3,0 | 🟢 |
| Heidelbeere (Blaubeere), Wald-, frisch | 170 | 63 | 1,2 | 1,0 | 10,4 | 8,3 | 🟢 |
| Himbeere, frisch | 220 | 73 | 2,9 | 0,7 | 10,6 | 10,3 | 🟢 |
| Himbeere, TK | 210 | 82 | 2,9 | 0,6 | 10,5 | 0,8 | 🟢 |
| Holunderbeere, schwarz, frisch | 160 | 86 | 4,2 | 2,7 | 10,4 | 10,4 | 🟢 |
| Honigmelone, frisch | 85 | 46 | 0,8 | 0,1 | 10,5 | 0,6 | 🟡 |
| Johannisbeere, rot, frisch | 210 | 69 | 2,3 | 0,4 | 10,3 | 7,4 | 🟢 |
| Johannisbeere, schwarz, frisch | 170 | 66 | 2,2 | 0,3 | 10,4 | 11,6 | 🟢 |
| Johannisbeere, weiß, frisch | 150 | 45 | 1,4 | + | 10,1 | 4,5 | 🟢 |
| Kaki, frisch | 65 | 47 | 0,4 | 0,2 | 10,7 | 1,6 | 🟢 |
| Kirsche, sauer, frisch | 110 | 58 | 1,0 | 0,6 | 10,9 | 1,2 | 🟢 |
| Kirsche, süß, frisch | 80 | 50 | 0,7 | 0,2 | 10,6 | 1,0 | 🟢 |
| Kiwi, frisch | 110 | 55 | 1,0 | 0,7 | 10,0 | 2,3 | 🟢 |
| Kumquat, frisch | 70 | 45 | 0,4 | 0,2 | 10,2 | * | 🟢 |
| Limette, frisch | 550 | 215 | 2,8 | 13,2 | 10,5 | 5,5 | 🟢 |
| Litschi, frisch | 65 | 49 | 0,6 | 0,2 | 11,1 | 1,0 | 🟢 |
| Mandarine, frisch | 100 | 46 | 0,6 | 0,3 | 10,2 | 2,0 | 🟢 |
| Mandarine, Konserve | 55 | 43 | 0,3 | 0,2 | 10,2 | 0,8 | 🔴 |
| Mango, frisch | 80 | 47 | 0,4 | 0,4 | 10,2 | 1,4 | 🟢 |
| Melone, grün, frisch | 200 | 50 | 2,0 | * | 10,6 | 2,0 | 🟡 |
| Mirabelle, frisch | 70 | 47 | 0,5 | 0,1 | 10,5 | 0,6 | 🟢 |
| Nektarine, frisch | 85 | 45 | 0,8 | * | 10,5 | 1,7 | 🟢 |
| Orange, frisch | 130 | 55 | 1,3 | 0,3 | 10,8 | 2,1 | 🟢 |
| Papaya, frisch | 150 | 48 | 0,8 | 0,2 | 10,7 | 2,9 | 🟢 |

| Lebensmittel Angabe je Portion (entspricht 1 KE/BE) | Portion | Energie | Eiweiß | Fett | Kohlen-hydrate | Ballast-stoffe | GLYX-Ampel |
|---|---|---|---|---|---|---|---|
| | g | kcal | g | g | g | g | |
| Passionsfrucht, frisch, ohne Schale | 110 | 69 | 2,6 | 0,4 | 10,5 | 1,7 | 🟢 |
| Pfirsich, frisch | 110 | 47 | 0,8 | 0,1 | 10,3 | 2,1 | 🟢 |
| Pflaume, frisch | 100 | 47 | 0,6 | 0,2 | 10,2 | 1,7 | 🟢 |
| Physalis (Kapstachelbeere), frisch | 80 | 61 | 1,8 | 0,9 | 10,6 | 0,4 | 🟢 |
| Preiselbeere (Kronsbeere), frisch | 170 | 60 | 0,5 | 0,9 | 10,5 | 4,9 | 🟢 |
| Preiselbeere (Kronsbeere), Konserve, ungesüßt | 160 | 54 | 1,1 | 1,0 | 10,4 | 4,0 | 🟢 |
| Quitte, frisch | 140 | 53 | 0,6 | 0,7 | 10,2 | 8,4 | 🟢 |
| Reineclaude, frisch | 90 | 50 | 0,7 | + | 11,1 | 2,1 | 🟢 |
| Satsuma, frisch | 110 | 51 | 0,8 | 0 | 10,4 | 0,8 | 🟢 |
| Stachelbeere, frisch | 150 | 56 | 1,2 | 0,3 | 10,5 | 4,5 | 🟢 |
| Wassermelone, frisch | 130 | 48 | 0,8 | 0,3 | 10,8 | 0,3 | 🔴 |
| Weintraube, frisch | 70 | 48 | 0,5 | 0,2 | 10,6 | 1,1 | 🟢 |
| Zitrone, frisch, geschält | 320 | 115 | 2,2 | 1,9 | 10,2 | 13,8 | 🟢 |
| Zwetschge, frisch | 120 | 52 | 0,7 | 0,1 | 10,6 | 2,8 | 🟢 |

## Obstsäfte

| | g | kcal | g | g | g | g | |
|---|---|---|---|---|---|---|---|
| Acerolasaft | 230 | 51 | 0,7 | 0,7 | 10,4 | * | 🟡 |
| Ananassaft | 90 | 48 | 0,4 | 0,1 | 10,8 | + | 🟡 |
| Apfelnektar | 65 | 43 | 0,1 | 0,1 | 10,2 | * | 🔴 |
| Apfelsaft | 90 | 51 | 0,1 | + | 10,5 | + | 🟡 |
| Aprikosennektar, ca. 40 % Fruchtanteil | 80 | 48 | 0,2 | 0,1 | 11,5 | * | 🔴 |
| Aprikosensaft, *Eden* | 100 | 47 | 0,5 | 0 | 10 | * | 🟡 |
| Birnennektar, 40 % Fruchtanteil | 90 | 50 | 0,3 | 0,2 | 11,6 | 0,5 | 🔴 |
| Birnensaft | 85 | 46 | 0,4 | 0,2 | 10,9 | * | 🟡 |
| Brombeersaft | 130 | 49 | 0,4 | 0,8 | 10,1 | 0 | 🟡 |
| Erdbeersaft | 160 | 56 | 1,2 | 0,5 | 10,2 | * | 🟡 |
| Grapefruitsaft | 150 | 54 | 0,9 | 0,2 | 10,8 | * | 🟡 |
| Himbeersaft | 170 | 66 | 2,1 | 0,4 | 10,3 | * | 🟡 |

| Lebensmittel Angabe je Portion (entspricht 1 KE/BE) | Portion | Energie | Eiweiß | Fett | Kohlen- hydrate | Ballast- stoffe | GLYX-Ampel |
|---|---|---|---|---|---|---|---|
| | g | kcal | g | g | g | g | |
| Holunderbeerensaft | 150 | 57 | 3,0 | * | 10,2 | * | 🟡 |
| Johannisbeernektar, rot | 90 | 55 | 0,4 | + | 11,2 | * | 🔴 |
| Johannisbeernektar, schwarz | 90 | 58 | 0,4 | + | 11,7 | * | 🔴 |
| Johannisbeersaft, rot | 50 | 51 | 0,5 | 0,1 | 11,2 | * | 🟡 |
| Johannisbeersaft, schwarz | 45 | 51 | 0,5 | 0,1 | 11,1 | * | 🟡 |
| Kirschnektar | 80 | 45 | 0,2 | 0,1 | 10,4 | * | 🔴 |
| Kirschsaft | 100 | 41 | 0,1 | 0 | 10,2 | 0,2 | 🟡 |
| Limettensaft | 70 | 65 | 0,3 | 1,2 | 10,7 | 0,1 | 🟡 |
| Mandarinensaft | 110 | 51 | 1,0 | 0,3 | 10,6 | * | 🟡 |
| Multivitaminsaft | 100 | 54 | 0,7 | 0,2 | 11,3 | 0,9 | 🟡 |
| Orangennektar | 75 | 47 | 0,4 | 0,1 | 10,8 | 0,9 | 🔴 |
| Orangensaft | 120 | 53 | 0,8 | 0,2 | 10,8 | * | 🟡 |
| Orangensaft, frisch gepresst | 110 | 51 | 0,8 | 0,2 | 10,3 | * | 🟡 |
| Pfirsichnektar | 75 | 45 | 0,3 | 0 | 10,7 | * | 🔴 |
| Pfirsichsaft | 125 | 54 | 0,9 | 0,1 | 11,9 | 1 | 🟡 |
| Quittensaft | 125 | 53 | 0,5 | 0,5 | 10,5 | * | 🟡 |
| Rhabarbersaft | 110 | 50 | 0,6 | 0,1 | 10,6 | * | 🟡 |
| Sanddornbeerensaft, ungesüßt | 850 | 340 | 7,7 | 19,6 | 10,2 | * | 🟡 |
| Sauerkirschsaft, *Eden* | 100 | 52 | 0,5 | 0,0 | 11,0 | * | 🟡 |
| Sauerkirschnektar | 75 | 46 | 0,2 | 0,1 | 10,5 | * | 🔴 |
| Traubensaft, rot oder weiß | 65 | 44 | 0,1 | + | 10,8 | * | 🟡 |
| Zitronensaft | 450 | 122 | 1,8 | 0,5 | 10,8 | 0 | 🟡 |

## Trockenfrüchte

| Lebensmittel | Portion | Energie | Eiweiß | Fett | Kohlen- hydrate | Ballast- stoffe | GLYX-Ampel |
|---|---|---|---|---|---|---|---|
| Apfel, getrocknet, geschwefelt | 20 | 51 | 0,3 | 0,3 | 11,4 | 2,0 | 🟢 |
| Aprikose (Marille), getrocknet | 25 | 60 | 1,3 | 0,1 | 12,0 | 4,3 | 🟢 |
| Banane, getrocknet | 15 | 49 | 0,7 | 0,1 | 11,3 | 1,8 | 🟡 |
| Birne, getrocknet | 25 | 53 | 0,8 | 0,5 | 11,5 | 3,4 | 🟢 |
| Dattel, getrocknet | 15 | 42 | 0,3 | 0,1 | 9,8 | 1,4 | 🔴 |

| Lebensmittel Angabe je Portion (entspricht 1 KE/BE) | Portion | Energie | Eiweiß | Fett | Kohlen-hydrate | Ballast-stoffe | GLYX-Ampel |
|---|---|---|---|---|---|---|---|
| | g | kcal | g | g | g | g | |
| Feige, getrocknet | 20 | 49 | 0,8 | 0,3 | 10,8 | 2,6 | 🟢 |
| Kiwi, getrocknet | 25 | 63 | 1,0 | 0,7 | 11,1 | 4,0 | 🟢 |
| Korinthen, schwarz und rot | 15 | 39 | 0,3 | * | 9,5 | 1,1 | 🟢 |
| Mango, getrocknet | 18 | 52 | 0,5 | 0,4 | 11,1 | 1,5 | 🟢 |
| Papaya, getrocknet | 30 | 56 | 2,3 | 0,4 | 10,4 | 8,3 | 🟢 |
| Pfirsich, getrocknet | 20 | 49 | 0,6 | 0,1 | 10,8 | 2,3 | 🟢 |
| Pflaume (Zwetschge), getrocknet | 25 | 56 | 0,6 | 0,2 | 11,9 | 4,7 | 🟢 |
| Sultaninen, getrocknet | 15 | 40 | 0,3 | * | 9,7 | 0,8 | 🟡 |
| Weintrauben, getrocknet (Rosinen) | 15 | 44 | 0,4 | 0,1 | 10,2 | 0,8 | 🟡 |

## Kohlenhydratreiche Gemüsesorten

| | | | | | | | |
|---|---|---|---|---|---|---|---|
| Bohnen, grün, frisch | 200 | 64 | 4,8 | 0,4 | 10,2 | 3,8 | 🟢 |
| Erbsen, grün, frisch, Schote und Samen | 100 | 70 | 5,8 | 0,5 | 10,6 | 5,2 | 🟢 |
| Erbsen, TK, Samen | 80 | 69 | 5,7 | 0,4 | 10,2 | 4,3 | 🟢 |
| Kohlrübe (Steckrübe), frisch | 150 | 51 | 1,7 | 0,3 | 10,5 | 4,1 | 🟢 |
| Kürbis, frisch | 200 | 52 | 2,0 | 0,2 | 10,0 | 4,4 | 🔴 |
| Rote Rübe (Bete), frisch | 120 | 49 | 1,8 | 0,1 | 10,1 | 3,0 | 🟢 |
| Rote Rübe (Bete), Saft | 130 | 47 | 1,3 | + | 10,4 | * | 🟡 |
| Zuckermais, frisch oder TK | 65 | 56 | 2,0 | 0,8 | 10,3 | 2,6 | 🟡 |
| Zuckermais, in Dosen | 50 | 55 | 1,6 | 0,8 | 10,5 | 1,0 | 🟡 |

## Brot – Brötchen

| | | | | | | | |
|---|---|---|---|---|---|---|---|
| Baguette | 20 | 52 | 1,6 | 0,1 | 11,1 | 0,6 | 🔴 |
| Baguette, Zwiebel- | 35 | 63 | 2,3 | 1,3 | 10,4 | 1,8 | 🟡 |
| Baguette-Brötchen | 20 | 50 | 1,5 | 0,3 | 10,1 | 0,6 | 🔴 |
| Bio-Inkabrot, mit Amaranth, glutenfrei, *Schnitzer* | 30 | 73 | 2,5 | 2,0 | 11,2 | * | 🟡 |
| Bio-Landbrot, mit Buch-weizen, glutenfrei, *Schnitzer* | 25 | 57 | 1,1 | 0,3 | 12,3 | 1,3 | 🟡 |
| Bio-Lupinenbrot, glutenfrei, *Schnitzer* | 30 | 74 | 2,4 | 2,0 | 11,5 | 2,0 | 🟡 |
| Bio-Sesambrot, glutenfrei, *Schnitzer* | 30 | 85 | 2,5 | 3,6 | 10,5 | 1,7 | 🟡 |

| Lebensmittel Angabe je Portion (entspricht 1 KE/BE) | Portion | Energie | Eiweiß | Fett | Kohlen-hydrate | Ballast-stoffe | GLYX-Ampel |
|---|---|---|---|---|---|---|---|
| | g | kcal | g | g | g | g | |
| Brötchen, Roggen- | 25 | 56 | 1,6 | 0,2 | 11,6 | 1,5 | 🟡 |
| Brötchen, Weizen- | 20 | 50 | 1,5 | 0,3 | 10,1 | 0,6 | 🔴 |
| Brötchen, Weizen-, mit Mohn | 25 | 65 | 2,0 | 0,8 | 12,1 | 1,0 | 🟡 |
| Brötchen, Weizen-, mit Sonnenblumenkernen | 25 | 66 | 2,0 | 0,9 | 12,2 | 0,8 | 🔴 |
| Brötchen, Weizen-, mit Leinsamen | 25 | 63 | 2,1 | 0,7 | 12,1 | 1,2 | 🟡 |
| Croissant | 30 | 118 | 1,7 | 7,7 | 10,3 | 0,4 | 🟡 |
| Graubrot, Roggenbrot | 25 | 53 | 1,5 | 0,2 | 11,0 | 1,4 | 🟡 |
| Graubrot, Roggenbrot, mit Schrotanteilen | 25 | 52 | 1,5 | 0,2 | 10,8 | 1,5 | 🟡 |
| Graubrot, Roggenmischbrot, mit Schrotanteilen | 25 | 52 | 1,5 | 0,2 | 10,9 | 1,3 | 🟡 |
| Graubrot, Roggentoastbrot | 25 | 62 | 1,8 | 0,9 | 11,5 | 1,5 | 🟡 |
| Graubrot, Weizenmischbrot | 25 | 55 | 1,8 | 0,2 | 11,2 | 1,1 | 🟡 |
| Graubrot, Weizenmischbrot, mit Schrotanteilen | 25 | 55 | 1,8 | 0,2 | 11,2 | 1,1 | 🟡 |
| Haferknäckebrot | 30 | 63 | 2,2 | 1,5 | 10,1 | 0,8 | 🔴 |
| Hirsebrot, glutenfrei | 25 | 67 | 1,6 | 1,4 | 11,8 | 1,4 | 🟡 |
| Kerniges Bio-Buchweizen-brot, glutenfrei, *Schnitzer* | 25 | 61 | 2,2 | 1,1 | 10,5 | 1,7 | 🟡 |
| Knäckebrot | 15 | 48 | 1,5 | 0,2 | 9,9 | 2,1 | 🟡 |
| Knäckebrot, glutenfrei | 40 | 83 | 2,0 | 3,9 | 10,2 | 0,6 | 🔴 |
| Knäckebrot, Mehrkorn- | 15 | 51 | 1,4 | 0,2 | 10,8 | 1,1 | 🟡 |
| Knäckebrot, Roggen- | 15 | 50 | 1,4 | 0,2 | 10,5 | 1,4 | 🟡 |
| Knäckebrot, Weizen- | 15 | 54 | 1,6 | 0,3 | 11,0 | 0,7 | 🔴 |
| Knusperbrot, glutenfrei, *Hammermühle* | 15 | 47 | 1,1 | 0,2 | 10,2 | 1,8 | 🟡 |
| Körnerbrot, glutenfrei, *Hammermühle* | 35 | 77 | 1,8 | 2,8 | 11,6 | 2,8 | 🟡 |
| Laugenbrezel/-brötchen | 25 | 57 | 1,8 | 0,5 | 11,3 | 0,5 | 🔴 |
| Laugengebäck | 15 | 51 | 1,4 | 0,4 | 10,3 | 0,6 | 🔴 |
| Mehrkornbrot | 25 | 54 | 1,9 | 0,4 | 10,7 | 2,3 | 🟡 |
| Mehrkornbrötchen | 25 | 58 | 1,6 | 0,3 | 12,1 | 1,3 | 🟡 |

| Lebensmittel Angabe je Portion (entspricht 1 KE/BE) | Portion | Energie | Eiweiß | Fett | Kohlenhydrate | Ballaststoffe | GLYX-Ampel |
|---|---|---|---|---|---|---|---|
| | g | kcal | g | g | g | g | |
| Pfälzer Weißbrot, glutenfrei, *Hammermühle* | 20 | 49 | 0,2 | 0,8 | 10,2 | 0,3 | 🔴 |
| Pumpernickel | 30 | 56 | 2,2 | 0,3 | 11,0 | 2,8 | 🟢 |
| Roggenbrot | 25 | 55 | 1,7 | 0,3 | 11,4 | 1,6 | 🟡 |
| Roggenmischbrot | 25 | 53 | 1,7 | 0,3 | 10,9 | 1,6 | 🟡 |
| Roggenmischbrot, mit Kleie | 25 | 52 | 1,6 | 0,4 | 10,5 | 1,9 | 🟡 |
| Roggenschrot- und Vollkornbrot | 25 | 49 | 1,8 | 0,3 | 9,7 | 2,0 | 🟢 |
| Vollkornbrot, Mehrkorn- | 25 | 50 | 1,7 | 0,3 | 10,0 | 2,1 | 🟢 |
| Vollkornbrot, mit Leinsamen | 30 | 59 | 2,2 | 0,7 | 10,8 | 2,9 | 🟢 |
| Vollkornbrot, mit Sonnenblumenkernen | 25 | 58 | 2,3 | 1,0 | 10,0 | 1,3 | 🟢 |
| Vollkornbrot, Roggen- | 30 | 56 | 2,0 | 0,3 | 11,3 | 2,6 | 🟢 |
| Vollkornbrot, Roggen- | 30 | 56 | 1,7 | 0,3 | 11,4 | 2,2 | 🟢 |
| Vollkornbrot, Weizen- | 25 | 53 | 1,9 | 0,4 | 10,3 | 1,6 | 🟢 |
| Vollkornbrötchen, Roggen- | 30 | 59 | 2,0 | 0,3 | 11,8 | 2,7 | 🟢 |
| Vollkornbrötchen, Weizen- | 25 | 55 | 2,0 | 0,4 | 10,8 | 1,7 | 🟢 |
| Weißbrot | 20 | 47 | 1,6 | 0,2 | 9,6 | 0,6 | 🔴 |
| Weißbrot, Weizen- | 25 | 59 | 1,8 | 0,3 | 12,0 | 0,8 | 🔴 |
| Weißbrot, Weizen-, mit Schrotanteilen | 25 | 59 | 1,8 | 0,3 | 11,9 | 0,8 | 🔴 |
| Weißbrot, zum Aufbacken, glutenfrei, *Hammermühle* | 20 | 49 | 0,2 | 0,8 | 10,2 | 0,6 | 🔴 |
| Weizenbrötchen (Semmel) | 20 | 55 | 1,7 | 0,4 | 11,1 | 0,6 | 🔴 |
| Weizenmischbrot | 20 | 45 | 1,3 | 0,2 | 9,5 | 0,9 | 🔴 |
| Weizenschrot- und Vollkornbrot | 25 | 51 | 2,0 | 0,3 | 10,3 | 2,1 | 🟢 |
| Weizentoastbrot | 20 | 52 | 1,5 | 0,9 | 9,6 | 0,7 | 🔴 |
| Weizentoastbrot, mit Schrotanteilen | 25 | 63 | 1,9 | 0,9 | 11,8 | 0,8 | 🔴 |

## Getreide – Frühstückscerealien

| Lebensmittel | Portion | Energie | Eiweiß | Fett | Kohlenhydrate | Ballaststoffe | GLYX-Ampel |
|---|---|---|---|---|---|---|---|
| Amaranth | 20 | 74 | 2,9 | 1,8 | 11,4 | 0,3 | 🟢 |
| Amaranth, Bio-, Frühstücks-Popps, *Dr. Ritter* | 18 | 65 | 1,5 | 1,4 | 11,5 | 1,2 | 🔴 |

| Lebensmittel Angabe je Portion (entspricht 1 KE/BE) | Portion | Energie | Eiweiß | Fett | Kohlen-hydrate | Ballast-stoffe | GLYX-Ampel |
|---|---|---|---|---|---|---|---|
| | g | kcal | g | g | g | g | |
| Bircher Müsli, *HOLO* | 20 | 61 | 1,6 | 0,8 | 11,4 | 1,2 | 🟢 |
| Buchweizen, Korn, geschält | 15 | 51 | 1,5 | 0,3 | 10,7 | 0,6 | 🟢 |
| Buchweizen, Vollkorn- | 15 | 51 | 1,4 | 0,3 | 10,7 | 1,5 | 🟢 |
| Chococino, *Nestlé* | 17 | 72 | 1,6 | 2,6 | 10,7 | 0,8 | 🟠 |
| Chocos, *Kellogg's* | 15 | 56 | 1,2 | 0,7 | 12,0 | 0,7 | 🟠 |
| Cini Minis, *Nestlé* | 15 | 62 | 0,7 | 1,5 | 11,3 | * | 🟠 |
| Clusters Mandel-Nuss, *Nestlé* | 16 | 63 | 1,7 | 1,5 | 10,6 | 1,3 | 🟠 |
| Cornflakes | 15 | 53 | 1,2 | 0,1 | 12,3 | 0,4 | 🟠 |
| Cornflakes, glutenfrei | 15 | 53 | 1,1 | 0,1 | 11,9 | 0,6 | 🟠 |
| Cornflakes, *Kellogg's* | 13 | 49 | 0,9 | 0,1 | 10,9 | 0,4 | 🟠 |
| Cornflakes, mit Zucker/ Honig, geröstet | 15 | 53 | 1,0 | 0,1 | 11,9 | 0,5 | 🟠 |
| Cornflakes, TP | 15 | 53 | 1,1 | 0,1 | 11,9 | 0,6 | 🟠 |
| Crunchy Nut, *Kellogg's* | 12 | 46 | 0,7 | 0,3 | 10,2 | 0,2 | 🟠 |
| DayVita Flakes, *Kellogg's* | 15 | 52 | 1,5 | 0,6 | 10,1 | 1,8 | 🟠 |
| DayVita Sticks, *Kellogg's* | 20 | 65 | 2,6 | 1,6 | 10,0 | 4,4 | 🟡 |
| Dinkelcrunchy, Knuspermüsli, *Alnatura* | 20 | 75 | 1,5 | 2,7 | 11,2 | * | 🟠 |
| Dinkelflakes, *Alnatura* | 15 | 51 | 1,7 | 0,4 | 10,2 | * | 🟠 |
| Dinkelflocken, *Alnatura* | 17 | 56 | 2,0 | 0,5 | 10,7 | * | 🟢 |
| Dinkel-Hafer-Crunchy, Knuspermüsli, *Alnatura* | 15 | 63 | 1,3 | 1,9 | 10,2 | * | 🟠 |
| Dinkel-Pops, mit Honig, *Alnatura* | 15 | 54 | 1,3 | 0,3 | 11,5 | * | 🟠 |
| Fitness & Fruits, *Nestlé* | 15 | 53 | 0,9 | 0,3 | 11,6 | 0,7 | 🟠 |
| Fitness Knusperleicht-Müsli, Frucht, *Nestlé* | 15 | 54 | 1,3 | 0,6 | 10,7 | 1,1 | 🟠 |
| Fitness Knusperleicht-Müsli, Nuss, *Nestlé* | 15 | 56 | 1,4 | 0,9 | 10,4 | 1,1 | 🟠 |
| Fitness, *Nestlé* | 15 | 54 | 1,2 | 0,2 | 12,0 | 0,8 | 🟠 |
| Frosties, *Kellogg's* | 12 | 45 | 0,5 | 0,1 | 10,4 | 0,2 | 🟠 |
| Frosties, mit weniger Zucker, *Kellogg's* | 12 | 44 | 0,7 | 0,1 | 10,2 | 0,3 | 🟠 |

| Lebensmittel Angabe je Portion (entspricht 1 KE/BE) | Portion | Energie | Eiweiß | Fett | Kohlenhydrate | Ballaststoffe | GLYX-Ampel |
|---|---|---|---|---|---|---|---|
| | g | kcal | g | g | g | g | |
| Früchte-Amaranth-Müsli, *Alnatura* | 17 | 56 | 1,6 | 0,8 | 10,8 | * | 🟢 |
| Früchte-Müsli | 20 | 68 | 2,0 | 1,2 | 12,1 | 1,7 | 🟢 |
| Früchte-Müsli, ohne Zucker | 20 | 73 | 2,1 | 1,8 | 12,0 | 1,5 | 🟢 |
| Fruit Loops, *Kellogg's* | 15 | 58 | 1,2 | 0,5 | 12,0 | 0,5 | 🔴 |
| Fünfkornflocken (Weizen, Gerste, Hafer, Roggen, Reis), *Alnatura* | 15 | 54 | 1,6 | 0,3 | 11,1 | * | 🟢 |
| Fünfkornmischung, geschrotet (Weizen, Roggen, Hafer, Gerste, Hirse), *Alnatura* | 17 | 56 | 2,0 | 0,5 | 10,7 | * | 🟢 |
| Gerste, Flocken | 18 | 56 | 1,4 | 0,3 | 11,9 | 1,9 | 🟢 |
| Gerste, Korn | 15 | 47 | 1,6 | 0,3 | 9,5 | 1,5 | 🟢 |
| Gerste, Vollkorn | 18 | 58 | 1,8 | 0,4 | 11,6 | 1,8 | 🟢 |
| Gerste, Vollkornflocken | 18 | 56 | 1,4 | 0,3 | 11,9 | 1,9 | 🟢 |
| Glutenfreies Müsli, *Wiechert* | 15 | 54 | 1,4 | 0,5 | 11,7 | 0,9 | 🟢 |
| Grünkern (Dinkel) | 18 | 58 | 1,9 | 0,5 | 11,4 | 1,6 | 🟢 |
| Grünkern (Dinkel), Korn | 15 | 49 | 1,7 | 0,4 | 9,5 | 1,3 | 🟢 |
| Grünkern (Dinkel), Vollkorn | 18 | 58 | 1,9 | 0,5 | 11,4 | 1,6 | 🟢 |
| Hafer, ganzes Korn | 20 | 71 | 2,3 | 1,4 | 12,0 | 1,1 | 🟢 |
| Hafer, Korn | 20 | 67 | 2,5 | 1,4 | 11,1 | 1,9 | 🟢 |
| Hafer, Vollkornflocken | 18 | 67 | 2,3 | 1,3 | 11,4 | 1,0 | 🟢 |
| Hafercrunchy, Knuspermüsli, *Alnatura* | 20 | 80 | 1,5 | 3,7 | 10,1 | * | 🔴 |
| Haferflocken, Vollkorn | 20 | 70 | 2,7 | 1,4 | 11,7 | 1,8 | 🟢 |
| Haferflocken, Instant | 20 | 71 | 2,7 | 1,5 | 11,4 | 1,7 | 🟢 |
| Haferflocken, TP | 18 | 67 | 2,3 | 1,3 | 11,4 | 1,0 | 🟢 |
| Haferkleie | 25 | 84 | 4,5 | 2,4 | 11,1 | 5,0 | 🟢 |
| Haferkleie, *HOLO* | 25 | 78 | 4,3 | 1,8 | 11,3 | 4,5 | 🟢 |
| Hirseflocken | 15 | 53 | 1,5 | 0,6 | 10,3 | 0,6 | 🟢 |
| Hirseflocken, *Alnatura* | 15 | 55 | 1,8 | 0,4 | 10,9 | * | 🟢 |
| Hirseflocken, Vollkorn- | 15 | 53 | 1,5 | 0,6 | 10,3 | 0,6 | 🟢 |

| Lebensmittel Angabe je Portion (entspricht 1 KE/BE) | Portion | Energie | Eiweiß | Fett | Kohlen-hydrate | Ballast-stoffe | GLYX-Ampel |
|---|---|---|---|---|---|---|---|
| | g | kcal | g | g | g | g | |
| Hirse-Müsli, glutenfrei | 20 | 61 | 1,8 | 1,1 | 10,9 | 2,6 | 🟢 |
| Honey Loops, *Kellogg's* | 15 | 55 | 1,2 | 0,5 | 11,6 | 0,9 | 🔴 |
| Kleieflocken, gezuckert | 25 | 61 | 3,0 | 0,8 | 10,5 | 8,3 | 🟢 |
| Haferfleks, mit Kleie, »prebiotisch« | 20 | 66 | 3,0 | 1,3 | 10,4 | 4,3 | 🟢 |
| Haferkleieflocken | 25 | 81 | 4,7 | 2,1 | 10,6 | 4,5 | 🟢 |
| Lion Cereals, *Nestlé* | 15 | 61 | 1,1 | 1,2 | 11,4 | 0,6 | 🔴 |
| Mais, Korn | 15 | 50 | 1,4 | 0,6 | 9,8 | 1,5 | 🟢 |
| Mais, Vollkorn | 18 | 60 | 1,5 | 0,7 | 11,6 | 1,7 | 🟢 |
| Maiswaffel | 15 | 55 | 1,9 | 0,8 | 10,1 | 1,5 | 🟢 |
| Mehrkornflocken | 20 | 61 | 1,9 | 0,4 | 12,5 | 2,3 | 🟢 |
| Mehrkornschrot | 20 | 62 | 2,1 | 0,4 | 12,4 | 2,2 | 🟢 |
| Müsli, TP | 20 | 70 | 2,1 | 1,5 | 12,0 | 1,6 | 🟢 |
| Müslimischung, TP | 15 | 59 | 1,4 | 1,5 | 10,1 | 0,8 | 🟢 |
| Puffmais | 15 | 55 | 1,9 | 0,8 | 10,1 | 1,5 | 🟢 |
| Puffweizen | 15 | 54 | 2,1 | 0,2 | 10,7 | 1,3 | 🟢 |
| Quinoa | 20 | 68 | 3,0 | 1,0 | 11,7 | 1,3 | 🟢 |
| Reisflocken, *Alnatura* | 15 | 52 | 1,1 | 0,3 | 11,1 | * | 🟢 |
| Reis-Hafer-Flakes, *Alnatura* | 15 | 54 | 1,9 | 0,3 | 10,8 | * | 🟢 |
| Rice Krispies, *Kellogg's* | 12 | 46 | 0,8 | 0,2 | 10,2 | 0,1 | 🟢 |
| Roggen, Keime, getrocknet | 30 | 120 | 12,6 | 3,4 | 9,8 | * | 🟢 |
| Roggen, Vollkorn | 20 | 59 | 1,9 | 0,3 | 12,1 | 2,6 | 🟢 |
| Roggenflocken | 20 | 61 | 2,4 | 0,3 | 12,2 | 2,0 | 🟢 |
| Roggenkleie | 65 | 114 | 11,7 | 2,8 | 10,6 | 30,9 | 🟢 |
| Schoko-Müsli | 15 | 60 | 1,5 | 1,7 | 9,6 | 1,1 | 🔴 |
| Sechskornmischung (Weizen, Roggen, Dinkel, Gerste, Hafer, Hirse), *Alnatura* | 20 | 62 | 2,1 | 0,5 | 12,2 | * | 🟢 |
| Smacks, *Kellogg's* | 13 | 49 | 0,9 | 0,3 | 10,7 | 0,6 | 🔴 |
| Special K Proplus, *Kellogg's* | 17 | 57 | 2,4 | 0,3 | 11,2 | 2,0 | 🔴 |
| Special K, *Kellogg's* | 15 | 56 | 2,3 | 0,2 | 11,3 | 0,4 | 🔴 |
| Toppas, *Kellogg's* | 15 | 52 | 1,5 | 0,3 | 10,8 | 1,4 | 🔴 |

| Lebensmittel Angabe je Portion (entspricht 1 KE/BE) | Portion | Energie | Eiweiß | Fett | Kohlenhydrate | Ballaststoffe | GLYX-Ampel |
|---|---|---|---|---|---|---|---|
| | g | kcal | g | g | g | g | |
| Trio, *Nestlé* | 13 | 49 | 0,9 | 0,3 | 10,8 | 0,5 | 🔴 |
| Vitalis Früchtemüsli, *Dr. Oetker* | 17 | 55 | 1,4 | 0,8 | 10,5 | 1,7 | 🟢 |
| Vitalis Knusperflakes, *Dr. Oetker* | 15 | 65 | 1,1 | 2,1 | 10,5 | 0,7 | 🔴 |
| Vitalis Knusperhoneys, *Dr. Oetker* | 15 | 64 | 1,2 | 2,1 | 10,2 | 0,9 | 🔴 |
| Vitalis Knuspermüsli, *Dr. Oetker* | 17 | 71 | 1,6 | 2,6 | 10,5 | 1,1 | 🔴 |
| Vitalis Weniger süß, Knusper pur, *Dr. Oetker* | 20 | 81 | 2,0 | 3,0 | 11,4 | 2,4 | 🔴 |
| Weizenflocken | 18 | 56 | 2,1 | 0,4 | 11,0 | 1,9 | 🟢 |
| Weizenkeime | 40 | 125 | 10,6 | 3,7 | 12,3 | 7,1 | 🟢 |
| Weizenkeime, getrocknet | 35 | 112 | 10,0 | 3,2 | 10,7 | 6,2 | 🟢 |
| Weizenkeimflocken | 40 | 125 | 10,6 | 3,7 | 12,3 | 7,1 | 🟢 |
| Weizenkleie | 55 | 98 | 8,8 | 2,6 | 9,9 | 25,0 | 🟢 |
| Weizenkorn, gereinigt | 18 | 56 | 2,1 | 0,4 | 11,0 | 1,9 | 🟢 |
| Weizen-Pops mit Honig | 15 | 54 | 1,3 | 0,2 | 11,7 | * | 🔴 |
| Weizenvollkorn | 18 | 56 | 2,1 | 0,4 | 11,0 | 1,9 | 🟢 |
| Weizenvollkornflocken | 18 | 56 | 2,1 | 0,4 | 11,0 | 1,9 | 🟢 |

## Getreidemehle – Getreideprodukte

| | | | | | | | |
|---|---|---|---|---|---|---|---|
| Buchweizengrieß | 15 | 51 | 1,1 | 0,2 | 10,9 | 0,5 | 🟢 |
| Buchweizengrütze | 15 | 51 | 1,2 | 0,2 | 10,9 | 0,5 | 🟢 |
| Buchweizenmehl | 15 | 52 | 0,8 | 0,1 | 11,7 | 0,4 | 🟢 |
| Buchweizenschrot | 15 | 51 | 1,4 | 0,3 | 10,7 | 0,6 | 🟢 |
| Buchweizenvollkornmehl | 15 | 51 | 1,6 | 0,4 | 10,1 | 0,5 | 🟢 |
| Gerstengraupen (Perlgraupen, Rollgerste) | 15 | 51 | 1,6 | 0,2 | 10,7 | 0,7 | 🟢 |
| Gerstengrieß | 18 | 56 | 1,4 | 0,3 | 11,9 | 1,9 | 🟢 |
| Gerstengrütze | 18 | 56 | 1,4 | 0,3 | 11,9 | 1,9 | 🟢 |
| Gerstenmehl | 15 | 50 | 1,5 | 0,3 | 10,3 | 0,8 | 🟢 |
| Gerstenschrot | 18 | 58 | 1,8 | 0,4 | 11,6 | 1,8 | 🟢 |
| Gerstenvollkornmehl | 15 | 52 | 1,6 | 0,3 | 10,8 | * | 🟢 |

| Lebensmittel Angabe je Portion (entspricht 1 KE/BE) | Portion | Energie | Eiweiß | Fett | Kohlenhydrate | Ballaststoffe | GLYX-Ampel |
|---|---|---|---|---|---|---|---|
| | g | kcal | g | g | g | g | |
| Grünkerngrütze | 18 | 58 | 1,9 | 0,5 | 11,4 | 1,6 | 🟢 |
| Grünkernmehl | 15 | 52 | 1,5 | 0,3 | 10,6 | 0,9 | 🟢 |
| Grünkernschrot | 18 | 58 | 1,9 | 0,5 | 11,4 | 1,6 | 🟢 |
| Hafergrieß | 18 | 67 | 2,3 | 1,1 | 11,8 | 0,7 | 🟢 |
| Hafergrütze | 18 | 67 | 2,3 | 1,1 | 11,8 | 0,7 | 🟢 |
| Hafermehl | 18 | 67 | 2,5 | 1,3 | 11,3 | 0,9 | 🟢 |
| Haferschrot | 20 | 71 | 2,3 | 1,4 | 12,0 | 1,1 | 🟢 |
| Hirse, ganzes Korn | 18 | 60 | 1,7 | 0,7 | 11,5 | 2,3 | 🟢 |
| Hirse, Korn, geschält | 15 | 53 | 1,5 | 0,6 | 10,3 | 0,6 | 🟢 |
| Hirsemehl | 15 | 52 | 0,9 | 0,3 | 11,3 | 0,3 | 🟢 |
| Hirseschrot | 15 | 53 | 1,5 | 0,6 | 10,3 | 0,6 | 🟢 |
| Mais, Puff- (Popcorn) | 15 | 55 | 1,9 | 0,8 | 10,2 | 1,5 | 🟢 |
| Maisgrieß (Polenta) | 15 | 52 | 1,3 | 0,2 | 11,1 | 0,8 | 🟢 |
| Maismehl | 15 | 53 | 1,3 | 0,4 | 10,9 | 0,5 | 🟢 |
| Maisschrot | 18 | 60 | 1,6 | 0,7 | 11,6 | 1,7 | 🟢 |
| Maisvollmehl | 15 | 49 | 1,4 | 0,4 | 9,9 | 1,4 | 🟢 |
| Reisgrieß | 15 | 52 | 1,0 | 0,1 | 11,7 | 0,2 | 🟢 |
| Reiskleie | 25 | 95 | 3,3 | 4,0 | 11,4 | 3,0 | 🟢 |
| Reismehl | 15 | 52 | 1,0 | 0,1 | 11,6 | 0,3 | 🟢 |
| Roggengrieß | 18 | 53 | 1,6 | 0,3 | 10,8 | 2,5 | 🟢 |
| Roggenmehl, Type 815 | 15 | 49 | 1,0 | 0,2 | 10,7 | 1,0 | 🟢 |
| Roggenmehl, Type 997 | 15 | 47 | 1,0 | 0,2 | 10,3 | 1,2 | 🟢 |
| Roggenmehl, Type 1150 | 15 | 48 | 1,3 | 0,2 | 10,1 | 1,3 | 🟢 |
| Roggenmehl, Type 1370 | 15 | 48 | 1,3 | 0,2 | 10,0 | 1,4 | 🟢 |
| Roggenmehl, Type 1590 | 18 | 56 | 1,7 | 0,3 | 11,5 | 1,8 | 🟢 |
| Roggenmehl, Type 1740 | 18 | 55 | 1,6 | 0,3 | 11,4 | 1,9 | 🟢 |
| Roggenschrot, Type 1800 | 18 | 53 | 1,8 | 0,3 | 10,6 | 2,5 | 🟢 |
| Roggenvollkornmehl | 18 | 53 | 1,6 | 0,3 | 10,8 | 2,5 | 🟢 |
| Roggenvollkornmehl, Backschrot, Type 1800 | 20 | 59 | 2,2 | 0,3 | 11,8 | 2,8 | 🟢 |

| Lebensmittel Angabe je Portion (entspricht 1 KE/BE) | Portion | Energie | Eiweiß | Fett | Kohlen-hydrate | Ballast-stoffe | GLYX-Ampel |
|---|---|---|---|---|---|---|---|
| | g | kcal | g | g | g | g | |
| Weizenbackschrot, Type 1700 | 18 | 58 | 2,0 | 0,4 | 11,4 | 1,7 | 🟢 |
| Weizengrieß (Bulgur) | 15 | 49 | 1,4 | 0,1 | 10,3 | 1,1 | 🟢 |
| Weizengrießmehl | 15 | 49 | 1,4 | 0,1 | 10,3 | 1,1 | 🟢 |
| Weizenkleie | 65 | 112 | 9,7 | 3,0 | 11,4 | 29,5 | 🟢 |
| Weizenmehl, Type 405 | 15 | 50 | 1,5 | 0,2 | 10,6 | 0,6 | 🟢 |
| Weizenmehl, Type 550 | 15 | 51 | 1,5 | 0,2 | 10,6 | 0,6 | 🟢 |
| Weizenmehl, Type 630 | 15 | 51 | 1,6 | 0,2 | 10,4 | 0,6 | 🟢 |
| Weizenmehl, Type 812 | 15 | 50 | 1,8 | 0,2 | 10,0 | 0,7 | 🟢 |
| Weizenmehl, Type 1050 | 15 | 50 | 1,7 | 0,3 | 10,1 | 0,8 | 🟢 |
| Weizenmehl, Type 1200 | 18 | 60 | 2,1 | 0,4 | 11,9 | 1,0 | 🟢 |
| Weizenmehl, Type 1600 | 18 | 60 | 2,1 | 0,4 | 11,7 | 1,2 | 🟢 |
| Weizenmehl, Type 1700 | 18 | 58 | 2,0 | 0,4 | 11,4 | 1,7 | 🟢 |
| Weizenvollkornmehl | 18 | 56 | 2,1 | 0,4 | 10,7 | 1,8 | 🟢 |
| Weizenvollkornmehl, Backschrot, Type 1700 | 20 | 60 | 2,4 | 0,4 | 11,9 | 2,3 | 🟢 |

## Stärkemehle

| | | | | | | | |
|---|---|---|---|---|---|---|---|
| Feine Speisestärke, *Mondamin* | 12 | 42 | 0,1 | + | 10,4 | * | 🔴 |
| Kartoffelstärkemehl | 12 | 41 | 0,1 | + | 10,0 | 0 | 🔴 |
| Maisstärke | 12 | 42 | 0,1 | + | 10,3 | 0,1 | 🔴 |
| Reisstärke | 12 | 42 | 0,1 | + | 10,2 | 0 | 🔴 |
| Sago | 12 | 41 | 0,1 | + | 10,0 | 0 | 🔴 |
| Weizenstärke | 12 | 42 | 0,1 | + | 10,3 | 0,1 | 🔴 |

## Kartoffeln

| | | | | | | | |
|---|---|---|---|---|---|---|---|
| Bratkartoffeln (8 g Fett je 100 g) | 90 | 106 | 1,6 | 6,0 | 10,9 | 1,8 | 🟡 |
| Gnocchi Kartoffelklößchen, vorgegart, roh *Pfanni* | 35 | 53 | 1,2 | 0,1 | 11,6 | 0,7 | 🔴 |
| Kartoffel, frisch | 70 | 49 | 1,4 | 0,1 | 10,4 | 1,5 | 🟢 |
| Kartoffel, gebacken, mit Schale | 60 | 49 | 1,5 | 0,1 | 10,8 | 1,9 | 🟡 |
| Kartoffel, gekocht, mit Schale | 70 | 49 | 1,4 | 0,1 | 10,4 | 1,2 | 🟢 |

| Lebensmittel Angabe je Portion (entspricht 1 KE/BE) | Portion | Energie | Eiweiß | Fett | Kohlen-hydrate | Ballast-stoffe | GLYX-Ampel |
|---|---|---|---|---|---|---|---|
| | g | kcal | g | g | g | g | |
| Kartoffel, geschält, aus dem Glas | 120 | 56 | 1,6 | 0,1 | 11,7 | 1,8 | ● |
| Kartoffel, geschält, frisch | 70 | 50 | 1,4 | 0,1 | 10,4 | 1,6 | ● |
| Kartoffel, geschält, getrocknet | 15 | 48 | 1,4 | 0,1 | 10,0 | 1,5 | ● |
| Kartoffelbrei (2 g Butter je 100 g) | 90 | 77 | 2,1 | 2,4 | 11,2 | 0,8 | ● |
| Kartoffelchips | 70 | 50 | 1,4 | 0,1 | 10,4 | 1,6 | ● |
| Kartoffelflocken, TP | 15 | 49 | 1,3 | 0,1 | 10,7 | 2,2 | ● |
| Kartoffelkloß, TP | 15 | 49 | 0,9 | 0 | 11,1 | 0,9 | ● |
| Kartoffelklöße, aus Knödelpulver, halb und halb | 50 | 48 | 0,8 | + | 11,0 | 0,9 | ● |
| Kartoffelpüree (6 g Butter je 100 g) | 90 | 97 | 2,0 | 5,1 | 10,5 | 1,4 | ● |
| Kartoffelpüree, aus TP, verzehrfertig | 100 | 81 | 1,9 | 2,8 | 12,0 | 2,4 | ● |
| Kartoffelpüreepulver, TP | 15 | 50 | 1,1 | 0,1 | 11,3 | 0,9 | ● |
| Kartoffelschnee | 90 | 50 | 1,4 | 0,1 | 10,4 | 1,7 | ● |
| Kartoffelsticks, frisch (roh) | 70 | 50 | 1,4 | 0,1 | 10,4 | 1,6 | ● |
| Kartoffelsticks, verzehrfertig | 25 | 123 | 1,6 | 7,9 | 11,5 | 0,5 | ● |
| Klöße, von gekochten Kartoffeln | 65 | 52 | 1,4 | 0,1 | 10,8 | 1,3 | ● |
| Klöße, von gekochten Kartoffeln, mit Butter und Ei | 60 | 74 | 2,1 | 2,3 | 10,8 | 1,3 | ● |
| Klöße, von gekochten Kartoffeln, mit Knödelpulver | 50 | 54 | 1,6 | 0,3 | 10,9 | 1,4 | ● |
| Klöße, von rohen Kartoffeln (Thüringer Klöße) | 70 | 59 | 2,0 | 0,6 | 11,0 | 1,6 | ● |
| Klöße, von rohen Kartoffeln (Vogtländer Klöße) | 60 | 67 | 1,7 | 1,9 | 10,5 | 1,3 | ● |
| Pommes frites, frisch (roh) | 70 | 50 | 1,4 | 0,1 | 10,4 | 1,6 | ● |
| Pommes frites, verzehrfertig | 65 | 80 | 1,5 | 3,3 | 10,8 | 1,6 | ● |
| Rote-Bete-Gnocchi aus gekochten Kartoffeln, frisch | 65 | 84 | 4,8 | 2,0 | 11,6 | 1,8 | ● |
| Schupfnudeln aus gekochten Kartoffeln, frisch | 50 | 64 | 2,5 | 1,0 | 10,8 | 1,1 | ● |
| Spinat-Gnocchi aus gekochten Kartoffeln, frisch | 65 | 118 | 4,7 | 5,7 | 11,7 | 1,7 | ● |

| Lebensmittel Angabe je Portion (entspricht 1 KE/BE) | Portion | Energie | Eiweiß | Fett | Kohlen-hydrate | Ballast-stoffe | GLYX-Ampel |
|---|---|---|---|---|---|---|---|
| | g | kcal | g | g | g | g | |

## Reis

| Lebensmittel | Portion | Energie | Eiweiß | Fett | Kohlenhydrate | Ballaststoffe | GLYX-Ampel |
|---|---|---|---|---|---|---|---|
| Basmatireis, Vollkorn, roh | 15 | 52 | 1,1 | 0,3 | 11,1 | * | 🟢 |
| Basmatireis, weiß, roh | 15 | 52 | 1,0 | 0,1 | 11,7 | * | 🟡 |
| Milchreis, roh | 15 | 52 | 1,0 | 0,1 | 11,7 | * | 🟡 |
| Naturreis mit Wildreis, roh | 15 | 53 | 1,3 | 0,2 | 11,5 | * | 🟢 |
| Naturreis, roh | 15 | 52 | 1,2 | 0,3 | 11,1 | 0,3 | 🟢 |
| Parboiled Reis mit Wildreis, roh | 15 | 53 | 1,3 | 0,2 | 11,5 | 0,3 | 🟢 |
| Reis, poliert, parboiled, roh | 15 | 52 | 1,0 | 0,1 | 11,8 | 0,2 | 🟢 |
| Reis, poliert, roh | 15 | 52 | 1,1 | 0,1 | 11,8 | 0,2 | 🟡 |
| Risottoreis, Arborio, roh | 15 | 51 | 1,0 | 0,1 | 11,7 | * | 🟡 |
| Wildreis (Wassergras), roh | 15 | 51 | 1,1 | 0,3 | 11,0 | 0,5 | 🟢 |

## Teigwaren

| Lebensmittel | Portion | Energie | Eiweiß | Fett | Kohlenhydrate | Ballaststoffe | GLYX-Ampel |
|---|---|---|---|---|---|---|---|
| Basilikumnudeln, roh | 50 | 75 | 2,3 | 2,1 | 11,7 | 0,7 | 🟢 |
| Buchweizengnocchi, roh | 45 | 91 | 1,6 | 4,3 | 11,3 | 0,5 | 🟢 |
| Eiergräupchen, roh | 15 | 53 | 1,9 | 0,4 | 10,2 | 0,8 | 🟢 |
| Eierteigwaren, roh | 15 | 54 | 2,0 | 0,4 | 10,5 | 0,5 | 🟢 |
| Glasnudeln, roh | 13 | 44 | 0,1 | + | 10,8 | * | 🟢 |
| Grüne Nudeln, Teig mit Ei, selbstgemacht | 50 | 68 | 2,5 | 1,3 | 11,4 | 0,7 | 🟢 |
| Nudeln, eifrei, roh | 15 | 54 | 1,9 | 0,2 | 11,3 | * | 🟢 |
| Nudeln, glutenfrei, roh | 12 | 43 | 0,1 | + | 10,4 | 0,2 | 🟢 |
| Nudeln, Teig mit Ei, selbst gemacht | 50 | 69 | 2,8 | 1,2 | 11,5 | 0,6 | 🟢 |
| Nudeln, Teig ohne Ei, selbst gemacht | 50 | 69 | 1,6 | 1,8 | 11,5 | 0,7 | 🟢 |
| Rote Nudeln, Teig mit Ei, selbst gemacht | 50 | 92 | 2,7 | 3,8 | 11,7 | 0,9 | 🟢 |
| Sojateigwaren, roh | 20 | 65 | 3,3 | 1,0 | 10,5 | 2,3 | 🟢 |
| Spätzle, roh | 15 | 53 | 1,9 | 0,4 | 10,2 | 0,8 | 🟢 |
| Suppennudeln, roh | 15 | 53 | 1,9 | 0,4 | 10,2 | 0,8 | 🟢 |
| Teigwaren, aus Hartweizen-grieß, roh | 15 | 52 | 1,9 | 0,2 | 10,6 | 0,8 | 🟢 |

| Lebensmittel Angabe je Portion (entspricht 1 KE/BE) | Portion | Energie | Eiweiß | Fett | Kohlen-hydrate | Ballast-stoffe | GLYX-Ampel |
|---|---|---|---|---|---|---|---|
| | g | kcal | g | g | g | g | |
| Teigwaren, mit besonders hohem Eigehalt, roh | 16 | 56 | 1,8 | 0,7 | 10,5 | 1,1 | 🟢 |
| Teigwaren, mit Spinat, roh | 15 | 51 | 1,6 | 0,4 | 10,1 | 1,1 | 🟢 |
| Teigwaren, ohne Ei, roh | 15 | 52 | 1,9 | 0,2 | 10,6 | 0,8 | 🟢 |
| Tofu-Nudeln, Bio, TP, *Fauser Vitaquell* | 30 | 112 | 13,5 | 1,8 | 10,8 | * | 🟢 |
| Vermicelli Reisnudeln, roh | 13 | 46 | * | + | 10,3 | * | 🟢 |
| Vollkorneierteigwaren, roh | 17 | 57 | 2,1 | 0,7 | 10,3 | 1,7 | 🟢 |
| Vollkornnudeln, roh | 15 | 51 | 2,3 | 0,5 | 9,6 | 1,2 | 🟢 |
| Vollkornnudeln, Teig mit Ei, selbst gemacht | 55 | 79 | 3,0 | 2,8 | 10,4 | 1,7 | 🟢 |
| Vollkornteigwaren, mit besonders hohem Eigehalt, roh | 18 | 62 | 2,4 | 1,1 | 10,4 | 1,8 | 🟢 |
| Vollkornteigwaren, ohne Ei, roh | 17 | 55 | 2,3 | 0,4 | 10,3 | 2,0 | 🟢 |
| Vollkornteigwaren, roh | 17 | 55 | 2,3 | 0,4 | 10,3 | 2,0 | 🟢 |

## Sonstige Sättigungsbeilagen

| | | | | | | | |
|---|---|---|---|---|---|---|---|
| Batate (Süßkartoffel), frisch | 50 | 56 | 0,8 | 0,3 | 12,0 | 1,6 | 🟢 |
| Edelkastanie (Marone), frisch | 30 | 52 | 0,7 | 0,6 | 10,8 | 2,5 | 🟢 |
| Edelkastanie (Marone), geröstet | 35 | 84 | 0,8 | 3,8 | 11,6 | 2,7 | 🟢 |
| Edelkastanie (Marone), TK | 30 | 51 | 0,8 | 0,6 | 10,5 | 2,6 | 🟢 |
| Kochbanane, frisch | 100 | 49 | 0,4 | 0,1 | 11,3 | 0,6 | 🟢 |
| Pastinake, frisch oder TK | 90 | 53 | 1,2 | 0,4 | 10,9 | 1,9 | 🟢 |
| Pastinake, getrocknet | 50 | 92 | 5,6 | 1,7 | 11,8 | 18,3 | 🟢 |
| Topinambur, frisch | 250 | 78 | 6,1 | 1,0 | 10,0 | 31,3 | 🟢 |

## Hülsenfrüchte

| | | | | | | | |
|---|---|---|---|---|---|---|---|
| Bohnen, dick, Konserve | 130 | 70 | 6,0 | 0,4 | 10,2 | 2,6 | 🟢 |
| Bohnen, dick, trocken | 25 | 81 | 7,0 | 0,5 | 11,9 | 3,0 | 🟢 |
| Bohnen, weiß, reif, Konserve | 110 | 72 | 5,8 | 0,4 | 10,9 | 4,7 | 🟢 |
| Bohnen, weiß, trocken | 30 | 71 | 6,3 | 0,5 | 10,4 | 7,0 | 🟢 |
| Chinabohnen, Konserve | 100 | 72 | 6,0 | 0,5 | 10,7 | 2,0 | 🟢 |

| Lebensmittel Angabe je Portion (entspricht 1 KE/BE) | Portion g | Energie kcal | Eiweiß g | Fett g | Kohlen-hydrate g | Ballast-stoffe g | GLYX-Ampel |
|---|---|---|---|---|---|---|---|
| Chinabohnen, trocken | 25 | 69 | 5,9 | 0,4 | 10,4 | 3,0 | 🟢 |
| Erbsen, trocken | 25 | 67 | 5,8 | 0,4 | 10,3 | 4,2 | 🟢 |
| Goabohnen, reif, Konserve | 550 | 424 | 45,3 | 22,2 | 10,7 | 31,5 | 🟢 |
| Goabohnen, trocken | 135 | 419 | 44,7 | 21,9 | 10,5 | 31,1 | 🟢 |
| Helmbohnen, indisch, reif, Konserve | 85 | 65 | 4,7 | 0,3 | 10,6 | 1,5 | 🟢 |
| Helmbohnen, indisch, trocken | 20 | 61 | 4,4 | 0,3 | 10,0 | 1,4 | 🟢 |
| Kichererbsen, trocken | 25 | 77 | 4,8 | 1,5 | 11,1 | 3,9 | 🟢 |
| Kidney-Bohnen, Konserve | 120 | 76 | 6,6 | 0,5 | 10,9 | 6,4 | 🟢 |
| Kidney-Bohnen, trocken | 30 | 75 | 6,6 | 0,4 | 11,0 | 6,4 | 🟢 |
| Limabohnen, Konserve | 140 | 58 | 3,1 | 0,2 | 10,5 | 2,8 | 🟢 |
| Limabohnen, trocken | 25 | 69 | 5,2 | 0,4 | 11,3 | 3,6 | 🟢 |
| Linsen, gekeimt, frisch | 55 | 66 | 5,0 | 0,3 | 10,5 | 1,7 | 🟢 |
| Linsen, reif, Konserve | 85 | 65 | 5,0 | 0,3 | 10,4 | 2,2 | 🟢 |
| Linsen, trocken | 25 | 68 | 5,9 | 0,4 | 10,2 | 4,3 | 🟢 |
| Mungobohnen, trocken | 25 | 67 | 5,8 | 0,3 | 10,4 | 4,3 | 🟢 |
| Prunkbohnen, frisch | 85 | 71 | 6,0 | 0,4 | 10,6 | 2,6 | 🟢 |
| Prunkbohnen, Konserve | 130 | 70 | 6,0 | 0,4 | 10,2 | 2,6 | 🟢 |
| Saubohnen, reif, Konserve | 150 | 87 | 9,7 | 0,7 | 10,2 | 10,3 | 🟢 |
| Saubohnen, trocken | 22 | 68 | 5,3 | 0,4 | 10,8 | 4,8 | 🟢 |
| Sojabohnen, Konserve | 160 | 149 | 12,6 | 6,2 | 10,5 | 3,2 | 🟢 |
| Sojabohnen, trocken | 160 | 542 | 60,2 | 29,3 | 10,1 | 35,0 | 🟢 |
| Sojafleisch | 75 | 187 | 33,0 | 1,7 | 10,1 | 15,8 | 🟢 |
| Strauchbohnen, frisch | 95 | 83 | 6,8 | 1,4 | 10,5 | 4,8 | 🟢 |
| Yamsbohnen, frisch | 135 | 55 | 1,9 | 0,3 | 10,9 | 1,0 | 🟢 |

## Milch – Milchprodukte

| | | | | | | | |
|---|---|---|---|---|---|---|---|
| Bananen-Buttermilch | 150 | 72 | 4,2 | 0,7 | 11,2 | 0,6 | 🟢 |
| Bananenmilch | 100 | 62 | 2,7 | 1,0 | 10,1 | 0,4 | 🟢 |
| Bananenmilchgetränk | 150 | 72 | 4,2 | 0,7 | 11,2 | 0,6 | 🟡 |
| Buttermilch | 250 | 90 | 8,0 | 1,3 | 10,0 | 0 | 🟢 |

| Lebensmittel Angabe je Portion (entspricht 1 KE/BE) | Portion | Energie | Eiweiß | Fett | Kohlen-hydrate | Ballast-stoffe | GLYX-Ampel |
|---|---|---|---|---|---|---|---|
| | g | kcal | g | g | g | g | |
| Buttermilch, mit Früchten | 75 | 56 | 2,1 | 0,3 | 10,5 | 0,7 | 🟡 |
| Buttermilch, mit Fruchtzubereitung | 75 | 56 | 2,1 | 0,3 | 10,6 | 0,1 | 🟡 |
| Buttermilch, mit Kakao | 50 | 54 | 1,6 | 0,6 | 10,1 | 0,4 | 🟡 |
| Buttermilch, mit Mokka | 60 | 54 | 1,6 | 0,3 | 10,9 | 0 | 🟡 |
| Buttermilch, mit Vanille-Nuss | 60 | 54 | 1,5 | 0,2 | 10,9 | 0 | 🟡 |
| Dickmilch (Sauermilch), 10 % Fett | 275 | 326 | 8,5 | 27,5 | 10,2 | 0 | 🟢 |
| Dickmilch (Sauermilch), entrahmt | 250 | 85 | 8,5 | 0,3 | 10,5 | 0 | 🟢 |
| Dickmilch (Sauermilch), vollfett | 250 | 159 | 8,5 | 8,8 | 10,0 | 0 | 🟢 |
| Dickmilch, 10 % Fett, mit Früchten | 80 | 115 | 2,2 | 7,0 | 10,6 | 0,7 | 🟡 |
| Dickmilch, entrahmt, mit Früchten | 75 | 55 | 2,2 | 0,1 | 10,7 | 0,7 | 🟡 |
| Dickmilch, fettarm, mit Früchten | 75 | 62 | 2,2 | 1,0 | 10,6 | 0,7 | 🟡 |
| Dickmilch, mit Kakao | 50 | 65 | 1,7 | 1,8 | 10,1 | 0,4 | 🟡 |
| Dickmilch, mit Mokka | 60 | 67 | 1,7 | 1,7 | 10,9 | 0 | 🟡 |
| Dickmilch, mit Vanille-Nuss | 60 | 67 | 1,6 | 1,7 | 10,9 | 0 | 🟡 |
| Dickmilch, teilentrahmt | 250 | 115 | 8,5 | 3,8 | 10,3 | 0 | 🟢 |
| Dickmilch, vollfett mit Früchten | 75 | 73 | 2,2 | 2,2 | 10,5 | 0,7 | 🟡 |
| Erdbeer-Buttermilch | 175 | 70 | 4,4 | 0,8 | 10,3 | 0,9 | 🟡 |
| Fruchtzwerg, *Danone* | 75 | 89 | 4,9 | 2,6 | 11,0 | 0,5 | 🟡 |
| Joghurt, 10 % Fett | 275 | 326 | 8,5 | 27,5 | 10,2 | 0 | 🟢 |
| Joghurt, 10 %, mit Früchten | 80 | 115 | 2,2 | 7,0 | 10,6 | 0,7 | 🟢 |
| Joghurt, entrahmt | 250 | 95 | 10,8 | 0,3 | 10,5 | 0 | 🟢 |
| Joghurt, entrahmt, mit Früchten | 75 | 57 | 2,8 | 0,1 | 10,7 | 0,7 | 🟡 |
| Joghurt, fettarm, 1,5 % Fett | 250 | 115 | 8,5 | 3,8 | 10,3 | 0 | 🟢 |
| Joghurt, fettarm, mit Früchten, 1,5 % Fett | 75 | 62 | 2,2 | 1,0 | 10,6 | 0,7 | 🟡 |
| Joghurt, fettarm, mit Fruchtzubereitung | 75 | 62 | 2,2 | 1,0 | 10,6 | 0,7 | 🟡 |

| Lebensmittel Angabe je Portion (entspricht 1 KE/BE) | Portion | Energie | Eiweiß | Fett | Kohlenhydrate | Ballaststoffe | GLYX-Ampel |
|---|---|---|---|---|---|---|---|
| | g | kcal | g | g | g | g | |
| Joghurt, mager, mit Fruchtzubereitung | 75 | 57 | 2,8 | 0,1 | 10,7 | 0,7 | 🟡 |
| Joghurt, mit Kakao | 50 | 66 | 1,7 | 1,9 | 10,1 | 0,4 | 🟡 |
| Joghurt, mit Mokka | 60 | 68 | 1,6 | 1,8 | 10,9 | 0 | 🟡 |
| Joghurt, mit Müsli | 60 | 75 | 2,5 | 2,5 | 10,3 | 0,7 | 🟡 |
| Joghurt, mit Sahne | 125 | 145 | 3,8 | 9,4 | 10,8 | 0 | 🟢 |
| Joghurt, mit Vanille-Nuss | 60 | 69 | 1,6 | 1,8 | 10,9 | 0 | 🟡 |
| Joghurt, probiotisch 3,5% Fett | 175 | 131 | 8,1 | 6,1 | 10,9 | 0,9 | 🟢 |
| Joghurt, vollfett, mit Früchten | 75 | 74 | 2,1 | 2,4 | 10,5 | 0,7 | 🟡 |
| Joghurt, vollfett, mit Fruchtzubereitung | 75 | 74 | 2,1 | 2,4 | 10,5 | 0,7 | 🟡 |
| Joghurtdrink, probiotisch, mit Früchten | 65 | 58 | 1,8 | 1,0 | 10,3 | 0,1 | 🟡 |
| Joghurtdrink, probiotisch, z. B. *Actimel, LC1* | 75 | 63 | 2,1 | 1,2 | 10,7 | 0 | 🟢 |
| Kefir, 10 % Fett | 300 | 364 | 9,2 | 30,0 | 11,2 | 0 | 🟢 |
| Kefir, 10 %, mit Früchten | 80 | 117 | 2,2 | 7,0 | 10,6 | 0,7 | 🟡 |
| Kefir, entrahmt | 250 | 94 | 8,6 | 0,3 | 10,4 | 0 | 🟢 |
| Kefir, entrahmt, mit Früchten | 75 | 57 | 2,2 | 0,1 | 10,6 | 0,7 | 🟡 |
| Kefir, fettarm, mit Früchten | 75 | 64 | 2,2 | 1,0 | 10,6 | 0,7 | 🟡 |
| Kefir, mit Fruchtzubereitung | 75 | 65 | 2,2 | 1,0 | 10,7 | 0,1 | 🟡 |
| Kefir, mit Kakao | 50 | 59 | 1,7 | 1,0 | 10,2 | 0,4 | 🟡 |
| Kefir, mit Mokka | 60 | 61 | 1,7 | 0,7 | 11,0 | 0 | 🟡 |
| Kefir, mit Sahne | 125 | 129 | 3,9 | 7,1 | 10,9 | 0 | 🟡 |
| Kefir, mit Vanille-Nuss | 60 | 61 | 1,6 | 0,7 | 11,0 | 0 | 🟡 |
| Kefir, teilentrahmt | 250 | 124 | 8,5 | 3,8 | 10,3 | 0 | 🟢 |
| Kefir, vollfett | 250 | 165 | 8,3 | 8,8 | 10,0 | 0 | 🟢 |
| Kefir, vollfett, mit Früchten | 75 | 75 | 2,1 | 2,2 | 10,5 | 0,7 | 🟡 |
| Kondensmilch, 4 % Fett | 100 | 111 | 7,5 | 4,0 | 10,8 | 0 | 🟢 |
| Kondensmilch, 7,5 % Fett | 110 | 146 | 7,2 | 8,3 | 10,7 | 0 | 🟢 |
| Kondensmilch, 10 % Fett | 85 | 150 | 7,5 | 8,5 | 10,6 | 0 | 🟢 |
| Laktosefreie Milch, 1,5 % Fett, *MinusL* | 225 | 104 | 7,4 | 3,4 | 10,6 | 0 | 🟢 |

| Lebensmittel Angabe je Portion (entspricht 1 KE/BE) | Portion | Energie | Eiweiß | Fett | Kohlen-hydrate | Ballast-stoffe | GLYX-Ampel |
|---|---|---|---|---|---|---|---|
| | g | kcal | g | g | g | g | |
| Laktosefreie Schokomilch, 1,5 % Fett, *MinusL* | 150 | 86 | 5,1 | 2,3 | 11,3 | 0 | 🟡 |
| Laktosefreie Schokomilch, *MinusL* | 150 | 89 | 5,1 | 2,6 | 11,3 | 0 | 🟡 |
| Laktosefreie Vollmilch, 3,8 % Fett, *MinusL* | 225 | 150 | 7,7 | 8,6 | 10,8 | 0 | 🟢 |
| Laktosefreie Vollmilch, haltbar, 1,5 % Fett, *MinusL* | 225 | 103 | 7,4 | 3,4 | 10,6 | 0 | 🟢 |
| Laktosefreie Vollmilch, haltbar, 3,8 % Fett, *MinusL* | 225 | 152 | 7,7 | 8,6 | 10,8 | 0 | 🟢 |
| Laktosefreier Joghurt, probiotisch, mild, *MinusL* | 175 | 134 | 7,5 | 6,7 | 10,2 | 0 | 🟢 |
| Laktosefreier Joghurt, probiotisch, Vanille, *MinusL* | 55 | 61 | 1,7 | 1,5 | 10,1 | 0 | 🟡 |
| Laktosefreier Milchpudding, Schoko, *MinusL* | 65 | 82 | 2,1 | 3,3 | 10,9 | 0 | 🟢 |
| Laktosefreier Quark, *MinusL* | 20 | 12 | 2,5 | 0,1 | 0,4 | 0 | 🟢 |
| Magerquark | 250 | 188 | 33,8 | 0,5 | 10,0 | 0 | 🟢 |
| Naturjoghurt | 250 | 164 | 8,3 | 9,5 | 10,0 | 0 | 🟢 |
| Nuxo SojaDessert, Karamell, *Vitaquell* | 70 | 62 | 2,1 | 1,2 | 10,5 | 0,1 | 🟡 |
| Nuxo SojaDessert, Schoko, *Vitaquell* | 75 | 64 | 2,3 | 1,3 | 10,7 | 0,7 | 🟡 |
| Nuxo SojaDessert, Vanille, *Vitaquell* | 75 | 64 | 2,3 | 1,4 | 10,7 | 0,2 | 🟡 |
| Quark, 20 % Fett i. Tr. | 300 | 300 | 32,4 | 13,2 | 10,8 | 0 | 🟢 |
| Quark, Doppelrahmstufe | 375 | 814 | 26,6 | 74,3 | 10,5 | 0 | 🟢 |
| Quark, Dreiviertelfettstufe | 300 | 366 | 30,0 | 22,2 | 10,2 | 0 | 🟢 |
| Quark, mit Früchten, 70 % Fett i. Tr. | 65 | 114 | 2,2 | 6,8 | 10,8 | 0,5 | 🟡 |
| Quark, mit Früchten, Doppelrahmstufe | 60 | 95 | 2,1 | 5,0 | 10,2 | 0,5 | 🟡 |
| Quark, mit Früchten, Dreiviertelfettstufe | 60 | 73 | 2,8 | 2,1 | 10,4 | 0,5 | 🟡 |
| Quark, mit Früchten, Fettstufe | 60 | 77 | 2,6 | 2,8 | 10,3 | 0,5 | 🟡 |
| Quark, mit Früchten, Halbfettstufe | 60 | 68 | 3,0 | 1,4 | 10,4 | 0,5 | 🟡 |
| Quark, mit Früchten, Magerstufe | 60 | 62 | 3,6 | 0,4 | 10,5 | 0,5 | 🟡 |

| Lebensmittel Angabe je Portion (entspricht 1 KE/BE) | Portion | Energie | Eiweiß | Fett | Kohlen-hydrate | Ballast-stoffe | GLYX-Ampel |
|---|---|---|---|---|---|---|---|
| | g | kcal | g | g | g | g | |
| Quark, mit Früchten, Rahmstufe | 60 | 85 | 2,4 | 3,7 | 10,2 | 0,5 | 🟡 |
| Quark, mit Früchten, Viertelfettstufe | 60 | 63 | 3,2 | 0,8 | 10,4 | 0,5 | 🟡 |
| Quark, mit Früchten, Vollfettstufe | 60 | 81 | 2,4 | 3,2 | 10,3 | 0,5 | 🟡 |
| Quark, Rahmstufe | 350 | 615 | 29,1 | 50,8 | 10,2 | 0 | 🟢 |
| Quark, Viertelfettstufe | 275 | 227 | 31,9 | 5,5 | 10,5 | 0 | 🟢 |
| Quark, Vollfettstufe | 350 | 548 | 29,8 | 42,7 | 10,5 | 0 | 🟢 |
| Trinkmilch, 0,3 % Fett | 200 | 72 | 7,0 | 0,2 | 10,0 | 0 | 🟢 |
| Trinkmilch, 1,5 % Fett | 225 | 109 | 7,7 | 3,6 | 11,0 | 0 | 🟢 |
| Trinkmilch, 3,5 % Fett | 225 | 145 | 7,4 | 7,9 | 10,7 | 0 | 🟢 |

## Sojaprodukte

| Lebensmittel Angabe je Portion (entspricht 1 KE/BE) | Portion | Energie | Eiweiß | Fett | Kohlen-hydrate | Ballast-stoffe | GLYX-Ampel |
|---|---|---|---|---|---|---|---|
| Soja crémig neutral, *Fauser Vitaquell* | 250 | 130 | 9,0 | 5,3 | 11,5 | 0,5 | 🟢 |
| Sojadessert, gesüßt, glutenfrei | 80 | 65 | 2,4 | 1,4 | 10,4 | 0,2 | 🟡 |
| Sojadessert, Schoko | 75 | 66 | 2,3 | 1,7 | 10,2 | 0,9 | 🟡 |
| Sojadessert, Vanille | 85 | 68 | 2,6 | 1,5 | 10,8 | 0,4 | 🟡 |
| Sojadream, Sojasahne, *Fauser Vitaquell* | 600 | 1060 | 18,0 | 106,8 | 10,8 | 2,4 | 🟢 |
| Sojadrink Calcium mit Vanille, *Fauser Vitaquell* | 400 | 185 | 14,8 | 8,8 | 11,2 | 2,4 | 🟡 |
| Sojadrink, mit Calcium | 375 | 156 | 12,4 | 7,1 | 10,5 | 2,3 | 🟡 |
| Sojadrink, mit Calcium, glutenfrei | 325 | 154 | 12,0 | 7,2 | 10,4 | 1,0 | 🟡 |
| Sojadrink, Schoko | 110 | 76 | 3,6 | 2,0 | 10,8 | 1,1 | 🟡 |
| Sojadrink, Vanille | 150 | 92 | 5,0 | 2,7 | 11,9 | 0,9 | 🟡 |
| Soja-Frucht-Dessert, milch- und eifrei | 150 | 164 | 2,6 | 12,0 | 11,1 | 2,6 | 🟡 |
| Sojajoghurt, Erdbeere | 100 | 75 | 3,8 | 2,2 | 10,0 | 0,8 | 🟡 |
| Sojajoghurt, natur | 375 | 204 | 17,6 | 10,1 | 10,5 | 3,0 | 🟡 |
| Sojajoghurt, Vanille | 110 | 81 | 4,1 | 2,4 | 10,6 | 0,8 | 🟡 |
| Sojamilch, natur | 350 | 165 | 13,0 | 7,7 | 10,9 | 1,1 | 🟢 |
| Sojamilch, natur, glutenfrei | 350 | 165 | 13,0 | 7,7 | 10,9 | 1,1 | 🟢 |

| Lebensmittel Angabe je Portion (entspricht 1 KE/BE) | Portion | Energie | Eiweiß | Fett | Kohlen-hydrate | Ballast-stoffe | GLYX-Ampel |
|---|---|---|---|---|---|---|---|
| | g | kcal | g | g | g | g | |

## Dauerbackwaren

| Lebensmittel | g | kcal | g | g | g | g | GLYX |
|---|---|---|---|---|---|---|---|
| Butterkeks | 15 | 63 | 1,2 | 1,5 | 11,3 | 0,5 | 🟡 |
| Kräcker | 15 | 68 | 1,7 | 2,1 | 10,5 | + | 🟡 |
| Müslikeks | 17 | 75 | 1,4 | 3,2 | 10,2 | 1,4 | 🟡 |
| Russisch Brot | 12 | 47 | 0,8 | 0,1 | 10,6 | + | 🔴 |
| Reiswaffel, 2 St. | 14 | 55 | 1,1 | 0,3 | 11,7 | 1,0 | 🔴 |
| Salzstangen, Salzbrezeln | 15 | 52 | 1,5 | 0,1 | 11,4 | + | 🔴 |
| Vollkornkeks | 20 | 88 | 2,0 | 4,0 | 11,0 | 2,0 | 🟡 |
| Vollkornzwieback | 20 | 73 | 3,4 | 1,6 | 11,2 | 2,0 | 🟡 |
| Waffelmischung | 15 | 71 | 0,8 | 3,0 | 10,2 | * | 🟡 |
| Zwieback, eifrei | 15 | 55 | 1,5 | 0,6 | 11,0 | 0,5 | 🔴 |

## Süße Backwaren

| Lebensmittel | g | kcal | g | g | g | g | GLYX |
|---|---|---|---|---|---|---|---|
| Aachener Printen | 20 | 88 | 1,0 | 4,0 | 12,0 | 1,0 | 🟡 |
| Amerikaner | 30 | 66 | 0,9 | 2,4 | 10,2 | 0,3 | 🟡 |
| Anisplätzchen | 15 | 48 | 1,5 | + | 10,5 | + | 🔴 |
| Apfelkuchen, gedeckt | 35 | 71 | 0,9 | 2,6 | 10,9 | 0,7 | 🟡 |
| Berliner Pfannkuchen | 25 | 79 | 2,2 | 3,0 | 11,0 | 0,3 | 🟡 |
| Biskuit (Löffel-) | 15 | 61 | 1,3 | 0,8 | 12,3 | + | 🔴 |
| Butterkuchen | 25 | 92 | 1,5 | 4,2 | 11,9 | 0,3 | 🟡 |
| Dampfnudel | 20 | 66 | 1,6 | 2,0 | 10,4 | 0,2 | 🟡 |
| Dominostein | 15 | 68 | 1,3 | 2,5 | 10,0 | * | 🟡 |
| Donut (Schmalzkrapfen) | 20 | 62 | 1,2 | 1,2 | 11,6 | * | 🟡 |
| Gewürzkuchen | 20 | 67 | 1,3 | 2,5 | 9,8 | 0,2 | 🟡 |
| Käsekuchen, TK, backfertig | 35 | 81 | 3,2 | 2,8 | 10,5 | * | 🟡 |
| Marmorkuchen, aus Back-mischung, verzehrfertig | 20 | 76 | 1,0 | 3,2 | 10,4 | * | 🟡 |
| Marzipanstollen, aus Hefeteig | 20 | 75 | 1,2 | 3,4 | 9,8 | * | 🟡 |
| Mohnkuchen, TK, backfertig | 25 | 89 | 2,3 | 4,3 | 10,5 | * | 🟡 |
| Mohnstollen, aus Hefeteig | 30 | 95 | 2,7 | 4,5 | 10,8 | * | 🟡 |
| Mutzen | 20 | 58 | 1,6 | 0,8 | 11,2 | * | 🟡 |

| Lebensmittel Angabe je Portion (entspricht 1 KE/BE) | Portion g | Energie kcal | Eiweiß g | Fett g | Kohlen-hydrate g | Ballast-stoffe g | GLYX-Ampel |
|---|---|---|---|---|---|---|---|
| Nürnberger Lebkuchen | 15 | 59 | 0,8 | 1,9 | 9,8 | * | 🔴 |
| Nussecke | 20 | 95 | 1,2 | 5,6 | 10,0 | 0,4 | 🟡 |
| Nusskuchen | 30 | 131 | 2,0 | 8,7 | 11,1 | 0,6 | 🟡 |
| Obstkuchen, Hefeteig | 35 | 62 | 1,4 | 1,2 | 11,3 | 0,9 | 🟡 |
| Obsttortenboden, verzehrfertig | 15 | 52 | 1,2 | 0,8 | 10,2 | 0,5 | 🟡 |
| Quarkstollen, aus Rührteig | 25 | 146 | 16,8 | 3,6 | 11,8 | * | 🟡 |
| Sachertorte, Backmischung, verzehrfertig | 25 | 91 | 1,7 | 4,4 | 10,6 | 0,4 | 🟡 |
| Sahnetorte | 35 | 128 | 1,8 | 8,8 | 10,5 | * | 🟡 |
| Schweinsöhrchen | 25 | 116 | 1,0 | 7,5 | 11,0 | + | 🟡 |
| Spekulatius | 20 | 84 | 2,0 | 4,0 | 10,0 | + | 🟡 |
| Tortenboden | 15 | 52 | 1,0 | 0,8 | 10,2 | 0,2 | 🟡 |
| Waffel, frisch | 30 | 86 | 2,4 | 3,9 | 10,2 | 0,6 | 🟡 |
| Weihnachtsstollen, sächsischer | 20 | 69 | 1,2 | 2,6 | 10,3 | 0,8 | 🟡 |
| Wespennester (Baiser) | 20 | 83 | 1,6 | 3,2 | 12,0 | * | 🟡 |
| Windbeutel mit Schlagsahne | 75 | 182 | 3,0 | 14,3 | 10,5 | + | 🟡 |
| Zimtstern | 20 | 72 | 1,3 | 2,7 | 10,7 | + | 🟡 |
| Zitronenkuchen, aus Backmischung, verzehrfertig | 20 | 72 | 1,0 | 2,4 | 11,6 | * | 🟡 |

## Herzhafte Backwaren

| | | | | | | | |
|---|---|---|---|---|---|---|---|
| Lothringer Speckkuchen | 50 | 135 | 4,0 | 8,0 | 11,5 | * | 🟡 |
| Pizza, mit Thunfisch | 50 | 96 | 6,5 | 3,0 | 11,0 | * | 🟡 |
| Pizza, mit Champignons | 50 | 117 | 4,0 | 6,0 | 11,5 | * | 🟡 |
| Pizza, mit Salami | 45 | 122 | 5,0 | 6,3 | 11,7 | * | 🟡 |
| Pizzateig, TK | 25 | 65 | 1,8 | 1,6 | 10,8 | * | 🟡 |
| Quiche Lorraine | 150 | 267 | 9,0 | 21,0 | 10,5 | + | 🟡 |

## Süße Brotaufstriche

| | | | | | | | |
|---|---|---|---|---|---|---|---|
| Apfelgelee | 17 | 44 | * | * | 10,9 | * | 🟡 |
| Aprikosenkonfitüre | 17 | 42 | 0,1 | 0 | 10,3 | 0,1 | 🟡 |
| Bienenhonig | 12 | 39 | 0 | 0 | 9,7 | 0 | 🟡 |

| Lebensmittel Angabe je Portion (entspricht 1 KE/BE) | Portion | Energie | Eiweiß | Fett | Kohlen-hydrate | Ballast-stoffe | GLYX-Ampel |
|---|---|---|---|---|---|---|---|
| | g | kcal | g | g | g | g | |
| Brombeerkonfitüre | 17 | 44 | 0,1 | 0,1 | 10,7 | 0,2 | 🟡 |
| Erdbeerkonfitüre | 17 | 44 | 0,1 | 0 | 10,6 | 0,1 | 🟡 |
| Hagebuttenkonfitüre | 17 | 43 | 0,1 | * | 10,6 | 0,3 | 🟡 |
| Heidelbeerkonfitüre | 17 | 44 | 0,1 | + | 10,8 | 0,3 | 🟡 |
| Himbeergelee | 17 | 41 | + | + | 10,2 | + | 🟡 |
| Himbeerkonfitüre | 17 | 43 | 0,1 | 0,1 | 10,4 | 0,2 | 🟡 |
| Johannisbeergelee, rot | 17 | 42 | + | + | 10,3 | 0 | 🟡 |
| Kirschkonfitüre | 17 | 43 | 0,1 | 0 | 10,3 | 0,1 | 🟡 |
| Nuss-Nougat-Creme | 17 | 90 | 0,7 | 5,3 | 9,9 | * | 🟡 |
| Orangenkonfitüre | 17 | 44 | 0,1 | 0 | 10,8 | 0,1 | 🟡 |
| Pflaumenkonfitüre | 17 | 41 | 0,1 | + | 10,1 | 0,2 | 🟡 |
| Quittenkonfitüre | 17 | 40 | 0 | + | 9,9 | 0,5 | 🟡 |

## Zucker

| | | | | | | | |
|---|---|---|---|---|---|---|---|
| Fruchtzucker | 10 | 40 | 0 | 0 | 9,9 | 0 | 🟢 |
| Haushaltszucker | 10 | 40 | 0 | 0 | 10,0 | 0 | 🟡 |
| Traubenzucker | 10 | 36 | 0 | 0 | 9,1 | 0 | 🔴 |
| Ursüße | 10 | 40 | 0 | 0 | 10,0 | 0 | 🟡 |

## Süßwaren

| | | | | | | | |
|---|---|---|---|---|---|---|---|
| After Eight, *Nestlé*, 2 St. je 8 g | 16 | 68 | 0,4 | 2,0 | 11,9 | * | 🟡 |
| Balisto, 1 St. | 20 | 102 | 1,4 | 5,5 | 11,7 | * | 🟡 |
| Banjo | 20 | 112 | 1,2 | 7,2 | 10,6 | * | 🟡 |
| Bonbons, Hartkaramellen | 12 | 47 | * | * | 11,6 | 0 | 🔴 |
| Bonbons, Milchkaramellen | 12 | 47 | 0,4 | 0,6 | 10,1 | 0 | 🔴 |
| Choco Crossies | 20 | 105 | 1,7 | 5,9 | 11,3 | 0,4 | 🟡 |
| Die Weiße, Schokolade, *Nestlé* | 20 | 111 | 1,6 | 6,6 | 11,3 | 0 | 🟡 |
| Die Weiße, Crisp-Schokolade, *Nestlé* | 20 | 108 | 1,6 | 6,0 | 11,9 | 0 | 🟡 |
| Duplo, 1 Riegel | 18 | 98 | 1,0 | 6,0 | 10,0 | * | 🟡 |
| Erfrischungsstäbchen | 15 | 60 | 0,3 | 1,8 | 10,7 | * | 🔴 |

| Lebensmittel Angabe je Portion (entspricht 1 KE/BE) | Portion | Energie | Eiweiß | Fett | Kohlenhydrate | Ballaststoffe | GLYX-Ampel |
|---|---|---|---|---|---|---|---|
| | g | kcal | g | g | g | g | |
| Fanfare | 20 | 103 | 1,4 | 5,4 | 12,2 | * | 🟡 |
| Gummibärchen, 10 St. | 16 | 50 | 1,0 | * | 12,0 | * | 🔴 |
| Hanuta, 1 St. | 22,5 | 119 | 2,0 | 7,0 | 12,0 | 2,0 | 🟡 |
| KitKat, 1 Mini | 17 | 80 | 1,0 | 4,0 | 10,0 | * | 🟡 |
| Lakritz | 15 | 43 | 0,6 | 0 | 10,2 | * | 🔴 |
| Lion Pop Choc, Nestlé, 1 Packung | 36 | 94 | 1,1 | 5,1 | 10,8 | 0,3 | 🟡 |
| Lion, 1 Mini | 15 | 71 | 1,0 | 3,0 | 10,0 | * | 🟡 |
| Marzipan | 20 | 99 | 1,6 | 5,0 | 11,8 | 0,2 | 🟡 |
| Milka Nussini, Nougat-Crisp, ½ Riegel | 18,5 | 105 | 1,0 | 7,0 | 9,5 | * | 🟡 |
| Nappo | 15 | 62 | 0,6 | 1,2 | 12,3 | * | 🔴 |
| Nougat | 15 | 75 | 0,8 | 3,6 | 9,9 | + | 🟡 |
| Nuts Mini, Nestlé, 1 St. | 18 | 85 | 0,9 | 4,2 | 10,9 | 0,3 | 🟡 |
| Schokolade, milchfrei | 25 | 120 | 1,3 | 7,5 | 11,8 | 3,8 | 🟢 |
| Smarties Mini, Nestlé, 1 Packung | 15 | 66 | 0,6 | 2,5 | 10,3 | 0,4 | 🟡 |
| Snickers, ⅓ Riegel | 20 | 101 | 2,0 | 5,6 | 10,6 | * | 🟡 |
| Treets-Kugeln | 25 | 140 | 3,5 | 9,3 | 10,8 | * | 🟡 |
| Twix, ½ Riegel | 14,5 | 70 | 0,5 | 3,5 | 9,0 | * | 🟡 |
| Vollmilchschokolade | 20 | 106 | 1,8 | 6,0 | 11,2 | + | 🟡 |
| Vollmilchschokolade, mit 20 % Haselnüssen | 25 | 139 | 2,4 | 9,1 | 11,9 | * | 🟡 |

## Speiseeis

| | | | | | | | |
|---|---|---|---|---|---|---|---|
| Fruchteis | 50 | 40 | + | + | 10,0 | * | 🔴 |
| Milchspeiseeis | 50 | 64 | 2,5 | 1,5 | 10,0 | * | 🟡 |
| Rahm-, Sahneeis | 70 | 154 | 1,4 | 11,9 | 10,5 | * | 🟡 |
| Softeis | 55 | 63 | 1,7 | 1,7 | 10,5 | * | 🟡 |

## Alkoholfreie Getränke

| | | | | | | | |
|---|---|---|---|---|---|---|---|
| Alkoholfreies Schankbier (0,04°–0,6°) | 200 | 50 | 0,6 | 0 | 10,8 | * | 🔴 |
| Bitter Lemon | 150 | 48 | 0 | 0 | 12,0 | 0 | 🔴 |

| Lebensmittel Angabe je Portion (entspricht 1 KE/BE) | Portion | Energie | Eiweiß | Fett | Kohlen-hydrate | Ballast-stoffe | GLYX-Ampel |
|---|---|---|---|---|---|---|---|
| | g | kcal | g | g | g | g | |
| Colagetränke | 100 | 43 | + | * | 10,9 | * | 🔴 |
| Ginger Ale | 125 | 43 | 0 | 0 | 10,6 | 0 | 🔴 |
| Malzbier, Malztrunk (0,04°–0,6°) | 100 | 48 | 0,4 | 0 | 11,6 | 0 | 🔴 |
| Orangenlimonade *(Fanta)* | 150 | 48 | 0 | 0 | 12,0 | 0 | 🔴 |
| Tonicwater | 150 | 42 | 0 | 0 | 10,5 | 0 | 🔴 |
| Zitronenlimonade *(Sprite)* | 125 | 46 | 0,0 | 0,0 | 11,4 | 0 | 🔴 |

## Tiefkühlfertiggerichte

| Lebensmittel Angabe je Portion (entspricht 1 KE/BE) | Portion | Energie | Eiweiß | Fett | Kohlen-hydrate | Ballast-stoffe | GLYX-Ampel |
|---|---|---|---|---|---|---|---|
| Apfel-Rotkohl | 100 | 65 | 1,0 | 2,0 | 11,0 | * | 🟢 |
| Balkangemüse | 70 | 60 | 2,8 | 0,7 | 10,5 | * | 🟢 |
| Bami Goreng | 85 | 100 | 6,0 | 4,3 | 10,2 | * | 🟡 |
| Fischstäbchen | 60 | 122 | 8,4 | 4,8 | 10,8 | * | 🟡 |
| Frühlingsrollen | 55 | 77 | 3,9 | 2,2 | 11,0 | * | 🟡 |
| Hähnchen süßsauer, *Iglo* | 90 | 105 | 6,3 | 3,6 | 11,7 | * | 🟡 |
| Lasagne Bolognese | 70 | 109 | 6,3 | 4,2 | 11,9 | * | 🟡 |
| Leipziger Allerlei mit Butter | 100 | 118 | 3,0 | 7,0 | 10,0 | * | 🟢 |
| Nasi Goreng | 80 | 112 | 5,6 | 5,6 | 10,4 | * | 🟡 |
| Paprikahähnchen mit Spätzle, *Iglo* | 120 | 91 | 6,0 | 2,4 | 12,0 | * | 🟡 |

## Fertigsaucen

| Lebensmittel Angabe je Portion (entspricht 1 KE/BE) | Portion | Energie | Eiweiß | Fett | Kohlen-hydrate | Ballast-stoffe | GLYX-Ampel |
|---|---|---|---|---|---|---|---|
| Barbecue-Feinkostsauce | 50 | 46 | 0,3 | 0,1 | 11,0 | * | 🟡 |
| Chili-Feinkostsauce | 75 | 51 | 0,9 | 0,2 | 11,3 | * | 🟡 |
| Curryketchup, scharf | 35 | 48 | 0,4 | 0,1 | 11,3 | * | 🟡 |
| Pommes-Sauce, 34 % Pflanzenöl, *Knorr* | 100 | 370 | 0,7 | 36 | 11 | 0,1 | 🟡 |
| Remoulade, 50 % Pflanzenöl | 10 | 49,3 | 0,1 | 5,1 | 0,7 | * | 🟡 |
| Schaschlik-Feinkostsauce | 50 | 45 | 0,6 | 0,3 | 10,0 | * | 🟡 |
| Tomatenketchup | 45 | 47 | 0,5 | 0 | 11,1 | * | 🔴 |

## Fastfood

| Lebensmittel Angabe je Portion (entspricht 1 KE/BE) | Portion | Energie | Eiweiß | Fett | Kohlen-hydrate | Ballast-stoffe | GLYX-Ampel |
|---|---|---|---|---|---|---|---|
| Big King, *Burger King* | ⅓ Port. | 175 | 9,0 | 11,4 | 9,0 | * | 🟡 |
| Big Mac, *McDonald's* | ¼ Port. | 124 | 6,8 | 6,3 | 10,0 | 0,8 | 🟡 |

| Lebensmittel Angabe je Portion (entspricht 1 KE/BE) | Portion | Energie | Eiweiß | Fett | Kohlen-hydrate | Ballast-stoffe | GLYX-Ampel |
|---|---|---|---|---|---|---|---|
| | g | kcal | g | g | g | g | |
| Cheeseburger, *Burger King* | ⅓ Port. | 100 | 5,3 | 4,3 | 10 | 0,7 | 🟡 |
| Cheeseburger, *McDonald's* | ⅓ Port. | 107 | 5,6 | 4,7 | 10,5 | 0,6 | 🟡 |
| Chicken McNuggets, *McDonald's* | 4 St. | 170 | 11 | 9 | 11 | 1 | 🟡 |
| Chickenburger, *McDonald's* | ¼ Port. | 79 | 3 | 2,8 | 10,5 | 0,5 | 🟡 |
| Fish King, *Burger King* | ¼ Port. | 113 | 4,3 | 6,0 | 10,5 | * | 🟡 |
| Filet-o-Fish, *McDonald's* | ⅓ Port. | 115 | 5 | 5 | 12,3 | 0,7 | 🟡 |
| Hamburger, *McDonald's* | ⅓ Port. | 85 | 4,3 | 3 | 10 | 0,7 | 🟡 |
| McChicken, *McDonald's* | ¼ Port. | 105 | 5,8 | 4,5 | 10,3 | 1,5 | 🟡 |
| Pommes Frites, *McDonald's* | ¼ Port. | 83 | 1,3 | 4,3 | 10,3 | 1 | 🟡 |
| Veggieburger, *McDonald's* | ¼ Port. | 90 | 2,5 | 4,3 | 10,5 | 0,8 | 🟡 |
| Whopper, *Burger King* | ¼ Port. | 153 | 6,8 | 8,8 | 11,8 | * | 🟡 |

## Bier

| | | | | | | | |
|---|---|---|---|---|---|---|---|
| Altbier | 333 | 143 | 1,7 | 0 | 11,7 | * | * |
| Bier, alkoholarm (1,3°) | 200 | 55 | 0,5 | 0 | 10,9 | 0 | * |
| Bier, mit Limonade | 200 | 68 | 0,6 | 0 | 9,8 | 0 | * |
| Exportbier | 333 | 141 | 1,3 | 0 | 10,7 | * | * |
| Exportbier, hell (5°) | 333 | 157 | 1,7 | 0 | 9,7 | 0 | * |
| Hefe-Weizenbier | 333 | 127 | 1,0 | 0 | 10,0 | 0 | * |
| Kölsch Bier | 250 | 115 | 1,0 | 0 | 10,0 | 0 | * |
| Pils, hell | 333 | 143 | 1,7 | 0 | 10,3 | 0 | * |
| Pilsener Lagerbier (5°) | 333 | 143 | 1,7 | 0 | 10,3 | 0 | * |
| Starkbier | 250 | 150 | 1,8 | 0 | 11,5 | 0 | * |

## Wein

| | | | | | | | |
|---|---|---|---|---|---|---|---|
| Apfelwein (5°) | 400 | 180 | + | * | 10,4 | * | * |
| Dessertweine (16°–18°) | 80 | 128 | 0,1 | * | 12,0 | * | * |
| Fruchtwein (8°–10°) | 200 | 148 | + | * | 10,0 | * | * |
| Rotwein, Qualitätswein (10°–12°) | 400 | 268 | 0,8 | * | 10,4 | 0 | * |
| Rotwein, schwer | 400 | 316 | 0,8 | 0 | 10,0 | 0 | * |

| Lebensmittel Angabe je Portion (entspricht 1 KE/BE) | Portion | Energie | Eiweiß | Fett | Kohlenhydrate | Ballaststoffe | GLYX-Ampel |
|---|---|---|---|---|---|---|---|
| | g | kcal | g | g | g | g | |
| Sekt (11°–12°) | 200 | 166 | 0,2 | * | 10,0 | 0 | * |
| Weißwein, Auslese | 200 | 196 | 0,2 | 0 | 11,8 | 0 | * |
| Weißwein, Qualitätswein (10°–12°) | 400 | 280 | 0,4 | * | 10,4 | 0 | * |

### Likör

| | | | | | | | |
|---|---|---|---|---|---|---|---|
| Bitterlikör | 100 | 248 | * | * | 10,0 | 0 | * |
| Curaçao | 40 | 127 | 0 | 0 | 11,3 | 0 | * |
| Eierlikör | 40 | 114 | 1,6 | 2,8 | 11,2 | 0 | * |
| Fruchtsaftlikör | 35 | 107 | * | * | 11,4 | 0 | * |
| Kaffeelikör | 35 | 99 | 0 | 0,1 | 11,3 | 0 | * |
| Kräuterlikör | 120 | 299 | 0 | 0 | 12,0 | 0 | * |
| Mandellikör | 40 | 127 | * | * | 11,3 | 0 | * |
| Portwein | 100 | 153 | 0,2 | 0 | 12 | 0 | * |
| Würzkrautlikör | 100 | 248 | * | * | 10,0 | 0 | * |

● niedrige glykämische Wirkung      GLYX unter 55
● mittlere glykämische Wirkung      GLYX 56 bis 69
● hohe glykämische Wirkung      GLYX 70 bis 100

* Für alkoholische Getränke wird bewusst keine glykämische Wirkung angegeben. Bitte besprechen Sie sich mit Ihrem Arzt über die Wirkung alkoholischer Getränke auf den Blutzucker.

# Gut versorgt mit allen wichtigen Nährstoffen

Wie Sie bereits in den Erläuterungen zur Lebensmittelpyramide ab Seite 32 lesen konnten, braucht Ihr Körper neben der richtigen Zufuhr an Kohlenhydraten noch andere Nährstoffe in ausgewogener Menge. Dazu gehören eine gute Auswahl an Fetten und Proteinen ebenso wie eine ausreichende Menge an Vitaminen und Mineralstoffen.

## Nahrungsfette und ihr Einfluss auf die Blutfette

Nahrungsfette bestehen aus Glycerin und drei Fettsäuren (Triglyceride). Diese können gesättigt, einfach ungesättigt oder mehrfach ungesättigt sein.

Gesättigte Fettsäuren finden sich besonders in Fetten tierischer Herkunft. Einfach ungesättigte Fettsäuren sind beispielsweise in Olivenöl und Rapsöl enthalten. Mehrfach ungesättigte Fettsäuren werden durch pflanzliche Öle geliefert. Die verschiedenen Nahrungsfettsäuren haben im Organismus unterschiedliche Wirkungen auf die Blutfettwerte. Die Empfehlungen für die Zufuhr an Fettsäuren haben zum Ziel, Gefäßerkrankungen zu vermeiden. Folgende Fettsäurenverteilung ist günstig:

- maximal 10 % gesättigte Fettsäuren (GFS) aus tierischen Lebensmitteln und gehärtete Fette aus Fertigprodukten
- 3 % lebenswichtige mehrfach ungesättigte Fettsäuren (MUFS) aus Pflanzenölen, Nüssen und Samen (2,5 % Omega-6-Fettsäuren als Linolsäure, 0,5 % Omega-3-Fettsäuren als Alpha-Linolensäure)
- der Rest als einfach ungesättigte Fettsäuren (EUFS) aus hochwertigen Ölen wie Raps(kern)öl, Olivenöl, Sojaöl

### Wählen Sie fettbewusst aus

Verwenden Sie pflanzliche Öle für die Zubereitung Ihrer Speisen, denn Pflanzenöle sind gute Quellen ungesättigter Fettsäuren. Bevorzugen Sie Öle mit hohem Gehalt an Omega-3-Fettsäuren, wie Raps(kern)öl, Walnussöl und Olivenöl.

Essen Sie regelmäßig ein- bis zweimal in der Woche Fettfische wie Hering, Lachs oder Makrele, denn das Fett dieser Fische ist besonders reich an gesundheitsfördernden langkettigen Omega-3-Fettsäuren.

Essen Sie nur kleine Mengen Fleisch und Fleischprodukte und bevorzugen Sie fettarme Fleischteile. Denn das Fett von Landtieren enthält überwiegend gesättigte Fettsäuren. Dagegen machen die mehrfach ungesättigten Fettsäuren nur einen relativ geringen Anteil aus und bestehen zudem überwiegend aus Omega-6-Fettsäuren und nur zu einem sehr geringen Teil aus Omega-3-Fettsäuren.

Für Milchfett konnte nach neueren Metaanalysen – zumindest bei maßvollem Konsum – kein nachteiliger Einfluss auf das Herz-Kreislauf-Risiko nachgewiesen werden.

## Vermeiden Sie übermäßige Fettzufuhr

Bei leichter körperlicher Tätigkeit können bis zu 30 % der täglichen Energiezufuhr aus Fetten kommen. Bei einer täglichen Energiezufuhr von 2000 kcal sind das 600 kcal oder entsprechend 67 g Gesamtfett.
Bei körperlich anstrengender Arbeit oder Sport sind bis zu 35 % der Energie aus Fetten akzeptabel. Für 2000 kcal errechnen sich in diesem Fall 700 kcal oder 78 g Gesamtfett.

## Nahrungsfette enthalten noch mehr

Neben den auf Seite 74 genannten Triglyceriden enthalten die Nahrungsfette die fettlöslichen Vitamine A, D, E und K. Die Aufnahme fettlöslicher Vitamine aus dem Darm ist von der zeitgleichen Anwesenheit von Fetten und ihren Verdauungsprodukten abhängig. Zudem sind die Fette noch Träger von Geschmacksstoffen und Aromen.

 **INFO**

Fettlösliche Vitamine sind auch reichlich in verschiedenen Gemüsesorten enthalten, besonders Vitamin K, Carotinoide als Vitamin-A-Vorstufen und Vitamin E. Durch die Zubereitung mit Nahrungsfetten stellen Sie sicher, dass die fettlöslichen Vitamine aus dem Darm aufgenommen werden.

## Eiweiße (Proteine)

Eiweiße (Proteine) verlängern den Sättigungseffekt einer Mahl-zeit. Denn sie liefern dem Organismus Energie und Eiweißbau-steine, die Aminosäuren.

Zehn dieser Eiweißbausteine sind für den menschlichen Körper lebenswichtig (essenzielle Aminosäuren), weil sie für die Bil-dung körpereigener Eiweißstrukturen benötigt werden, jedoch vom Organismus selbst nicht hergestellt werden können.

Dies sind wichtige Gründe, weshalb eiweißreiche Lebensmittel auf einen gesunden Speiseplan gehören. Wie so oft ist es jedoch wichtig, auch bei Gesundem Maß zu halten, denn bei einer Überversorgung mit Eiweiß werden die Nieren stark bean-sprucht. Diese sind bereits durch den Diabetes und eventuell auch durch erhöhten Blutdruck in einem höheren Maß strapa-ziert. Aus diesem Grund sollten Sie eine weitere Belastung der Nieren durch hohe Eiweißmengen vermeiden.

Hinzu kommt, dass eiweißreiche Lebensmittel auch Lieferanten unerwünschter Inhaltsstoffe sind. Fisch, Fleisch und Hülsen-früchte enthalten beispielsweise reichlich harnsäurebildende Purine. Milchprodukte, Fisch, Fleisch und Eier enthalten außerdem Cholesterin.

Empfehlenswert sind tägliche Mengen von drei bis vier Por-tionen Milchprodukten, ergänzt durch eine Portion Fisch oder Fleisch oder Hülsenfrüchte (siehe auch Seite 33).

 **INFO**

Durch eine maßvolle Eiweißzufuhr in Verbindung mit guten Blutzuckerwerten und einer guten Blutdruckeinstellung können Sie der Entwicklung einer diabetischen Nierenerkrankung aktiv entgegenwirken.

## Vitamine und Mineralstoffe

Stoffwechsel und Körperzellen sind bei Menschen mit Diabetes stärker belastet. Für die Regeneration des Organismus ist deshalb neben der Bereitstellung ausreichender Energiemen-gen auch die optimale Zufuhr lebenswichtiger Vitamine und Mineralstoffe sehr wichtig.

Die wasserlöslichen B-Vitamine $B_1$, $B_6$, $B_{12}$ und Folsäure, das fettlösliche Vitamin E und die Mineralstoffe Zink und Magnesium werden dabei als besonders bedeutend eingeschätzt.

Bitte werfen Sie nochmals einen Blick auf die Lebensmittelpyramide (siehe Seite 32); sie gibt Ihnen wertvolle Hinweise, wie Sie Ihren Vitamin- und Mineralstoffbedarf decken können. Denn mit täglich drei großen Gemüse-, Salat- oder Rohkostportionen, ergänzt durch Getreide zu den Hauptmahlzeiten, ist es möglich, die perfekte Basis einer guten Versorgung vor allem mit Vitamin E, den B-Vitaminen $B_1$, $B_6$ und Folsäure, mit den Mineralstoffen Zink und Magnesium zu schaffen. Hochwertige Pflanzenöle, Nüsse und Samen runden die optimale Versorgung mit Vitaminen und Mineralstoffen ab.

Eine ausreichende Zufuhr an lebenswichtigem Vitamin $B_{12}$ lässt sich allerdings nur durch tierische Lebensmittel sicher erreichen. Denn in pflanzlichen Lebensmitteln ist dieses B-Vitamin nur dann enthalten, wenn diese durch Mikroorganismen fermentiert wurden, wie Sauerkraut durch Milchsäurebakterien. Allerdings liegen keine verlässlichen Daten zum Vitamin-$B_{12}$-Gehalt fermentierter Lebensmittel vor. Für Vitamin $B_{12}$ werden jedoch große Leberspeicher angelegt, sodass eine Unterversorgung erst nach jahrelanger Ernährung ohne tierische Lebensmittel (Langzeitveganer) problematisch wird.

Auch wenn die B-Vitamine eine wichtige Rolle im Rahmen der Regenerationsprozesse übernehmen, kann die Zufuhr dieser Nährstoffe in Form von Hochdosierungen nicht empfohlen werden. Eine kanadische Untersuchung von 2010 hat gezeigt, dass ein hochdosiertes B-Vitamin-Präparat (2500 µg Folsäure, 25 mg Vitamin $B_6$ sowie 1000 µg Vitamin $B_{12}$) zu einer Verschlechterung der Nierenfunktion und zum häufigeren Auftreten begleitender Komplikationen wie Schlaganfällen, Herz- und Gefäßerkrankungen führte anstatt zur erwarteten Verbesserung.

## WANN IST NAHRUNGSERGÄNZUNG SINNVOLL?

Vitamin- und Mineralstoffpräparate, die den Empfehlungen der Fachgesellschaften für Ernährung entsprechen, können in manchen Fällen sinnvoll sein. Das gilt vor allem für Menschen, denen es die individuelle Lebenssituation nicht erlaubt, für eine gesunde Lebensmittelauswahl zu sorgen. Greifen Sie jedoch nur nach Absprache mit Ihrem Arzt zu solchen Nahrungsergänzungen.

# Lebensmittel von A – Z

In der nachfolgenden Tabelle finden Sie ausgewählte Lebensmittel in alphabetischer Reihenfolge aufgelistet.

Die Lebensmittel sind jeweils in 100-g-Mengen und zusätzlich in einer üblichen Portionsgröße angegeben, soweit diese von der 100-g-Menge abweicht.

Die Tabelle informiert Sie über den Kaloriengehalt (kcal) sowie die Gehalte an Eiweiß, Fett und Kohlenhydraten. Die Kohlenhydrate sind in BE umgerechnet. Wer lieber mit KE rechnet, braucht lediglich bei den Kohlenhydraten das Komma um eine Stelle nach links zu verschieben und erhält damit automatisch die Berechnung der 100-g-Menge oder der Portion als KE. Zum Beispiel enthalten 150 g Schupfnudeln 23,7 g Kohlenhydrate. Verschieben Sie das Komma um eine Stelle nach links, so ergibt das 2,37 KE.

In der letzten Tabellenspalte finden Sie die Angaben zum glykämischen Index (GLYX):

- ● = hoher glykämischer Index
- ○ = mittlerer glykämischer Index
- ● = niedriger glykämischer Index
- ○ = kein direkter Einfluss auf den Blutzucker

## Verzeichnis der Abkürzungen

TK    = Tiefkühlprodukt
TP    = Trockenprodukt
Port. = Portion
Pck.  = Packung
St.   = Stück
+     = nur in Spuren vorhanden
*     =  keine Angaben
(0)   = unbedeutende Menge
o. A. = ohne Anrechnung
°     = Alkoholgehalt in Volumenprozent

A

| Lebensmittel<br>Angabe je 100 g/je Portion | Portion | Energie | Eiweiß | Fett | Kohlen-hydrate | Brot-einheit | GLYX-Ampel |
|---|---|---|---|---|---|---|---|
| | g | kcal | g | g | g | BE | |
| Aal, frisch (Anguilla anguilla) | 100 | 281 | 15 | 24,5 | + | (0) | 🔘 |
| Aal, frisch (Anguilla anguilla) | 150 | 421 | 22,5 | 36,8 | + | (0) | 🔘 |
| Aal, geräuchert | 100 | 290 | 15,7 | 25,6 | + | (0) | 🔘 |
| Aal, geräuchert | 50 | 145 | 7,9 | 12,8 | + | (0) | 🔘 |
| Aalrauchmettwurst | 100 | 325 | 22,1 | 26,5 | 0,2 | (0) | 🔘 |
| Aalrauchmettwurst | 30 | 98 | 6,6 | 8 | 0,1 | (0) | 🔘 |
| Acerola-Fruchtsaft | 100 | 21 | 0,2 | 0,2 | 4,6 | 0,4 | 🟡 |
| Acerola-Fruchtsaft | 150 | 32 | 0,3 | 0,3 | 6,9 | 0,6 | 🟡 |
| *Actimel,* Classic, *Danone* | 100 | 92 | 4 | 3 | 12 | 1 | 🟢 |
| *Actimel,* Classic, *Danone* | 125 | 115 | 5 | 4 | 15 | 1,3 | 🟢 |
| Agar-Agar, TP | 100 | 332 | 42,7 | 2,1 | 35,5 | 3 | 🔘 |
| Agar-Agar, TP, 1 Msp. | 1 | 3 | 0,4 | 0 | 0,4 | o. A. | 🔘 |
| Agavendicksaft | 100 | 296 | 0,2 | 0 | 73,5 | 6,1 | 🟠 |
| Agavendicksaft, 1 EL | 20 | 59 | 0 | 0 | 14,7 | 1,2 | 🟠 |
| Ahornsirup | 100 | 268 | + | + | 66 | 5,5 | 🟠 |
| Ahornsirup, 2 TL | 10 | 27 | + | + | 6,6 | 0,6 | 🟠 |
| Alfalfa, frisch | 100 | 32 | 4 | 0,7 | 2,2 | o. A. | 🟢 |
| Alfalfa, frisch | 50 | 16 | 2 | 0,4 | 1,1 | o. A. | 🟢 |
| Allgäuer Käsesuppentopf | 100 | 104 | 7,5 | 5,4 | 6,4 | 0,5 | 🟡 |
| Allgäuer Käsesuppentopf | 250 | 261 | 18,8 | 13,4 | 16,1 | 1,3 | 🟡 |
| Amaranth Frühstücks-Popps, Bio, *Dr. Ritter* | 100 | 359 | 8,5 | 7,5 | 63,6 | 5,3 | 🟢 |
| Amaranth Frühstücks-Popps, Bio, *Dr. Ritter,* 1 Tasse | 20 | 72 | 1,7 | 1,5 | 12,7 | 1,1 | 🟢 |
| Amaranth, *Alnatura* | 100 | 368 | 14,6 | 8,8 | 56,8 | 4,7 | 🟢 |
| Amaranth, *Alnatura,* 2 EL | 20 | 74 | 2,9 | 1,8 | 11,4 | 1 | 🟢 |
| Amaranth, gepufft, *Alnatura* | 100 | 386 | 14,6 | 8,8 | 62 | 5,2 | 🟠 |
| Amaranth, gepufft, *Alnatura,* 1 Tasse | 20 | 77 | 2,9 | 1,8 | 12,4 | 1,0 | 🟠 |
| Amerikaner aus Rührteig | 100 | 310 | 5,3 | 8,8 | 52,5 | 4,4 | 🟡 |
| Amerikaner aus Rührteig | 85 | 264 | 4,5 | 7,5 | 44,7 | 3,7 | 🟡 |
| Amerikaner, glutenfrei | 100 | 329 | 3,2 | 11,9 | 52 | 4,3 | 🟡 |

| Lebensmittel Angabe je 100 g/je Portion | Portion | Energie | Eiweiß | Fett | Kohlen-hydrate | Brot-einheit | GLYX-Ampel |
|---|---|---|---|---|---|---|---|
| | g | kcal | g | g | g | BE | |
| Amerikaner, glutenfrei | 85 | 280 | 2,7 | 10,1 | 44,2 | 3,7 | 🟡 |
| Amerikanischer Blaubeer-Pie | 100 / Port. | 225 | 2,4 | 8,6 | 33,6 | 2,8 | 🟡 |
| Amerikanischer Putenburger | 100 | 103 | 9,4 | 1 | 13,6 | 1,1 | 🟡 |
| Amerikanischer Putenburger | 445 | 447 | 41,8 | 4,3 | 60,3 | 5,0 | 🟡 |
| Ananas, frisch | 100 | 56 | 0,5 | 0,2 | 12,4 | 1 | 🟢 |
| Ananas, frisch | 125 | 70 | 0,6 | 0,3 | 15,5 | 1,3 | 🟢 |
| Ananas, Konserve | 100 | 66 | 0,4 | 0,2 | 15,2 | 1 | 🟡 |
| Ananas, Konserve | 125 | 83 | 0,5 | 0,3 | 19 | 1,3 | 🟡 |
| Ananas, TK | 100 | 61 | 0,5 | 0,2 | 13,7 | 1,1 | 🟢 |
| Ananas, TK | 125 | 77 | 0,6 | 0,2 | 17,1 | 1,4 | 🟢 |
| Ananascreme | 100 | 135 | 2,5 | 5,8 | 18,2 | 1,5 | 🟡 |
| Ananascreme | 150 | 203 | 3,8 | 8,7 | 27,3 | 2,3 | 🟡 |
| Ananascreme, glutenfrei | 100 | 181 | 0,9 | 8,2 | 25,5 | 2,1 | 🟡 |
| Ananascreme, glutenfrei | 150 | 272 | 1,3 | 12,3 | 38,3 | 3,2 | 🟡 |
| Ananas-Dessert mit Kokoscreme | 100 | 145 | 2,9 | 9,3 | 12,1 | 1,0 | 🟡 |
| Ananas-Dessert mit Kokoscreme | 150 | 218 | 4,4 | 14 | 18,2 | 1,5 | 🟡 |
| Ananas-Fruchtnektar | 100 | 70 | 0,2 | 0,1 | 16,7 | 1,4 | 🟠 |
| Ananas-Fruchtnektar | 150 | 105 | 0,3 | 0,1 | 25 | 2,1 | 🟠 |
| Ananas-Fruchtsaft | 100 | 59 | 0,4 | 0,1 | 13,4 | 1,1 | 🟡 |
| Ananas-Fruchtsaft | 150 | 84 | 0,6 | 0,2 | 20 | 1,7 | 🟡 |
| Ananasgelee | 100 | 79 | 0,8 | 0,1 | 18,8 | 1,6 | 🟠 |
| Ananasgelee | 150 | 119 | 1,2 | 0,1 | 28,2 | 2,4 | 🟠 |
| Ananasgelee mit Sahne | 100 | 153 | 2,8 | 3 | 28,2 | 2,4 | 🟡 |
| Ananasgelee mit Sahne | 150 | 229 | 4,2 | 4,5 | 42,3 | 3,5 | 🟡 |
| Ananaskaltschale | 100 | 71 | 0,2 | 0,1 | 17,1 | 1,4 | 🟠 |
| Ananaskaltschale | 150 | 107 | 0,2 | 0,1 | 25,7 | 2,1 | 🟠 |
| Ananaskompott mit kandiertem Ingwer | 100 | 64 | 0,6 | 0,2 | 14 | 1,2 | 🟠 |
| Ananaskompott mit kandiertem Ingwer | 150 | 90 | 0,9 | 0,3 | 21 | 1,8 | 🟠 |

| Lebensmittel Angabe je 100 g/je Portion | Portion | Energie | Eiweiß | Fett | Kohlen-hydrate | Brot-einheit | GLYX-Ampel |
|---|---|---|---|---|---|---|---|
| | g | kcal | g | g | g | BE | |
| Ananas-Mandel-Kuchen | 100 / Port. | 171 | 4,9 | 5,8 | 24,8 | 2,1 | 🟡 |
| Anchovis | 100 | 323 | 14,7 | 29,8 | + | (0) | ⚪ |
| Anchovis | 30 | 97 | 4,4 | 9 | + | (0) | ⚪ |
| Andalusischer Gemüsetopf | 100 | 57 | 3,8 | 2,5 | 4,6 | o. A. | 🟢 |
| Andalusischer Gemüsetopf | 250 | 142 | 9,5 | 6,2 | 11,6 | o. A. | 🟢 |
| Anisplätzchen aus Biskuitmasse | 100 | 385 | 8,7 | 4,2 | 77 | 6,4 | 🟠 |
| Anisplätzchen aus Biskuitmasse, 2 St. | 15 | 58 | 1,3 | 0,6 | 11,5 | 1 | 🟠 |
| Anis-Zopf aus Hefeteig | 100 / Port. | 267 | 7,5 | 10,1 | 36,2 | 3 | 🟡 |
| Apfel im Schlafrock | 100 | 193 | 2,7 | 6,1 | 31,7 | 2,6 | 🟡 |
| Apfel im Schlafrock | 150 | 285 | 4 | 9 | 47 | 3,9 | 🟡 |
| Apfel, frisch | 100 | 52 | 0,3 | 0,4 | 11,4 | 1 | 🟢 |
| Apfel, frisch | 125 | 65 | 0,4 | 0,5 | 14,3 | 1,2 | 🟢 |
| Apfel, geschält, frisch | 100 | 56 | 0,3 | 0,4 | 12,4 | 1 | 🟢 |
| Apfel, geschält, frisch | 125 | 70 | 0,4 | 0,5 | 15,5 | 1,3 | 🟢 |
| Apfel, geschält, getrocknet | 100 | 277 | 1,5 | 2 | 63,2 | 5,3 | 🟢 |
| Apfel, geschält, getrocknet | 25 | 69 | 0,4 | 0,5 | 15,8 | 1,3 | 🟢 |
| Apfel, geschält, Glas, abgetropft | 100 | 86 | 0,3 | 0,3 | 19,9 | 1,7 | 🟢 |
| Apfel, geschält, Glas, abgetropft | 125 | 107 | 0,3 | 0,4 | 24,8 | 2,1 | 🟢 |
| Apfel, getrocknet | 100 | 271 | 1,8 | 2,1 | 61,3 | 5,1 | 🟢 |
| Apfel, getrocknet | 25 | 68 | 0,5 | 0,5 | 15,3 | 1,3 | 🟢 |
| Apfelblechkuchen, gedeckt aus Hefeteig | 100 / Port. | 171 | 2,7 | 3,5 | 31,5 | 2,6 | 🟢 |
| Apfel-Chutney | 100 | 106 | 1,7 | 0,6 | 23,5 | 2,0 | 🟠 |
| Apfel-Chutney, 2 TL | 20 | 21 | 0,3 | 0,1 | 4,7 | 0,4 | 🟠 |
| Apfelessig | 100 | 4 | 0,4 | + | 0,6 | (0) | ⚪ |
| Apfelessig, 1 EL | 15 | 3 | 0,1 | + | 0,1 | (0) | ⚪ |
| Apfel-Fruchtnektar | 100 | 64 | 0,2 | 0,2 | 15,3 | 1,3 | 🟠 |
| Apfel-Fruchtnektar | 150 | 97 | 0,2 | 0,3 | 23 | 1,9 | 🟠 |

A

| Lebensmittel Angabe je 100 g/je Portion | Portion | Energie | Eiweiß | Fett | Kohlen-hydrate | Brot-einheit | GLYX-Ampel |
|---|---|---|---|---|---|---|---|
| | g | kcal | g | g | g | BE | |
| Apfel-Fruchtsaft | 100 | 49 | 0,3 | 0,3 | 10,6 | 0,9 | 🟡 |
| Apfel-Fruchtsaft | 150 | 74 | 0,5 | 0,5 | 15,9 | 1,3 | 🟡 |
| Apfelkeks aus Vollkornteig | 100 | 410 | 6,7 | 19,8 | 51,2 | 4,3 | 🟡 |
| Apfelkeks aus Vollkornteig | 50 | 205 | 3,3 | 9,9 | 25,6 | 2,1 | 🟡 |
| Apfelkeulchen | 100 / Port. | 180 | 1,9 | 7,5 | 25,8 | 2,2 | 🟡 |
| Apfelklöße | 100 | 208 | 5,4 | 6,7 | 31,2 | 2,6 | 🟡 |
| Apfelklöße | 150 | 312 | 8,1 | 10,1 | 46,8 | 3,9 | 🟡 |
| Apfelkompott | 100 | 68 | 0,3 | 0,3 | 15,5 | 1,3 | 🟡 |
| Apfelkompott | 150 | 102 | 0,4 | 0,4 | 23,3 | 1,9 | 🟡 |
| Apfelkompott mit Preiselbeeren | 100 | 60 | 0,3 | 0,2 | 14,2 | 1,2 | 🟡 |
| Apfelkompott mit Preiselbeeren | 150 | 90 | 0,5 | 0,3 | 21,2 | 1,8 | 🟡 |
| Apfelkranz | 100 / Port. | 240 | 4 | 6,9 | 39,9 | 3,3 | 🟡 |
| Apfelkraut, gesüßt | 100 | 242 | 0,8 | 0,8 | 57,1 | 4,8 | 🔴 |
| Apfelkraut, gesüßt, 1 EL | 20 | 48 | 0,2 | 0,2 | 11,4 | 1 | 🔴 |
| Apfelkraut, ungesüßt | 100 | 221 | 1,6 | 1,6 | 49,5 | 4,1 | 🔴 |
| Apfelkraut, ungesüßt, 1 EL | 20 | 44 | 0,3 | 0,3 | 9,9 | 0,8 | 🔴 |
| Apfelkuchen | 100 / Port. | 211 | 1,2 | 10,3 | 28,3 | 2,4 | 🟡 |
| Apfelkuchen aus Hefeteig, fettarm | 100 / Port. | 144 | 2,8 | 3,4 | 25 | 2,1 | 🟡 |
| Apfelkuchen aus Rührteig | 100 / Port. | 214 | 3,4 | 9,6 | 28,4 | 2,4 | 🟡 |
| Apfelkuchen Hannover, aus Backmischung | 100 / Port. | 164 | 1,5 | 8 | 21,3 | 1,8 | 🟡 |
| Apfelkuchen mit Bienenstich-belag, aus Mürbeteig | 100 / Port. | 277 | 3,6 | 14,7 | 32,1 | 2,7 | 🟡 |
| Apfelkuchen mit Kokosflocken | 100 / Port. | 188 | 3,7 | 8,5 | 24 | 2,0 | 🟡 |
| Apfelkuchen mit Quark | 100 / Port. | 171 | 4,7 | 9,2 | 17,1 | 1,4 | 🟡 |
| Apfelkuchen vom Blech | 100 / Port. | 112 | 3,5 | 3,2 | 16,8 | 1,4 | 🟡 |

| Lebensmittel<br>Angabe je 100 g/je Portion | Portion | Energie | Eiweiß | Fett | Kohlen-hydrate | Brot-einheit | GLYX-Ampel |
|---|---|---|---|---|---|---|---|
| | g | kcal | g | g | g | BE | |
| Apfelkuchen, gedeckt | 100 / Port. | 197 | 3,1 | 4,4 | 35,7 | 3,0 | 🟡 |
| Apfelkuchen, gedeckt, aus Mürbeteig, fettreich | 100 / Port. | 229 | 2,8 | 8,9 | 34,2 | 2,9 | 🟡 |
| Apfelkuchen, glutenfrei | 100 / Port. | 267 | 1,3 | 12,2 | 37,8 | 3,2 | 🟡 |
| Apfelmilchreis | 100 | 73 | 2,4 | 1,8 | 11,2 | 0,9 | 🟡 |
| Apfelmilchreis | 150 | 110 | 3,6 | 2,7 | 16,9 | 1,4 | 🟡 |
| Apfelmus | 100 | 70 | 0,3 | 0,3 | 16,1 | 1,3 | 🟡 |
| Apfelmus | 150 | 105 | 0,4 | 0,4 | 24,2 | 2 | 🟡 |
| Apfelmus mit Rosinen | 100 | 66 | 0,5 | 0,5 | 14,3 | 1,2 | 🟡 |
| Apfelmus mit Rosinen | 150 | 99 | 0,8 | 0,7 | 21,5 | 1,8 | 🟡 |
| Apfelpfannkuchen | 100 / Port. | 210 | 0,4 | 10,4 | 28,8 | 2,4 | 🟡 |
| Apfel-Pie | 100 / Port. | 290 | 1,8 | 14,3 | 38,4 | 3,2 | 🟡 |
| Apfelpunsch | 100 | 27 | 0,3 | 0,2 | 5,5 | 0,5 | 🔴 |
| Apfelpunsch | 150 | 40 | 0,4 | 0,3 | 8,3 | 0,7 | 🔴 |
| Apfelquark | 100 | 52 | 4,4 | 0,4 | 7,3 | 0,6 | 🟡 |
| Apfelquark | 150 | 79 | 6,6 | 0,6 | 10,9 | 0,9 | 🟡 |
| Apfel-Rotkraut | 100 | 44 | 1,1 | 2,1 | 4,9 | 0,4 | 🟢 |
| Apfel-Rotkraut | 200 | 88 | 2,3 | 4,1 | 9,8 | 0,8 | 🟢 |
| Apfelsaftschorle | 100 | 25 | 0,2 | 0,2 | 5,3 | 0,4 | 🟡 |
| Apfelsaftschorle | 150 | 38 | 0,2 | 0,3 | 8 | 0,7 | 🟡 |
| Apfelschaum | 100 | 97 | 0,9 | 5,4 | 10,9 | 0,9 | 🔴 |
| Apfelschaum | 150 | 145 | 1,3 | 8,1 | 16,3 | 1,4 | 🔴 |
| Apfelscheiben in Rumteig | 100 | 115 | 2,8 | 1,9 | 20,8 | 1,7 | 🟡 |
| Apfelscheiben in Rumteig | 150 | 173 | 4,2 | 2,8 | 31,1 | 2,6 | 🟡 |
| Apfel-Streuselkuchen aus Mürbeteig, fettreich | 100 / Port. | 232 | 2 | 11 | 31,2 | 2,6 | 🟡 |
| Apfelstrudel »Wiener Art« | 100 / Port. | 141 | 1,6 | 3,4 | 25,5 | 2,1 | 🟡 |
| Apfelstrudel | 100 / Port. | 175 | 2,3 | 6,9 | 25,7 | 2,1 | 🟡 |
| Apfelsuppe | 100 | 26 | 0,1 | 0,1 | 5,9 | 0,5 | 🔴 |

A

| Lebensmittel Angabe je 100 g/je Portion | Portion | Energie | Eiweiß | Fett | Kohlenhydrate | Broteinheit | GLYX-Ampel |
|---|---|---|---|---|---|---|---|
| | g | kcal | g | g | g | BE | |
| Apfelsuppe | 250 | 65 | 0,3 | 0,3 | 14,8 | 1,2 | 🔴 |
| Apfeltorte, gedeckt, aus Mürbeteig | 100 / Port. | 171 | 1,8 | 5,6 | 28 | 2,3 | 🟡 |
| Apfelwaffel | 100 | 478 | 8,4 | 33,2 | 36,3 | 3 | 🟡 |
| Apfelwaffel | 50 | 239 | 4,2 | 16,6 | 18,2 | 1,5 | 🟡 |
| Apfelwein | 100 | 45 | + | 0 | 2,6 | 0,2 | * |
| Apfelwein | 125 | 56 | + | 0 | 3,3 | 0,3 | * |
| Apfel-Zimt-Dessert | 100 | 83 | 0,6 | 1 | 18 | 1,5 | 🔴 |
| Apfel-Zimt-Dessert | 150 | 126 | 0,9 | 1,6 | 27,1 | 2,3 | 🔴 |
| Apfel-Zimt-Quark | 100 | 72 | 9,6 | 0,8 | 6 | 0,5 | 🟡 |
| Apfel-Zimt-Quark | 150 | 108 | 14,4 | 1,2 | 9 | 0,8 | 🟢 |
| Apfel-Zwiebel-Paste | 100 | 102 | 1,5 | 5,1 | 12,3 | 1,0 | 🟢 |
| Apfel-Zwiebel-Paste | 30 | 30 | 0,5 | 1,5 | 3,7 | 0,3 | 🟢 |
| Appenzeller, 50 % Fett i. Tr. | 100 | 386 | 25,4 | 31,6 | + | (0) | ⚪ |
| Appenzeller, 50 % Fett i. Tr. | 30 | 116 | 7,6 | 9,5 | + | (0) | ⚪ |
| Aprikose, frisch | 100 | 39 | 0,9 | 0,1 | 8,5 | 0,7 | 🟢 |
| Aprikose, frisch | 125 | 48 | 1,1 | 0,1 | 10,7 | 0,9 | 🟢 |
| Aprikose, getrocknet | 100 | 229 | 5,3 | 0,6 | 50,5 | 4,2 | 🟢 |
| Aprikose, getrocknet | 25 | 57 | 1,3 | 0,2 | 12,6 | 1,1 | 🟢 |
| Aprikose, kandiert | 100 | 252 | 0,4 | 0 | 62,7 | 5,2 | 🔴 |
| Aprikose, kandiert | 25 | 63 | 0,1 | 0 | 15,7 | 1,3 | 🔴 |
| Aprikose, Konserve, abgetropft | 100 | 74 | 0,7 | 0,1 | 17,6 | 1,5 | 🟡 |
| Aprikose, Konserve, abgetropft | 125 | 93 | 0,9 | 0,1 | 22 | 1,8 | 🟡 |
| Aprikosencreme aus Trockenaprikosen | 100 | 136 | 2,6 | 5,8 | 17,6 | 1,5 | 🟡 |
| Aprikosencreme aus Trockenaprikosen | 150 | 204 | 3,9 | 8,8 | 26,3 | 2,2 | 🟡 |
| Aprikosen-Fruchtnektar | 100 | 58 | 0,3 | 0 | 13,7 | 1,1 | 🔴 |
| Aprikosen-Fruchtnektar | 150 | 87 | 0,5 | 0,1 | 20,5 | 1,7 | 🔴 |
| Aprikosen-Fruchtsaft, Eden | 100 | 47 | 0,5 | 0 | 10 | 0,8 | 🟡 |
| Aprikosen-Fruchtsaft, Eden | 150 | 71 | 0,8 | 0 | 15 | 1,3 | 🟡 |
| Aprikosengrütze | 100 | 41 | 0,5 | 0,1 | 9,6 | 0,8 | 🔴 |

| Lebensmittel Angabe je 100 g/je Portion | Portion | Energie | Eiweiß | Fett | Kohlen-hydrate | Brot-einheit | GLYX-Ampel |
|---|---|---|---|---|---|---|---|
| | g | kcal | g | g | g | BE | |
| Aprikosengrütze | 150 | 62 | 0,7 | 0,2 | 14,4 | 1,2 | 🟠 |
| Aprikosengrütze, aus Fruchtnektar | 100 | 79 | 0,3 | 0,1 | 18,6 | 1,6 | 🟠 |
| Aprikosengrütze, aus Fruchtnektar | 150 | 118 | 0,4 | 0,1 | 27,9 | 2,3 | 🟠 |
| Aprikosenjoghurt | 100 | 67 | 4,5 | 0,2 | 11,9 | 1 | 🟡 |
| Aprikosenjoghurt | 150 | 101 | 6,7 | 0,3 | 17,9 | 1,5 | 🟡 |
| Aprikosenknödel | 100 / Port. | 164 | 7,7 | 5,7 | 19,9 | 1,7 | 🟡 |
| Aprikosenknödel mit Fruchtsoße | 100 | 141 | 5,2 | 6 | 16,6 | 1,4 | 🟡 |
| Aprikosenknödel mit Fruchtsoße | 150 | 211 | 7,8 | 9 | 24,8 | 2,1 | 🟡 |
| Aprikosenkompott | 100 | 62 | 0,7 | 0,1 | 14 | 1,2 | 🟠 |
| Aprikosenkompott | 125 | 78 | 0,8 | 0,1 | 17,5 | 1,5 | 🟠 |
| Aprikosen-Krapfen | 100 / Port. | 89 | 3,3 | 1,4 | 15,9 | 1,3 | 🟡 |
| Aprikosenkuchen | 100 / Port. | 121 | 6,1 | 3,5 | 15,6 | 1,3 | 🟡 |
| Aprikosenkugeln | 100 | 186 | 3 | 2,4 | 38 | 3,2 | 🟡 |
| Aprikosenkugeln | 30 | 56 | 0,9 | 0,7 | 11,4 | 1 | 🟡 |
| Aprikosenkugeln, mit Kokosraspeln | 100 | 307 | 4,5 | 17,2 | 33,6 | 2,8 | 🟡 |
| Aprikosenkugeln, mit Kokosraspeln | 30 | 93 | 1,4 | 5,2 | 10,1 | 0,8 | 🟡 |
| Aprikosen-Mandel-Schnitten, aus Mürbeteig | 100 / Port. | 396 | 6 | 21,5 | 44,1 | 3,7 | 🟡 |
| Aprikosenmuffins | 100 / Port. | 308 | 3 | 10,7 | 49 | 4,1 | 🟡 |
| Aprikosen-Orangen-Aufstrich | 100 | 154 | 3,5 | 1,7 | 31,2 | 2,6 | 🟠 |
| Aprikosen-Orangen-Aufstrich, 2 TL | 20 | 31 | 0,7 | 0,3 | 6,3 | 0,5 | 🟠 |
| Aprikosenquark | 100 | 88 | 6,5 | 2,3 | 10,2 | 0,9 | 🟡 |
| Aprikosenquark | 125 | 109 | 8,1 | 2,9 | 12,7 | 1,1 | 🟡 |
| Aprikosen-Quark-Auflauf | 100 / Port. | 126 | 5,9 | 2,1 | 20 | 1,7 | 🟡 |
| Aprikosen-Sahne-Torte, aus Biskuitteig | 100 / Port. | 262 | 3,2 | 14,1 | 30,3 | 2,5 | 🟡 |

A

| Lebensmittel Angabe je 100 g/je Portion | Portion | Energie | Eiweiß | Fett | Kohlen-hydrate | Brot-einheit | GLYX-Ampel |
|---|---|---|---|---|---|---|---|
| | g | kcal | g | g | g | BE | |
| Aprikosenschaum, aus Trockenaprikosen | 100 | 69 | 2,5 | 0,1 | 13,8 | 1,2 | 🟡 |
| Aprikosenschaum, aus Trockenaprikosen | 150 | 104 | 3,7 | 0,2 | 20,8 | 1,7 | 🟡 |
| Aprikosen-Soufflé, glutenfrei | 100 | 171 | 5,1 | 4,6 | 26,7 | 2,2 | 🟡 |
| Aprikosen-Soufflé, glutenfrei | 150 | 256 | 7,6 | 6,8 | 40 | 3,3 | 🟡 |
| Aprikosen-Streuselkuchen | 100 / Port. | 281 | 4,6 | 10 | 42,6 | 3,6 | 🟡 |
| Aprikosensuppe aus getrockneten Aprikosen | 100 | 44 | 0,6 | 0,1 | 9,6 | 0,8 | 🔴 |
| Aprikosensuppe aus getrockneten Aprikosen | 150 | 66 | 0,9 | 0,1 | 14,4 | 1,2 | 🔴 |
| Aprikosensuppe mit Quarkklößchen | 100 | 71 | 3,1 | 2,3 | 9,5 | 0,8 | 🟡 |
| Aprikosensuppe mit Quarkklößchen | 250 | 179 | 7,7 | 5,8 | 23,9 | 2,0 | 🟡 |
| Aprikosenteilchen aus Blätterteig | 100 / Port. | 268 | 4 | 13 | 33 | 2,8 | 🟡 |
| Aprikosentörtchen | 100 / Port. | 271 | 5,4 | 18,9 | 20 | 1,7 | 🟡 |
| Aprikosentorte mit Nussteig, aus Rührmasse | 100 / Port. | 240 | 3,6 | 12,5 | 27,8 | 2,3 | 🟡 |
| Artischocken, frisch | 100 | 22 | 2,4 | 0,1 | 2,6 | o. A. | 🟢 |
| Artischocken, frisch | 200 | 44 | 4,8 | 0,2 | 5,3 | o. A. | 🟢 |
| Artischocken, gefüllt | 100 | 69 | 4,8 | 3,5 | 4,4 | o. A. | 🟢 |
| Artischocken, gefüllt | 200 | 138 | 9,5 | 6,9 | 8,8 | o. A. | 🟢 |
| Artischocken, Konserve, abgetropft | 100 | 19 | 2,2 | 0,1 | 2,1 | o. A. | 🟢 |
| Artischocken, Konserve, abgetropft | 200 | 39 | 4,5 | 0,2 | 4,1 | o. A. | 🟢 |
| Artischockenboden, mit Fleisch-Gemüse-Füllung | 100 | 22 | 2,4 | 0,1 | 2,6 | o. A. | 🟢 |
| Artischockenboden, mit Fleisch-Gemüse-Füllung | 200 | 44 | 4,8 | 0,2 | 5,3 | o. A. | 🟢 |
| Artischockenböden, gefüllt | 100 | 209 | 8 | 19,1 | 1,8 | o. A. | 🟢 |
| Artischockenböden, gefüllt | 200 | 418 | 15,9 | 38,3 | 3,5 | o. A. | 🟢 |
| Artischockenboden, Konserve, abgetropft | 100 | 16 | 1,9 | 0,1 | 1,7 | o. A. | 🟢 |
| Artischockenboden, Konserve, abgetropft | 200 | 32 | 3,7 | 0,2 | 3,4 | o. A. | 🟢 |

A

| Lebensmittel Angabe je 100 g/je Portion | Portion g | Energie kcal | Eiweiß g | Fett g | Kohlen- hydrate g | Brot- einheit BE | GLYX-Ampel |
|---|---|---|---|---|---|---|---|
| Artischockensalat mit Zitronenmarinade | 100 | 64 | 2,2 | 4,3 | 3,9 | o. A. | 🟢 |
| Artischockensalat mit Zitronenmarinade | 200 | 128 | 4,3 | 8,6 | 7,8 | o. A. | 🟢 |
| Artischockensuppe | 100 | 46 | 2,3 | 3,1 | 2,2 | o. A. | 🟢 |
| Artischockensuppe | 250 | 114 | 5,8 | 7,6 | 5,4 | o. A. | 🟢 |
| Asiatische Kabeljau-Gemüsepfanne | 100 | 66 | 6 | 2,2 | 5,4 | o. A. | 🟢 |
| Asiatische Kabeljau-Gemüsepfanne | 250 | 164 | 15 | 5,4 | 13,5 | o. A. | 🟢 |
| Asiatische Reispfanne mit Mandeln | 100 | 113 | 3,7 | 5,7 | 11,7 | 1,0 | 🟡 |
| Asiatische Reispfanne mit Mandeln | 250 | 283 | 9,3 | 14,2 | 29,2 | 2,4 | 🟡 |
| Asiatische Sprossenpfanne | 100 | 85 | 2,6 | 2,2 | 13,5 | o. A. | 🟢 |
| Asiatische Sprossenpfanne | 250 | 212 | 6,5 | 5,4 | 33,6 | o. A. | 🟢 |
| Asiatischer Salat | 100 | 121 | 5,3 | 9,2 | 4,1 | o. A. | 🟢 |
| Asiatischer Salat | 200 | 241 | 10,5 | 18,4 | 8,2 | o. A. | 🟢 |
| Asiatischer Tofu-Sprossensalat | 100 | 61 | 4,5 | 2,3 | 5,1 | o. A. | 🟢 |
| Asiatischer Tofu-Sprossensalat | 200 | 122 | 9,1 | 4,7 | 10,3 | o. A. | 🟢 |
| Aubergine auf Reis | 100 | 90 | 3,7 | 3,4 | 10,7 | 0,9 | 🟡 |
| Aubergine auf Reis | 250 | 224 | 9,3 | 8,6 | 26,8 | 2,2 | 🟡 |
| Aubergine, frisch | 100 | 17 | 1,2 | 0,2 | 2,5 | o. A. | 🟢 |
| Aubergine, frisch | 200 | 34 | 2,5 | 0,4 | 5 | o. A. | 🟢 |
| Aubergine, gebraten | 100 | 59 | 1,9 | 4,3 | 3 | o. A. | 🟢 |
| Aubergine, gebraten | 250 | 147 | 4,7 | 10,8 | 7,4 | o. A. | 🟢 |
| Aubergine, TK | 100 | 19 | 1,4 | 0,2 | 2,7 | o. A. | 🟢 |
| Aubergine, TK | 200 | 38 | 2,7 | 0,4 | 5,5 | o. A. | 🟢 |
| Auberginen im Römertopf | 100 | 51 | 1,8 | 1,4 | 7,7 | o. A. | 🟢 |
| Auberginen im Römertopf | 250 | 129 | 4,4 | 3,5 | 19,2 | o. A. | 🟢 |
| Auberginen, gedünstet, mit Tomaten | 100 | 38 | 1,1 | 2,5 | 2,6 | o. A. | 🟢 |
| Auberginen, gedünstet, mit Tomaten | 200 | 76 | 2,2 | 5 | 5,2 | o. A. | 🟢 |
| Auberginen, gedünstet, mit Tomaten und Paprikaschoten | 100 | 53 | 1,2 | 3,7 | 3,5 | o. A. | 🟢 |

| Lebensmittel · Angabe je 100 g/je Portion | Portion | Energie | Eiweiß | Fett | Kohlen-hydrate | Brot-einheit | GLYX-Ampel |
|---|---|---|---|---|---|---|---|
| | g | kcal | g | g | g | BE | |
| Auberginen, gedünstet, mit Tomaten und Paprikaschoten | 200 | 105 | 2,5 | 7,3 | 7 | o. A. | 🟢 |
| Auberginen, gefüllt, mit Champignons | 100 | 77 | 3,3 | 5,5 | 3,3 | o. A. | 🟢 |
| Auberginen, gefüllt, mit Champignons | 250 | 192 | 8,3 | 13,7 | 8,2 | o. A. | 🟢 |
| Auberginen, gefüllt, mit Reis | 100 | 49 | 1,3 | 2,8 | 4,6 | 0,4 | 🟡 |
| Auberginen, gefüllt, mit Reis | 250 | 123 | 3,2 | 7,1 | 11,4 | 1,0 | 🟡 |
| Auberginen, gefüllt, mit Reis und vegetarischer Paste | 100 | 55 | 3 | 1,5 | 7,1 | 0,6 | 🟡 |
| Auberginen, gefüllt, mit Reis und vegetarischer Paste | 250 | 138 | 7,4 | 3,9 | 17,8 | 1,5 | 🟡 |
| Auberginen, gefüllt, überbacken | 100 | 134 | 6,6 | 9 | 6,7 | o. A. | 🟢 |
| Auberginen, gefüllt, überbacken | 250 | 335 | 16,6 | 22,6 | 16,6 | o. A. | 🟢 |
| Auberginen, mariniert | 100 | 119 | 1,1 | 11,8 | 2,3 | o. A. | 🟢 |
| Auberginen, mariniert | 200 | 239 | 2,2 | 23,6 | 4,6 | o. A. | 🟢 |
| Auberginen-Creme | 100 | 87 | 1,2 | 8 | 2,6 | o. A. | 🟢 |
| Auberginen-Creme | 50 | 44 | 0,6 | 4 | 1,3 | o. A. | 🟢 |
| Auberginenpfanne mit Joghurt | 100 | 51 | 1,9 | 1,7 | 6,6 | 0,6 | 🟢 |
| Auberginenpfanne mit Joghurt | 250 | 127 | 4,9 | 4,2 | 16,5 | 1,4 | 🟢 |
| Auberginenreis in Wirsing | 100 | 41 | 2 | 1,6 | 4,5 | 0,4 | 🟢 |
| Auberginenreis in Wirsing | 250 | 102 | 5,1 | 4 | 11,2 | 0,9 | 🟢 |
| Auberginen-Rouladen | 100 | 112 | 7,3 | 5,2 | 8,9 | 0,7 | 🟢 |
| Auberginen-Rouladen | 250 | 281 | 18,3 | 13 | 22,3 | o. A. | 🟢 |
| Auberginensalat mit Zitronen-Öl-Marinade | 100 / Port. | 77 | 1,2 | 6,5 | 3,3 | o. A. | 🟢 |
| Auberginenscheiben, frittiert | 100 | 81 | 1,8 | 4,8 | 7,7 | o. A. | 🟢 |
| Auberginenscheiben, frittiert | 200 | 163 | 3,6 | 9,6 | 15,3 | o. A. | 🟢 |
| Auberginenscheiben, gebraten | 100 | 81 | 1,6 | 5,7 | 5,8 | o. A. | 🟢 |
| Auberginenscheiben, gebraten | 200 | 162 | 3,3 | 11,4 | 11,5 | o. A. | 🟢 |
| Auberginen-Tomaten-Gratin | 100 | 61 | 3,8 | 3 | 4,5 | o. A. | 🟢 |
| Auberginen-Tomaten-Gratin | 250 | 153 | 9,4 | 7,5 | 11,1 | o. A. | 🟢 |
| Auster, frisch oder TK | 100 / Port. | 63 | 9 | 1,2 | 3,9 | o. A. | 🟢 |

| Lebensmittel Angabe je 100 g/je Portion | Portion g | Energie kcal | Eiweiß g | Fett g | Kohlen-hydrate g | Brot-einheit BE | GLYX-Ampel |
|---|---|---|---|---|---|---|---|
| Auster in Öl, abgetropft | 100 | 129 | 7,7 | 9,5 | 3,5 | o. A. | ⬤ |
| Auster in Öl, abgetropft | 60 | 78 | 4,6 | 5,7 | 2,1 | o. A. | ⬤ |
| Austernpilz-Salat | 100 / Port. | 76 | 1,7 | 4,6 | 6,4 | o. A. | ⬤ |
| Avocado mit Frischkäse-Kresse-Füllung | 100 | 223 | 4,2 | 22,6 | 1,3 | o. A. | ⬤ |
| Avocado mit Frischkäse-Kresse-Füllung | 50 | 112 | 2,1 | 11,3 | 0,7 | o. A. | ⬤ |
| Avocado, frisch | 100 | 217 | 1,9 | 23,5 | 0,4 | o. A. | ⬤ |
| Avocado, frisch | 225 | 244 | 2,1 | 26,4 | 0,5 | o. A. | ⬤ |
| Avocadoaufstrich, milch- und eifrei | 100 | 136 | 1,7 | 13,6 | 2 | o. A. | ⬤ |
| Avocadoaufstrich, milch- und eifrei | 30 | 41 | 0,5 | 4,1 | 0,6 | o. A. | ⬤ |
| Avocado-Brotaufstrich | 100 | 159 | 1,7 | 16 | 2,5 | o. A. | ⬤ |
| Avocado-Brotaufstrich | 30 | 48 | 0,5 | 4,8 | 0,8 | o. A. | ⬤ |
| Avocadocremesuppe | 100 | 130 | 1,2 | 13,6 | 0,6 | o. A. | ⬤ |
| Avocadocremesuppe | 250 | 324 | 2,9 | 34,1 | 1,4 | o. A. | ⬤ |
| Avocado-Dip | 100 | 163 | 5,4 | 14,5 | 2,9 | o. A. | ⬤ |
| Avocado-Dip | 30 | 49 | 1,6 | 4,4 | 0,9 | o. A. | ⬤ |
| Avocado-Reis-Salat mit Kabeljau | 100 | 90 | 4,6 | 4 | 8,6 | 0,7 | ⬤ |
| Avocado-Reis-Salat mit Kabeljau | 250 | 225 | 11,6 | 10 | 21,6 | 1,8 | ⬤ |
| Avocados, gefüllt | 100 | 237 | 4,5 | 23,8 | 1,8 | o. A. | ⬤ |
| Avocados, gefüllt | 50 | 118 | 2,3 | 11,9 | 0,9 | o. A. | ⬤ |
| Avocadoschiffchen | 100 | 204 | 6 | 17,8 | 5,2 | o. A. | ⬤ |
| Avocadoschiffchen | 50 | 102 | 3 | 8,9 | 2,6 | o. A. | ⬤ |
| Avocado-Sesam-Salat | 100 / Port. | 239 | 3,3 | 24,4 | 2,1 | o. A. | ⬤ |
| Avocadosoufflé mit Zitrone | 100 / Port. | 196 | 4,1 | 19,4 | 1,9 | o. A. | ⬤ |
| Back-Camembert, 45 % Fett i. Tr. | 100 | 229 | 19 | 17 | + | (0) | ⬤ |
| Back-Camembert, 45 % Fett i. Tr. | 30 | 69 | 5,7 | 5,1 | + | (0) | ⬤ |

| Lebensmittel Angabe je 100 g/je Portion | Portion | Energie | Eiweiß | Fett | Kohlen-hydrate | Brot-einheit | GLYX-Ampel |
|---|---|---|---|---|---|---|---|
| | g | kcal | g | g | g | BE | |
| Baguette | 100 | 245 | 7,4 | 1,4 | 50,7 | 4,2 | 🔴 |
| Baguette | 30 | 73 | 2,2 | 0,4 | 15,2 | 1,3 | 🔴 |
| Baguette, mit gekochtem Schinken, Käse, Salat, Tomate | 100 | 225 | 13,2 | 10,3 | 19,9 | 1,7 | 🟡 |
| Baguette, mit gekochtem Schinken, Käse, Salat, Tomate | 125 | 281 | 16,4 | 12,9 | 24,9 | 2,1 | 🟡 |
| Baguette, mit Mozzarella und Tomaten | 100 | 206 | 9,4 | 8,2 | 23,7 | 2,0 | 🟡 |
| Baguette, mit Mozzarella und Tomaten | 125 | 258 | 11,8 | 10,3 | 29,6 | 2,5 | 🟡 |
| Baguette, mit Parmaschinken, Parmesan und Salat | 100 | 213 | 10,4 | 5,3 | 31 | 2,6 | 🟡 |
| Baguette, mit Parmaschinken, Parmesan und Salat | 125 | 266 | 13 | 6,6 | 38,7 | 3,2 | 🟡 |
| Baguette, mit Salami, Salat, Tomate | 100 | 250 | 10,3 | 10,7 | 28 | 2,3 | 🟡 |
| Baguette, mit Salami, Salat, Tomate | 125 | 311 | 12,9 | 13,3 | 34,9 | 2,9 | 🟡 |
| Baguettebrötchen | 100 | 245 | 7,4 | 1,4 | 50,7 | 4,2 | 🔴 |
| Baguettebrötchen | 60 | 147 | 4,5 | 0,8 | 30,4 | 2,5 | 🔴 |
| Baiser | 100 | 359 | 5,6 | 0,1 | 83,9 | 7,0 | 🔴 |
| Baiser | 25 | 90 | 1,4 | 0 | 21 | 1,8 | 🔴 |
| Baisertorte | 100 / Port. | 307 | 2,9 | 14,6 | 41 | 3,4 | 🟡 |
| Bambussprossen, frisch | 100 | 17 | 2,5 | 0,3 | 1 | o. A. | 🟢 |
| Bambussprossen, frisch | 200 | 33 | 5 | 0,6 | 1,9 | o. A. | 🟢 |
| Bambussprossen, Konserve, abgetropft | 100 | 14 | 2,2 | 0,3 | 0,6 | o. A. | 🟢 |
| Bambussprossen, Konserve, abgetropft | 200 | 27 | 4,3 | 0,5 | 1,3 | o. A. | 🟢 |
| Bambussprossen, TK | 100 | 18 | 2,8 | 0,3 | 1,1 | o. A. | 🟢 |
| Bambussprossen, TK | 200 | 37 | 5,5 | 0,7 | 2,1 | o. A. | 🟢 |
| Banane im Backteig | 100 / Port. | 150 | 4,3 | 3,5 | 25,3 | 2,1 | 🟡 |
| Banane, frisch, leicht grün | 100 / Port. | 92 | 1,2 | 0,2 | 21,4 | 1,8 | 🟢 |
| Banane, frisch, reif | 100 / Port. | 92 | 1,2 | 0,2 | 21,4 | 1,8 | 🟡 |

| Lebensmittel Angabe je 100 g/je Portion | Portion | Energie | Eiweiß | Fett | Kohlen-hydrate | Brot-einheit | GLYX-Ampel |
|---|---|---|---|---|---|---|---|
| | g | kcal | g | g | g | BE | |
| Banane, gebacken | 100 / Port. | 154 | 1,7 | 8,2 | 18,3 | 1,5 | 🟡 |
| Banane, getrocknet | 100 | 281 | 3,5 | 0,6 | 65,3 | 5,4 | 🟡 |
| Banane, getrocknet | 25 | 70 | 0,9 | 0,1 | 16,3 | 1,4 | 🟡 |
| Bananen-Aprikosen-Auflauf | 100 | 115 | 5,8 | 2,5 | 17,2 | 1,4 | 🟡 |
| Bananen-Aprikosen-Auflauf | 150 | 171 | 8,7 | 3,7 | 25,8 | 2,2 | 🟡 |
| Bananenbrot, glutenfrei | 100 | 270 | 3,8 | 10,7 | 39,5 | 3,3 | 🔴 |
| Bananenbrot, glutenfrei | 50 | 134 | 1,9 | 5,3 | 19,7 | 1,6 | 🔴 |
| Bananen-Fruchtnektar | 100 | 52 | 0,3 | 0 | 12,7 | 1,1 | 🔴 |
| Bananen-Fruchtnektar | 150 | 79 | 0,4 | 0,1 | 19,1 | 1,6 | 🔴 |
| Bananenkuchen | 100 / Port. | 340 | 7 | 13,5 | 47,6 | 4,0 | 🟡 |
| Bananenkuchen, glutenfrei | 100 / Port. | 268 | 3,4 | 8,7 | 44 | 3,7 | 🟡 |
| Bananen-Mandelcreme | 100 | 203 | 4,4 | 12,2 | 18,9 | 1,6 | 🟡 |
| Bananen-Mandelcreme | 150 | 305 | 6,7 | 18,3 | 28,3 | 2,4 | 🟡 |
| Bananenquark | 100 | 122 | 9,7 | 0,2 | 20,4 | 1,7 | 🟡 |
| Bananenquark | 125 | 153 | 12,2 | 0,3 | 25,4 | 2,1 | 🟡 |
| Bananen-Trinkjoghurt | 100 | 51 | 3,2 | 0,1 | 9,3 | 0,8 | 🟡 |
| Bananen-Trinkjoghurt | 200 | 103 | 6,3 | 0,3 | 18,7 | 1,6 | 🟡 |
| Barbecue-Grillsoße | 100 | 134 | 1,8 | 0,1 | 31,4 | 2,6 | 🔴 |
| Barbecue-Grillsoße | 50 | 67 | 0,9 | 0,1 | 15,7 | 1,3 | 🔴 |
| Bärlauch-Pesto, *Vitam* | 100 | 527 | 2,9 | 55,8 | 3,2 | o. A. | 🟢 |
| Bärlauch-Pesto, *Vitam* | 30 | 158 | 0,9 | 16,7 | 1 | o. A. | 🟢 |
| Barsch, frisch, Fischzuschnitt | 100 | 81 | 18,4 | 0,8 | + | (0) | ⚪ |
| Barsch, frisch, Fischzuschnitt | 150 | 121 | 27,6 | 1,2 | + | (0) | ⚪ |
| Barsch, geräuchert | 100 | 87 | 19,6 | 0,9 | + | (0) | ⚪ |
| Barsch, geräuchert | 60 | 51 | 11,7 | 0,5 | + | (0) | ⚪ |
| Barsch, TK | 100 | 81 | 18,4 | 0,8 | + | (0) | ⚪ |
| Barsch, TK | 150 | 121 | 27,6 | 1,2 | + | (0) | ⚪ |
| Basilikum | 100 | 40 | 3,1 | 0,8 | 5,1 | o. A. | 🟢 |
| Basilikum, 1 EL | 10 | 4 | 0,3 | 0,1 | 0,5 | o. A. | 🟢 |

B

| Lebensmittel Angabe je 100 g/je Portion | Portion g | Energie kcal | Eiweiß g | Fett g | Kohlenhydrate g | Broteinheit BE | GLYX-Ampel |
|---|---|---|---|---|---|---|---|
| Basilikumnudeln | 100 | 150 | 4,6 | 4,2 | 23,5 | 2,0 | 🟢 |
| Basilikumnudeln | 200 | 300 | 9,3 | 8,3 | 47 | 3,9 | 🟢 |
| Basilikum-Schaumsüppchen | 100 | 66 | 1,7 | 5,8 | 1,7 | o. A. | 🟢 |
| Basilikum-Schaumsüppchen | 250 | 165 | 4,2 | 14,5 | 4,3 | o. A. | 🟢 |
| Batate (Süßkartoffel), frisch | 100 | 108 | 1,6 | 0,6 | 24,1 | 2,0 | 🟢 |
| Batate (Süßkartoffel), frisch | 200 | 217 | 3,3 | 1,2 | 48,2 | 4,0 | 🟢 |
| Bauernbratwurst | 100 | 309 | 20,0 | 25,4 | 0,2 | (0) | ⚪ |
| Bauernbratwurst | 150 | 464 | 30,0 | 38,1 | 0,3 | (0) | ⚪ |
| Bauernfrühstück | 100 | 103 | 4,6 | 4,9 | 10,2 | 0,9 | 🟡 |
| Bauernfrühstück | 250 | 259 | 11,6 | 12,3 | 25,5 | 2,1 | 🟡 |
| Bauernleberwurst | 100 | 360 | 17,4 | 31,8 | 1 | (0) | ⚪ |
| Bauernleberwurst | 30 | 108 | 5,2 | 9,5 | 0,3 | (0) | ⚪ |
| Bauernomelett | 100 | 128 | 11,3 | 7,1 | 4,7 | 0,4 | 🟡 |
| Bauernomelett | 250 | 319 | 28,2 | 17,7 | 11,7 | 1,0 | 🟡 |
| Baumkuchen | 100 | 426 | 4,1 | 22,4 | 51,9 | 4,3 | 🟡 |
| Baumkuchen | 50 | 213 | 2,1 | 11,2 | 25,9 | 2,2 | 🟡 |
| Bavaria Blue, 70 % Fett i. Tr. | 100 | 413 | 13,2 | 40 | + | (0) | ⚪ |
| Bavaria Blue, 70 % Fett i. Tr. | 30 | 124 | 4 | 12 | + | (0) | ⚪ |
| Bayerische Creme | 100 | 216 | 4,4 | 15,9 | 13,7 | 1,1 | 🟡 |
| Bayerische Creme | 150 | 324 | 6,7 | 23,9 | 20,5 | 1,7 | 🟡 |
| becel Diät Brat- und Kochfett für die warme Küche | 100 | 855 | + | 95 | 0 | 0 | ⚪ |
| becel Diät Brat- und Kochfett für die warme Küche | 10 | 86 | + | 9,5 | 0 | 0 | ⚪ |
| becel Diät Für den Kaffee | 100 | 111 | 7,1 | 4,3 | 11 | 0,9 | ⚪ |
| becel Diät Für den Kaffee | 7,5 | 8 | 0,5 | 0,3 | 0,8 | (0) | ⚪ |
| becel Diät Geflügelleberwurst | 100 | 246 | 15 | 20 | 2 | 0,2 | ⚪ |
| becel Diät Geflügelleberwurst | 30 | 74 | 4,5 | 6,0 | 0,6 | 0,1 | ⚪ |
| becel Diät Kalbsleberwurst | 100 | 311 | 15 | 27 | 2 | (0) | ⚪ |
| becel Diät Kalbsleberwurst | 30 | 93 | 4,5 | 8,1 | 0,6 | (0) | ⚪ |
| becel Diät Landleberwurst | 100 | 309 | 14 | 27 | 2,5 | (0) | ⚪ |

B

| Lebensmittel Angabe je 100 g / je Portion | Portion g | Energie kcal | Eiweiß g | Fett g | Kohlen-hydrate g | Brot-einheit BE | GLYX-Ampel |
|---|---|---|---|---|---|---|---|
| becel Diät Landleberwurst | 30 | 93 | 4,2 | 8,1 | 0,8 | (0) | ○ |
| becel Diät Milde Reife | 100 | 347 | 19 | 30 | 0,3 | (0) | ○ |
| becel Diät Milde Reife | 30 | 104 | 5,7 | 9 | 0,1 | (0) | ○ |
| becel Diät Milde Reife, mit grünem Pfeffer | 100 | 347 | 19 | 30 | 0,3 | (0) | ○ |
| becel Diät Milde Reife, mit grünem Pfeffer | 30 | 104 | 5,7 | 9 | 0,1 | (0) | ○ |
| becel Diät Omega-3-Pflanzenöl | 100 | 828 | 0 | 92 | 0 | 0 | ○ |
| becel Diät Omega-3-Pflanzenöl | 10 | 83 | 0 | 9,2 | 0 | 0 | ○ |
| becel Diät Pflanzencreme | 100 | 740 | + | 82,2 | 0 | 0 | ○ |
| becel Diät Pflanzencreme | 10 | 74 | + | 8,2 | 0 | 0 | ○ |
| becel Diät Dotterfrei | 100 | 575 | 46 | 39 | 10 | 0,8 | ○ |
| becel Diät Dotterfrei | 12 | 69 | 5,5 | 4,7 | 1,2 | (0) | ○ |
| becel Diät Schmelzzart mild | 100 | 200 | 16 | 13 | 4,7 | (0) | ○ |
| becel Diät Schmelzzart mild | 30 | 60 | 4,8 | 3,9 | 1,4 | (0) | ○ |
| becel Diät Teewurst | 100 | 305 | 15 | 27 | 0,6 | (0) | ○ |
| becel Diät Teewurst | 30 | 92 | 4,5 | 8,1 | 0,2 | (0) | ○ |
| becel Diät Margarine | 100 | 540 | + | 60 | 0 | 0 | ○ |
| becel Diät Margarine, 1 EL | 10 | 54 | + | 6 | 0 | 0 | ○ |
| becel vital Diät-Halbfettmargarine | 100 | 360 | + | 40 | 0 | 0 | ○ |
| becel vital Diät-Halbfettmargarine, 1 EL | 10 | 36 | + | 4 | 0 | 0 | ○ |
| Béchamelkartoffeln | 100 | 81 | 2,2 | 2,2 | 13,1 | 1,1 | ○ |
| Béchamelkartoffeln | 250 | 201 | 5,6 | 5,4 | 32,6 | 2,7 | ○ |
| Béchamelkartoffeln, mit Schinkenwürfeln | 100 | 79 | 2,4 | 3,5 | 9,5 | 0,8 | ○ |
| Béchamelkartoffeln, mit Schinkenwürfeln | 250 | 198 | 6 | 8,8 | 23,8 | 2,0 | ○ |
| Béchamelsoße | 100 | 83 | 4,3 | 2,8 | 10,1 | 0,8 | ○ |
| Béchamelsoße | 50 | 42 | 2,2 | 1,4 | 5,1 | 0,4 | ○ |
| Beifuß | 100 | 41 | 3,5 | 0,8 | 5 | o. A. | ○ |
| Beifuß, 1 TL | 1 | 0 | 0 | 0 | 0,1 | o. A. | ○ |

| Lebensmittel Angabe je 100 g/je Portion | Portion | Energie | Eiweiß | Fett | Kohlenhydrate | Broteinheit | GLYX-Ampel |
|---|---|---|---|---|---|---|---|
| | g | kcal | g | g | g | BE | |
| Bel Paese | 100 | 373 | 25,4 | 30,2 | + | (0) | ○ |
| Bel Paese | 30 | 112 | 7,6 | 9,1 | + | (0) | ○ |
| Bergkäse, 45 % Fett i. Tr. | 100 | 386 | 28,9 | 30 | + | (0) | ○ |
| Bergkäse, 45 % Fett i. Tr. | 30 | 116 | 8,7 | 9 | + | (0) | ○ |
| Bier, alkoholarm | 100 | 55 | 0,5 | 0 | 10,9 | 0,9 | * |
| Bier, alkoholarm | 330 | 182 | 1,7 | 0 | 35,8 | 3,0 | * |
| Bier, alkoholfrei | 100 | 26 | 0,4 | 0 | 5,4 | 0,5 | ● |
| Bier, alkoholfrei | 330 | 84 | 1,3 | 0 | 17,7 | 1,5 | ● |
| Bier, Alt, Vollbier, obergärig | 100 | 41 | 0,5 | 0 | 3,5 | 0,3 | * |
| Bier, Alt, Vollbier, obergärig | 330 | 136 | 1,7 | 0 | 11,6 | 1,0 | * |
| Bier, Export, dunkel | 100 | 43 | 0,4 | 0 | 3,1 | 0,3 | * |
| Bier, Export, dunkel | 330 | 143 | 1,3 | 0 | 10,2 | 0,9 | * |
| Bier, Export, hell | 100 | 44 | 0,5 | 0 | 3,2 | 0,3 | * |
| Bier, Export, hell | 330 | 146 | 1,7 | 0 | 10,6 | 0,9 | * |
| Bier, Kölsch | 100 | 46 | 0,4 | 0 | 4,0 | 0,3 | * |
| Bier, Kölsch | 330 | 153 | 1,3 | 0 | 13,2 | 1,1 | * |
| Bier, mit Limonade | 100 | 34 | 0,3 | 0 | 5,0 | 0,4 | * |
| Bier, mit Limonade | 330 | 112 | 0,8 | 0 | 16,3 | 1,4 | * |
| Bier, Pils, hell | 100 | 42 | 0,5 | 0 | 3,1 | 0,3 | * |
| Bier, Pils, hell | 330 | 140 | 1,7 | 0 | 10,3 | 0,9 | * |
| Bier, Starkbier | 100 | 60 | 0,7 | 0 | 4,6 | 0,4 | * |
| Bier, Starkbier | 330 | 197 | 2,3 | 0 | 15,2 | 1,3 | * |
| Bierschinken | 100 | 181 | 18,3 | 11,9 | 0,2 | (0) | ○ |
| Bierschinken | 30 | 54 | 5,5 | 3,6 | + | (0) | ○ |
| Bierteig | 100 | 218 | 7,8 | 6,6 | 31,8 | 2,7 | ○ |
| Bierteig | 50 | 109 | 3,9 | 3,3 | 15,9 | 1,3 | ○ |
| Bierwurst | 100 | 254 | 13,3 | 22,2 | 0,2 | (0) | ○ |
| Bierwurst | 30 | 77 | 4 | 6,7 | 0,1 | (0) | ○ |
| Big King XXL, *Burger King* | 100 | 258 | 14,8 | 16,4 | 12,9 | 1,1 | ○ |
| Big King XXL, *Burger King* | 357 | 923 | 53 | 58,5 | 46,1 | 3,8 | ○ |
| Big King, *Burger King* | 100 | 276 | 14,5 | 16,8 | 16,7 | 1,4 | ○ |

| Lebensmittel Angabe je 100 g/je Portion | Portion | Energie | Eiweiß | Fett | Kohlen-hydrate | Brot-einheit | GLYX-Ampel |
|---|---|---|---|---|---|---|---|
| | g | kcal | g | g | g | BE | |
| Big King, *Burger King* | 200 | 547 | 28,7 | 33,3 | 33,2 | 2,8 | 🟡 |
| Big Mac, *McDonald's* | 100 | 219 | 12 | 11 | 18 | 1,5 | 🟡 |
| Big Mac, *McDonald's* | 220 | 493 | 27 | 25 | 40 | 3,3 | 🟡 |
| Birne, frisch | 100 | 54 | 0,5 | 0,3 | 12,4 | 1,0 | 🟢 |
| Birne, frisch | 140 | 76 | 0,7 | 0,4 | 17,4 | 1,5 | 🟢 |
| Birne, getrocknet | 100 | 262 | 2,4 | 1,5 | 59,8 | 5,0 | 🔴 |
| Birne, getrocknet | 25 | 66 | 0,6 | 0,4 | 14,9 | 1,2 | 🔴 |
| Birne, Konserve, abgetropft | 100 | 84 | 0,4 | 0,3 | 19,9 | 1,7 | 🔴 |
| Birne, Konserve, abgetropft | 50 | 41 | 0,2 | 0,1 | 9,9 | 0,8 | 🔴 |
| Birnen-Fruchtnektar | 100 | 67 | 0,2 | 0,1 | 16,4 | 1,4 | 🔴 |
| Birnen-Fruchtnektar | 150 | 101 | 0,3 | 0,2 | 24,6 | 2,1 | 🔴 |
| Birnen-Fruchtsaft | 100 | 56 | 0,5 | 0,3 | 12,9 | 1,1 | 🟡 |
| Birnen-Fruchtsaft | 150 | 85 | 0,8 | 0,5 | 19,4 | 1,6 | 🟡 |
| Biscotti con cioccolato, glutenfrei, Dr. Schär | 100 | 503 | 4,1 | 22,9 | 70,1 | 5,8 | 🟡 |
| Biscotti con cioccolato, glutenfrei, Dr. Schär, 1 St. | 10 | 50 | 0,4 | 2,3 | 7 | 0,6 | 🟡 |
| Biskuit-Obsttorte | 100 / Port. | 156 | 4 | 1,9 | 30,6 | 2,6 | 🟡 |
| Biskuitplätzchen | 100 | 407 | 11,3 | 6,9 | 74,9 | 6,2 | 🟡 |
| Biskuitplätzchen | 50 | 203 | 5,7 | 3,4 | 37,4 | 3,1 | 🟡 |
| Biskuitrolle, mit Joghurt und Sahne | 100 / Port. | 205 | 5,9 | 6,2 | 31,4 | 2,6 | 🟡 |
| Biskuitrolle, mit Zitrone | 100 / Port. | 225 | 5 | 9,2 | 30,6 | 2,6 | 🟡 |
| Bismarckhering, Konserve, abgetropft | 100 | 180 | 15,5 | 11,7 | 3,2 | (0) | ⚪ |
| Bismarckhering, Konserve, abgetropft | 65 | 117 | 10,1 | 7,6 | 2,1 | (0) | ⚪ |
| Blätterteig | 100 / Port. | 421 | 4 | 32,4 | 28,3 | 2,4 | 🟡 |
| Blätterteig, Grundrezept | 100 | 420 | 4 | 32,3 | 28,3 | 2,4 | 🟡 |
| Blätterteig, Grundrezept | 45 | 189 | 1,8 | 14,5 | 12,7 | 1,1 | 🟡 |
| Blätterteig, TK | 100 / Port. | 376 | 5,7 | 23,5 | 35,4 | 3,0 | 🟡 |
| Blätterteigbrötchen | 100 | 344 | 8,8 | 5,3 | 65,2 | 5,4 | 🟡 |

B

| Lebensmittel Angabe je 100 g/je Portion | Portion | Energie | Eiweiß | Fett | Kohlen-hydrate | Brot-einheit₀ | GLYX-Ampel |
|---|---|---|---|---|---|---|---|
| | g | kcal | g | g | g | BE | |
| Blätterteigbrötchen | 170 | 584 | 14,9 | 9 | 110,9 | 9,2 | 🟡 |
| Blätterteigcroissant | 100 | 510 | 7,1 | 33,6 | 44,9 | 3,7 | 🟡 |
| Blätterteigcroissant | 40 | 203 | 2,8 | 13,4 | 17,9 | 1,5 | 🟡 |
| Blätterteighörnchen | 100 | 471 | 7,8 | 27,6 | 47,9 | 4,0 | 🟡 |
| Blätterteighörnchen | 70 | 329 | 5,4 | 19,3 | 33,5 | 2,8 | 🟡 |
| Blätterteig-Kleingebäck | 100 | 364 | 2,3 | 18 | 48,1 | 4,0 | 🟡 |
| Blätterteig-Kleingebäck | 25 | 91 | 0,6 | 4,5 | 12 | 1,0 | 🟡 |
| Blattmangold, mit Knoblauch | 100 | 21 | 1,9 | 0,4 | 2,5 | o. A. | 🟢 |
| Blattmangold, mit Knoblauch | 200 | 42 | 3,8 | 0,7 | 5 | o. A. | 🟢 |
| Blattsalat, mit Kräutern und Salatöl | 100 / Port. | 62 | 1,5 | 5,4 | 1,9 | o. A. | 🟢 |
| Blattsalat, mit Schafskäse und Tomaten | 100 | 54 | 2,1 | 3,9 | 2,6 | o. A. | 🟢 |
| Blattsalat, mit Schafskäse und Tomaten | 200 | 107 | 4,2 | 7,7 | 5,3 | o. A. | 🟢 |
| Blattspinat, frisch | 100 | 15 | 2,5 | 0,3 | 0,6 | o. A. | 🟢 |
| Blattspinat, frisch | 200 | 30 | 5 | 0,6 | 1,1 | o. A. | 🟢 |
| Blattspinat, gegart, glutenfrei | 100 | 16 | 2,8 | 0,3 | 0,5 | o. A. | 🟢 |
| Blattspinat, gegart, glutenfrei | 200 | 33 | 5,6 | 0,7 | 1 | o. A. | 🟢 |
| Blattspinat, TK | 100 | 16 | 2,6 | 0,3 | 0,6 | o. A. | 🟢 |
| Blattspinat, TK | 200 | 31 | 5,3 | 0,6 | 1,1 | o. A. | 🟢 |
| Blaubeergrütze | 100 | 45 | 0,4 | 0,3 | 10,1 | 0,8 | 🔴 |
| Blaubeergrütze | 150 | 66 | 0,5 | 0,4 | 15,2 | 1,3 | 🔴 |
| Blaubeerkompott | 100 | 78 | 0,5 | 0,5 | 17,9 | 1,5 | 🔴 |
| Blaubeerkompott | 150 | 118 | 0,8 | 0,8 | 26,8 | 2,2 | 🔴 |
| Blaubeerkuchen, aus Hefeteig | 100 / Port. | 205 | 5 | 3,9 | 37,4 | 3,1 | 🟡 |
| Blauschimmelkäsesoße | 100 | 197 | 12,6 | 15 | 3 | (0) | ⚪ |
| Blauschimmelkäsesoße | 60 | 118 | 7,5 | 9 | 1,8 | (0) | ⚪ |
| Bleu d'Auvergne, 50 % Fett i. Tr. | 100 | 358 | 22,9 | 29,6 | + | (0) | ⚪ |
| Bleu d'Auvergne, 50 % Fett i. Tr. | 30 | 108 | 6,9 | 8,9 | + | (0) | ⚪ |
| Bleu de Bresse, 50 % Fett i. Tr. | 100 | 358 | 22,9 | 29,6 | + | (0) | ⚪ |

| Lebensmittel Angabe je 100 g/je Portion | Portion | Energie | Eiweiß | Fett | Kohlen-hydrate | Brot-einheit | GLYX-Ampel |
|---|---|---|---|---|---|---|---|
| | g | kcal | g | g | g | BE | |
| Bleu de Bresse, 50 % Fett i. Tr. | 30 | 108 | 6,9 | 8,9 | + | (0) | 🟢 |
| Blumenkohl, frisch | 100 | 22 | 2,5 | 0,3 | 2,3 | o. A. | 🟢 |
| Blumenkohl, frisch | 200 | 44 | 4,9 | 0,6 | 4,7 | o. A. | 🟢 |
| Blumenkohl, gedünstet, in heller Soße | 100 | 47 | 2,2 | 2,5 | 3,8 | o. A. | 🟢 |
| Blumenkohl, gedünstet, in heller Soße | 200 | 94 | 4,4 | 5,1 | 7,5 | o. A. | 🟢 |
| Blumenkohl, gedünstet, mit Béchamelsoße | 100 | 67 | 2,8 | 4,1 | 4,8 | 0,4 | 🟢 |
| Blumenkohl, gedünstet, mit Béchamelsoße | 200 | 136 | 5,6 | 8,3 | 9,7 | 0,8 | 🟢 |
| Blumenkohl, gedünstet, mit Semmelbröseln | 100 | 50 | 1,9 | 3,4 | 3 | 0,3 | 🟢 |
| Blumenkohl, gedünstet, mit Semmelbröseln | 200 | 100 | 3,8 | 6,8 | 6 | 0,5 | 🟢 |
| Blumenkohl, gesäuert | 100 | 11 | 1,3 | 0,1 | 1,1 | o. A. | 🟢 |
| Blumenkohl, gesäuert | 200 | 22 | 2,5 | 0,3 | 2,3 | o. A. | 🟢 |
| Blumenkohl, gratiniert | 100 | 76 | 3,9 | 5,1 | 3,5 | o. A. | 🟢 |
| Blumenkohl, gratiniert | 200 | 150 | 7,7 | 10,1 | 7 | o. A. | 🟢 |
| Blumenkohl, mit Käsesoße | 100 | 59 | 3 | 3,7 | 3,5 | o. A. | 🟢 |
| Blumenkohl, mit Käsesoße | 200 | 119 | 6 | 7,4 | 7 | o. A. | 🟢 |
| Blumenkohl, TK | 100 | 24 | 2,7 | 0,3 | 2,5 | o. A. | 🟢 |
| Blumenkohl, TK | 200 | 47 | 5,4 | 0,6 | 4,9 | o. A. | 🟢 |
| Blumenkohl-Apfel-Rohkost-Salat | 100 / Port. | 32 | 2,5 | 0,3 | 4,9 | o. A. | 🟢 |
| Blumenkohlcremesuppe | 100 | 52 | 2,6 | 3,1 | 3,3 | 0,3 | 🟢 |
| Blumenkohlcremesuppe | 250 | 130 | 6,4 | 7,9 | 8,2 | 0,7 | 🟢 |
| Blumenkohlcurry | 100 | 78 | 2,3 | 6,2 | 3,3 | o. A. | 🟢 |
| Blumenkohlcurry | 350 | 274 | 8 | 21,8 | 11,5 | o. A. | 🟢 |
| Blumenkohl-Paprika-Salat | 100 / Port. | 89 | 2,7 | 6,6 | 4,8 | o. A. | 🟢 |
| Blumenkohlrohkost | 100 / Port. | 67 | 2,7 | 4,5 | 4 | o. A. | 🟢 |
| Blumenkohlsalat, mit Essigmarinade | 100 / Port. | 66 | 2 | 5,6 | 1,9 | o. A. | 🟢 |
| Blumenkohlsalat, mit Mayonnaise | 100 / Port. | 66 | 2,2 | 5,6 | 1,6 | o. A. | 🟢 |

B

| Lebensmittel Angabe je 100 g/je Portion | Portion | Energie | Eiweiß | Fett | Kohlen-hydrate | Brot-einheit | GLYX-Ampel |
|---|---|---|---|---|---|---|---|
| | g | kcal | g | g | g | BE | |
| Blumenkohlsalat, mit saurer Sahne | 100 / Port. | 63 | 2,5 | 4,6 | 2,8 | o. A. | 🟢 |
| Blumenkohlsuppe | 100 | 54 | 2 | 2,9 | 4,9 | 0,4 | 🟢 |
| Blumenkohlsuppe | 250 | 134 | 4,9 | 7,3 | 12,2 | 1,0 | 🟢 |
| Blumenkohlsuppe, TP | 100 | 365 | 11 | 9 | 60 | 5,0 | 🟢 |
| Blumenkohlsuppe, TP | 25 | 92 | 2,8 | 2,3 | 15 | 1,3 | 🟢 |
| Blutwurst, Filetblutwurst | 100 | 249 | 22,4 | 17,4 | 0,6 | (0) | ⚪ |
| Blutwurst, Filetblutwurst | 30 | 74 | 6,7 | 5,2 | 0,2 | (0) | ⚪ |
| Blutwurst, Hausmacher-Blutwurst, Konserve | 100 | 348 | 15,7 | 31,4 | 0,6 | (0) | ⚪ |
| Blutwurst, Hausmacher-Blutwurst, Konserve | 30 | 104 | 4,7 | 9,4 | 0,2 | (0) | ⚪ |
| Blutwurst, Zungenblutwurst | 100 | 296 | 19,4 | 23,7 | 1,2 | (0) | ⚪ |
| Blutwurst, Zungenblutwurst | 30 | 89 | 5,8 | 7,1 | 0,4 | (0) | ⚪ |
| Bockbier, Doppelbock | 100 | 62 | 0,8 | 0 | 3,8 | 0,3 | * |
| Bockbier, Doppelbock | 330 | 206 | 2,6 | 0 | 12,5 | 1,0 | * |
| Bockbier, Eisbock | 100 | 87 | 0,8 | 0 | 3,7 | 0,3 | * |
| Bockbier, Eisbock | 330 | 288 | 2,5 | 0 | 12,1 | 1,0 | * |
| Bockbier, hell | 100 | 60 | 0,7 | 0 | 4,6 | 0,4 | * |
| Bockbier, hell | 330 | 197 | 2,3 | 0 | 15,2 | 1,3 | * |
| Bockwurst | 100 | 299 | 15,2 | 26,4 | 0,3 | (0) | ⚪ |
| Bockwurst | 125 | 374 | 19,0 | 33,0 | 0,4 | (0) | ⚪ |
| Bockwurst, mit Brötchen und Senf | 100 | 309 | 13,9 | 19,5 | 19,5 | 1,6 | 🟡 |
| Bockwurst, mit Brötchen und Senf | 180 | 556 | 25,0 | 35,1 | 35,1 | 2,9 | 🟡 |
| Bockwurst, mit Kartoffelsalat und Senf | 100 | 170 | 6,4 | 12,0 | 9,3 | 0,8 | 🟢 |
| Bockwurst, mit Kartoffelsalat und Senf | 370 | 630 | 23,7 | 44,2 | 34,4 | 2,9 | 🟡 |
| Bockwurst, mit Senf | 100 | 348 | 17,8 | 30,5 | 0,6 | (0) | ⚪ |
| Bockwurst, mit Senf | 120 | 418 | 21,3 | 36,6 | 0,8 | (0) | ⚪ |
| Bohnen, dick (Saubohnen), reif, frisch | 100 | 230 | 26,1 | 1,8 | 27,3 | 2,3 | 🟢 |
| Bohnen, dick (Saubohnen), reif, frisch | 40 | 92 | 10,4 | 0,7 | 10,9 | 0,9 | 🟢 |

| Lebensmittel Angabe je 100 g/je Portion | Portion | Energie | Eiweiß | Fett | Kohlen-hydrate | Brot-einheit | GLYX-Ampel |
|---|---|---|---|---|---|---|---|
| | g | kcal | g | g | g | BE | |
| Bohnen, dick (Saubohnen), reif, Mehl | 100 | 251 | 28,5 | 2,0 | 29,8 | 2,5 | 🟢 |
| Bohnen, dick (Saubohnen), reif, Mehl | 40 | 100 | 11,4 | 0,8 | 11,9 | 1,0 | 🟢 |
| Bohnen, dick, getrocknet | 100 | 321 | 28,1 | 2,0 | 47,6 | 4,0 | 🟢 |
| Bohnen, dick, getrocknet | 35 | 112 | 9,8 | 0,7 | 16,7 | 1,4 | 🟢 |
| Bohnen, dick, Konserve, abgetropft | 100 | 71 | 6,7 | 0,5 | 10 | 0,8 | 🟢 |
| Bohnen, dick, Konserve, abgetropft | 125 | 89 | 8,3 | 0,6 | 12,6 | 1,1 | 🟢 |
| Bohnen, dick, TK | 100 | 87 | 7,6 | 0,6 | 13 | 1,1 | 🟢 |
| Bohnen, dick, TK | 125 | 109 | 9,5 | 0,7 | 16,2 | 1,4 | 🟢 |
| Bohnen, grün, frisch | 100 | 25 | 2,4 | 0,2 | 3,2 | o. A. | 🟢 |
| Bohnen, grün, frisch | 200 | 49 | 4,8 | 0,5 | 6,4 | o. A. | 🟢 |
| Bohnen, grün, TK | 100 | 26 | 2,6 | 0,3 | 3,3 | o. A. | 🟢 |
| Bohnen, grün, TK | 200 | 53 | 5,3 | 0,5 | 6,7 | o. A. | 🟢 |
| Bohnen, milchsauer | 100 | 14 | 1,3 | 0,1 | 2 | o. A. | 🟢 |
| Bohnen, milchsauer | 200 | 28 | 2,5 | 0,3 | 4 | o. A. | 🟢 |
| Bohnen, Prunkbohnen, frisch | 100 | 83 | 7,0 | 0,5 | 12,5 | 1,0 | 🟢 |
| Bohnen, Prunkbohnen, frisch | 125 | 103 | 8,8 | 0,6 | 15,6 | 1,3 | 🟢 |
| Bohnen, Prunkbohnen, Konserve, abgetropft | 100 | 71 | 6,7 | 0,5 | 10 | 0,8 | 🟢 |
| Bohnen, Prunkbohnen, Konserve, abgetropft | 125 | 89 | 8,3 | 0,6 | 12,6 | 1,1 | 🟢 |
| Bohnen, weiß | 100 | 238 | 21,3 | 1,6 | 34,7 | 2,9 | 🟢 |
| Bohnen, weiß | 40 | 95 | 8,5 | 0,6 | 13,9 | 1,2 | 🟢 |
| Bohnen, weiß, reif, Konserve | 100 | 64 | 5,3 | 0,4 | 9,9 | 0,8 | 🟢 |
| Bohnen, weiß, reif, Konserve | 150 | 97 | 8,0 | 0,6 | 14,9 | 1,2 | 🟢 |
| Bohneneintopf, mexikanisch | 100 | 78 | 4,2 | 3,0 | 8,4 | 0,7 | 🟢 |
| Bohneneintopf, mexikanisch | 250 | 194 | 10,5 | 7,6 | 21,1 | 1,8 | 🟢 |
| Bohneneintopf, weiß, mit Rindfleisch | 100 | 108 | 7,1 | 4,2 | 10,5 | 0,9 | 🟢 |
| Bohneneintopf, weiß, mit Rindfleisch | 250 | 269 | 17,7 | 10,5 | 26,2 | 2,2 | 🟢 |
| Bohneneintopf, Westfälischer | 100 | 58 | 4,6 | 1,6 | 6,4 | 0,5 | 🟢 |

B

| Lebensmittel Angabe je 100 g/je Portion | Portion | Energie | Eiweiß | Fett | Kohlen-hydrate | Brot-einheit | GLYX-Ampel |
|---|---|---|---|---|---|---|---|
| | g | kcal | g | g | g | BE | |
| Bohneneintopf, Westfälischer | 250 | 146 | 11,5 | 4,0 | 16,1 | 1,3 | 🟢 |
| Bohnenkraut | 100 | 48 | 1,1 | 1,0 | 8,8 | o. A. | 🟢 |
| Bohnenkraut, 1 TL | 1 | 1 | 0,0 | 0,0 | 0,1 | o. A. | 🟢 |
| Bohnensprossen, frisch | 100 | 40 | 3,5 | 0,3 | 5,8 | 0,5 | 🟢 |
| Bohnensprossen, frisch | 200 | 80 | 7,0 | 0,6 | 11,6 | 1,0 | 🟢 |
| Bohnensülze, mit Pellkartoffeln | 100 | 56 | 2,9 | 1,4 | 8,1 | 0,7 | 🟡 |
| Bohnensülze, mit Pellkartoffeln | 350 | 197 | 10,0 | 4,9 | 28,2 | 2,4 | 🟡 |
| Bohnensuppe, grün | 100 | 46 | 2,1 | 2,8 | 2,9 | o. A. | 🟢 |
| Bohnensuppe, grün | 250 | 114 | 5,3 | 7,1 | 7,2 | o. A. | 🟢 |
| Bohnensuppe, mit Fleischwursteinlage | 100 | 75 | 4,8 | 3,4 | 6,4 | 0,5 | 🟢 |
| Bohnensuppe, mit Fleischwursteinlage | 250 | 188 | 12,1 | 8,4 | 16,1 | 1,3 | 🟢 |
| Bohnensuppe, serbisch | 100 | 65 | 3,4 | 2,6 | 6,9 | 0,6 | 🟢 |
| Bohnensuppe, serbisch | 250 | 162 | 8,5 | 6,6 | 17,1 | 1,4 | 🟢 |
| Bohnensuppe, serbisch, Konserve | 100 | 60 | 3,3 | 2,6 | 5,9 | 0,5 | 🟢 |
| Bohnensuppe, serbisch, Konserve | 250 | 151 | 8,4 | 6,5 | 14,8 | 1,2 | 🟢 |
| Bohnensuppe, sommerliche (grüne Bohnen) | 100 | 57 | 1,6 | 4,4 | 2,8 | o. A. | 🟢 |
| Bohnensuppe, sommerliche (grüne Bohnen) | 250 | 143 | 3,9 | 11,1 | 7,1 | o. A. | 🟢 |
| Bohnensuppe, weiß, mit Fleisch | 100 | 62 | 5,7 | 1,4 | 6,6 | 0,6 | 🟢 |
| Bohnensuppe, weiß, mit Fleisch | 250 | 153 | 14,2 | 3,5 | 16,4 | 1,4 | 🟢 |
| Bohnentopf, energiereduziert | 100 | 66 | 2,3 | 3,5 | 6,2 | 0,5 | 🟢 |
| Bohnentopf, energiereduziert | 250 | 165 | 5,9 | 8,9 | 15,4 | 1,3 | 🟢 |
| Bonbon | 100 | 385 | 0,5 | 0,3 | 95 | 7,9 | 🟠 |
| Bonbon, 1 St. | 5 | 20 | 0,0 | 0,0 | 4,8 | 0,4 | 🟠 |
| Bonbon, Gummibonbon | 100 | 184 | 1,0 | + | 45 | 3,8 | 🟠 |
| Bonbon, Gummibonbon, 1 St. | 20 | 37 | 0,2 | + | 9 | 0,8 | 🟠 |
| Bonbon, Gummibonbon, glutenfrei | 100 | 184 | 1,0 | »+ | 45 | 3,8 | 🟠 |

B

| Lebensmittel Angabe je 100 g/je Portion | Portion | Energie | Eiweiß | Fett | Kohlen-hydrate | Brot-einheit | GLYX-Ampel |
|---|---|---|---|---|---|---|---|
| | g | kcal | g | g | g | BE | |
| Bonbon, Gummibonbon, glutenfrei, 1 St. | 15 | 28 | 0,2 | + | 6,8 | 0,6 | 🟠 |
| Bonbon, Gummibonbon, mit Fruchtessenz | 100 | 184 | 1,0 | + | 45 | 3,8 | 🟠 |
| Bonbon, Gummibonbon, mit Fruchtessenz, 1 St. | 15 | 28 | 0,2 | + | 6,8 | 0,6 | 🟠 |
| Bonbon, Pfefferminz | 100 | 400 | 0,5 | 0,7 | 98 | 8,2 | 🟠 |
| Bonbon, Pfefferminz, 1 St. | 5 | 20 | 0,0 | 0,0 | 4,9 | 0,4 | 🟠 |
| Bonbon, Weichkaramelle | 100 | 448 | 2,1 | 17,2 | 71,1 | 5,9 | 🟠 |
| Bonbon, Weichkaramelle, 1 St. | 5 | 23 | 0,1 | 0,9 | 3,6 | 0,3 | 🟠 |
| Bouillabaisse | 100 | 79 | 9,1 | 4,2 | 1,3 | (0) | ⚪ |
| Bouillabaisse | 250 | 199 | 22,7 | 10,6 | 3,3 | (0) | ⚪ |
| Bouillonkartoffeln | 100 | 51 | 2 | 0,7 | 9,2 | 0,8 | 🟠 |
| Bouillonkartoffeln | 200 | 102 | 4 | 1,4 | 18,4 | 1,5 | 🟠 |
| Brandteig | 100 / Port. | 202 | 6,4 | 12,6 | 15,7 | 1,3 | 🟡 |
| Bratensoße, Trockenpulver | 100 | 148 | 17 | 4 | 11 | 0,9 | 🟠 |
| Bratensoße, Trockenpulver, 1 TL | 5 | 8 | 0,9 | 0,2 | 0,6 | 0,1 | 🟠 |
| Brathering | 100 | 204 | 16,8 | 15,2 | + | (0) | ⚪ |
| Brathering | 75 | 153 | 12,6 | 11,4 | + | (0) | ⚪ |
| Bratkartoffeln | 100 | 103 | 1,8 | 4,8 | 13,1 | 1,1 | 🟡 |
| Bratkartoffeln | 200 | 206 | 3,7 | 9,6 | 26,1 | 2,2 | 🟡 |
| Bratkartoffeln, mit Speck und Zwiebeln | 100 | 102 | 2,8 | 4,7 | 12,2 | 1,0 | 🟡 |
| Bratkartoffeln, mit Speck und Zwiebeln | 200 | 204 | 5,6 | 9,4 | 24,3 | 2,0 | 🟡 |
| Bratlinge, mit Lauch-Karotten-Gemüse | 100 | 85 | 2,7 | 3,8 | 10 | 0,8 | 🟢 |
| Bratlinge, mit Lauch-Karotten-Gemüse | 150 | 127 | 4,1 | 5,7 | 15 | 1,3 | 🟢 |
| Bratlinge, vegetarisch, TK | 100 | 147 | 11,0 | 8,1 | 7,6 | 0,6 | 🟢 |
| Bratlinge, vegetarisch, TK | 150 | 220 | 16,5 | 12,1 | 11,4 | 1,0 | 🟢 |
| Bratwurst | 100 | 286 | 12,6 | 26 | 0,3 | (0) | ⚪ |
| Bratwurst | 150 | 428 | 18,9 | 38,9 | 0,5 | (0) | ⚪ |

| Lebensmittel Angabe je 100 g/je Portion | Portion | Energie | Eiweiß | Fett | Kohlen-hydrate | Brot-einheit | GLYX-Ampel |
|---|---|---|---|---|---|---|---|
| | g | kcal | g | g | g | BE | |
| Bratwurst, Curry- | 100 | 276 | 12,2 | 25,1 | 0,3 | (0) | ⚪ |
| Bratwurst, Curry- | 150 | 414 | 18,3 | 37,6 | 0,5 | (0) | ⚪ |
| Bratwurst, geräuchert | 100 | 290 | 20,7 | 22,9 | 0,2 | (0) | ⚪ |
| Bratwurst, geräuchert | 150 | 435 | 31,0 | 34,4 | 0,3 | (0) | ⚪ |
| Bratwurst, grob, Schweinsbratwurst | 100 | 317 | 16,3 | 27,8 | 0,3 | (0) | ⚪ |
| Bratwurst, grob, Schweinsbratwurst | 150 | 475 | 24,4 | 41,7 | 0,4 | (0) | ⚪ |
| Bratwurst, mit Brötchen und Senf | 100 | 265 | 10,7 | 16,9 | 17,7 | 1,5 | 🟡 |
| Bratwurst, mit Brötchen und Senf | 200 | 530 | 21,3 | 33,7 | 35,4 | 3,0 | 🟡 |
| Bratwurst, mit Kartoffelsalat und Senf | 100 | 155 | 5,2 | 11,0 | 8,9 | 0,7 | 🟡 |
| Bratwurst, mit Kartoffelsalat und Senf | 350 | 544 | 18,1 | 38,6 | 31,1 | 2,6 | 🟡 |
| Bratwurst, mit Senf | 100 | 276 | 12,3 | 24,9 | 0,6 | 0,1 | ⚪ |
| Bratwurst, mit Senf | 150 | 414 | 18,5 | 37,4 | 0,8 | 0,1 | ⚪ |
| Bratwurst, Polnische | 100 | 306 | 19,6 | 25,2 | 0,3 | (0) | ⚪ |
| Bratwurst, Polnische | 150 | 459 | 29,3 | 37,8 | 0,4 | (0) | ⚪ |
| Bratwurst, Rheinische | 100 | 276 | 12,2 | 25,1 | 0,3 | (0) | ⚪ |
| Bratwurst, Rheinische | 150 | 413 | 18,3 | 37,6 | 0,4 | (0) | ⚪ |
| Bratwurst, Rostbratwurst | 100 | 333 | 16,5 | 29,5 | 0,3 | (0) | ⚪ |
| Bratwurst, Rostbratwurst | 150 | 499 | 24,8 | 44,2 | 0,4 | (0) | ⚪ |
| Braunschweiger Mettwurst | 100 | 369 | 20,1 | 31,9 | 0,2 | 0 | ⚪ |
| Braunschweiger Mettwurst | 30 | 111 | 6,0 | 9,6 | 0,1 | 0 | ⚪ |
| Brechbohnen-Eintopf, mit Räucherspeck und Fleisch | 100 | 79 | 4,8 | 4,3 | 5,2 | 0,4 | 🟢 |
| Brechbohnen-Eintopf, mit Räucherspeck und Fleisch | 250 | 197 | 11,9 | 10,8 | 13,1 | 1,1 | 🟢 |
| Brennnessel, frisch | 100 | 48 | 5,5 | 0,7 | 4,8 | o. A. | 🟢 |
| Brennnessel, frisch, 1 EL | 4 | 2 | 0,2 | 0,0 | 0,2 | o. A. | 🟢 |
| Brie, 50 % Fett i. Tr. | 100 | 342 | 22,6 | 27,9 | 0,1 | (0) | ⚪ |
| Brie, 50 % Fett i. Tr. | 30 | 103 | 6,8 | 8,4 | + | (0) | ⚪ |
| Brie, 70 % Fett i. Tr. | 100 | 413 | 13,2 | 40,0 | + | (0) | ⚪ |

| Lebensmittel Angabe je 100 g/je Portion | Portion | Energie | Eiweiß | Fett | Kohlen-hydrate | Brot-einheit | GLYX-Ampel |
|---|---|---|---|---|---|---|---|
| | g | kcal | g | g | g | BE | |
| Brie, 70 % Fett i. Tr. | 30 | 124 | 4,0 | 12,0 | + | (0) | ⚪ |
| Broccoli, frisch | 100 | 25 | 3,3 | 0,2 | 2,5 | o. A. | 🟢 |
| Broccoli, frisch | 200 | 50 | 6,6 | 0,4 | 5 | o. A. | 🟢 |
| Broccoli, mit Béchamelsoße | 100 | 68 | 3,2 | 4,0 | 4,8 | 0,4 | 🟢 |
| Broccoli, mit Béchamelsoße | 200 | 137 | 6,4 | 8,0 | 9,7 | 0,8 | 🟢 |
| Broccoli, mit gerösteten Mandelblättchen | 100 | 53 | 3,9 | 3,0 | 2,7 | 0,2 | 🟢 |
| Broccoli, mit gerösteten Mandelblättchen | 200 | 106 | 7,9 | 5,9 | 5,3 | 0,4 | 🟢 |
| Broccoli, mit Semmelbröseln | 100 | 123 | 5,3 | 8,9 | 5,5 | 0,5 | 🟢 |
| Broccoli, mit Semmelbröseln | 200 | 246 | 10,6 | 17,8 | 10,9 | 0,9 | 🟢 |
| Broccoli, TK | 100 | 27 | 3,6 | 0,2 | 2,6 | o. A. | 🟢 |
| Broccoli, TK | 200 | 54 | 7,3 | 0,4 | 5,3 | o. A. | 🟢 |
| Broccolicremesuppe | 100 | 37 | 1,6 | 1,6 | 3,9 | 0,3 | 🟢 |
| Broccolicremesuppe | 250 | 91 | 3,9 | 4,0 | 9,8 | 0,8 | 🟢 |
| Broccoligratin | 100 | 59 | 3,7 | 3,1 | 4,2 | 0,4 | 🟢 |
| Broccoligratin | 200 | 118 | 7,3 | 6,2 | 8,4 | 0,7 | 🟢 |
| Broccoli-Kartoffel-Gratin | 100 | 66 | 3,7 | 1,9 | 8,6 | 0,7 | 🟢 |
| Broccoli-Kartoffel-Gratin | 350 | 231 | 12,9 | 6,6 | 30 | 2,5 | 🟢 |
| Brombeere, frisch | 100 | 25 | 1,2 | 1,0 | 2,7 | 0,2 | 🟢 |
| Brombeere, frisch | 125 | 34 | 1,8 | 1,5 | 3,4 | 0,3 | 🟢 |
| Brombeere, Konserve, abgetropft | 100 | 68 | 1,0 | 0,8 | 14,3 | 1,2 | 🔴 |
| Brombeere, Konserve, abgetropft | 125 | 88 | 1,5 | 1,2 | 17,9 | 1,5 | 🔴 |
| Brombeere, TK | 100 | 26 | 1,3 | 1,1 | 2,8 | 0,2 | 🟢 |
| Brombeere, TK | 125 | 36 | 1,9 | 1,6 | 3,5 | 0,3 | 🟢 |
| Brombeer-Fruchtsaft | 100 | 38 | 0,3 | 0,6 | 7,8 | 0,7 | 🟡 |
| Brombeer-Fruchtsaft | 150 | 57 | 0,45 | 0,9 | 11,7 | 1,1 | 🟡 |
| Brotsuppe, mit Schwarzbrot | 100 | 87 | 2,5 | 6,1 | 5,6 | 0,5 | 🔴 |
| Brotsuppe, mit Schwarzbrot | 250 | 219 | 6,2 | 15,3 | 14,1 | 1,2 | 🔴 |
| Brühe, gekörnt | 100 | 148 | 17 | 4 | 11 | 0,9 | ⚪ |
| Brühe, gekörnt, 1 TL | 3 | 3 | 0,5 | 0,1 | 0 | 0 | ⚪ |

B

| Lebensmittel Angabe je 100 g/je Portion | Portion | Energie | Eiweiß | Fett | Kohlen- hydrate | Brot- einheit | GLYX-Ampel |
|---|---|---|---|---|---|---|---|
| | g | kcal | g | g | g | BE | |
| Brühe, instant | 100 | 148 | 17 | 4 | 11 | 0,9 | ⚪ |
| Brühe, instant, 1 TL | 3 | 4 | 0,5 | 0,1 | 0,3 | 0,0 | ⚪ |
| Brühwürfel, fettreich | 100 | 320 | 13,1 | 26,0 | 8,5 | 0,7 | ⚪ |
| Brühwürfel, fettreich, 1 St. | 5 | 16 | 0,7 | 1,3 | 0,4 | 0 | ⚪ |
| Brühwurst | 100 | 299 | 15,2 | 26,4 | 0,3 | (0) | ⚪ |
| Brühwurst | 30 | 90 | 4,6 | 7,9 | 0,1 | (0) | ⚪ |
| Brunnenkresse, frisch | 100 | 17 | 1,6 | 0,3 | 2 | (0) | 🟢 |
| Brunnenkresse, frisch, 1 EL | 15 | 3 | 0,2 | 0,1 | 0,3 | (0) | 🟢 |
| Buchteln, aus Hefeteig, fettreich | 100 / Port. | 348 | 6,4 | 14,1 | 48,8 | 4,1 | 🟡 |
| Buchweizen, Vollkorn | 100 | 336 | 9,1 | 1,7 | 71 | 5,9 | 🟡 |
| Buchweizen, Vollkorn | 30 | 101 | 2,7 | 0,5 | 21,3 | 1,8 | 🟡 |
| Buchweizenbrot | 100 | 231 | 6,9 | 1,7 | 47,1 | 3,9 | 🟡 |
| Buchweizenbrot | 50 | 116 | 3,4 | 0,8 | 23,6 | 2,0 | 🟡 |
| Buchweizenbrot, glutenfrei | 100 | 186 | 6,4 | 4,1 | 30,7 | 2,6 | 🟡 |
| Buchweizenbrot, glutenfrei | 50 | 93 | 3,2 | 2,1 | 15,4 | 1,3 | 🟡 |
| Buchweizenbrötchen | 100 | 243 | 7,3 | 1,8 | 49,6 | 4,1 | 🟡 |
| Buchweizenbrötchen | 50 | 122 | 3,6 | 0,9 | 24,8 | 2,1 | 🟡 |
| Buchweizencrêpe, mit Mangoldfüllung | 100 / Port. | 139 | 5,6 | 9,7 | 7,4 | 0,6 | 🟡 |
| Buchweizengnocchi | 100 / Port. | 201 | 3,6 | 9,5 | 25,2 | 2,1 | 🟡 |
| Buchweizengrieß oder -grütze | 100 | 335 | 7,5 | 1,6 | 72,6 | 6,1 | 🟢 |
| Buchweizengrieß oder -grütze | 30 | 100 | 2,3 | 0,5 | 21,8 | 1,8 | 🟢 |
| Buchweizenmehl, hell | 100 | 341 | 5,1 | 0,8 | 78,3 | 6,5 | 🟡 |
| Buchweizenmehl, hell | 30 | 102 | 1,5 | 0,2 | 23,5 | 2,0 | 🟡 |
| Buchweizenmehltorte, aus Biskuitmasse | 100 / Port. | 282 | 4,6 | 13,5 | 35,6 | 3,0 | 🟡 |
| Buchweizenpfannkuchen | 100 / Port. | 124 | 2,5 | 0,4 | 27,5 | 2,3 | 🟡 |
| Buchweizenplinsen, glutenfrei | 100 / Port. | 122 | 2,9 | 3,2 | 20,3 | 1,7 | 🟡 |
| Buchweizenpuffer | 100 / Port. | 128 | 3,7 | 5,4 | 16,1 | 1,3 | 🟡 |

| Lebensmittel Angabe je 100 g/je Portion | Portion g | Energie kcal | Eiweiß g | Fett g | Kohlen-hydrate g | Brot-einheit BE | GLYX-Ampel |
|---|---|---|---|---|---|---|---|
| Buchweizensalat | 100 / Port. | 159 | 2,9 | 5,3 | 24,8 | 2,1 | 🟡 |
| Buchweizenschrot | 100 | 336 | 9,1 | 1,7 | 71 | 5,9 | 🟢 |
| Buchweizenschrot | 30 | 101 | 2,7 | 0,5 | 21,3 | 1,8 | 🟢 |
| Buchweizenvollkornbrot | 100 | 212 | 7,1 | 1,4 | 42,8 | 3,6 | 🟡 |
| Buchweizenvollkornbrot | 50 | 106 | 3,6 | 0,7 | 21,4 | 1,8 | 🟡 |
| Buchweizen-Vollkornmehl | 100 | 336 | 10,9 | 2,7 | 67,1 | 5,6 | 🟡 |
| Buchweizen-Vollkornmehl | 30 | 101 | 3,3 | 0,8 | 20,1 | 1,7 | 🟡 |
| Buchweizenwaffeln | 100 / Port. | 178 | 5,7 | 4,1 | 29,5 | 2,5 | 🟡 |
| Bulgur | 100 | 321 | 9,0 | 1,0 | 68,9 | 5,7 | 🟢 |
| Bulgur | 30 | 96 | 2,7 | 0,3 | 20,7 | 1,7 | 🟢 |
| Bulgur-Tomaten-Salat | 100 / Port. | 73 | 2,0 | 1,4 | 13,3 | 1,1 | 🟢 |
| Burgunder Rotwein | 100 | 78 | 0,2 | 0 | 2,5 | 0,2 | ★ |
| Burgunder Rotwein | 200 | 157 | 0,4 | 0 | 5,1 | 0,4 | ★ |
| Buschbohnen, grün, frisch | 100 | 25 | 2,4 | 0,2 | 3,2 | o. A. | 🟢 |
| Buschbohnen, grün, frisch | 200 | 49 | 4,8 | 0,5 | 6,4 | o. A. | 🟢 |
| Buschbohnen, grün, Konserve, abgetropft | 100 | 21 | 2,2 | 0,2 | 2,5 | o. A. | 🟢 |
| Buschbohnen, grün, Konserve, abgetropft | 200 | 42 | 4,4 | 0,4 | 5 | o. A. | 🟢 |
| Butter, halbfett | 100 | 388 | 4,0 | 39,8 | 3,5 | (0) | ⚪ |
| Butter, halbfett, 1 EL | 10 | 39 | 0,4 | 4 | 0,4 | (0) | ⚪ |
| Butter, Markenbutter, Süß- und Sauerrahm, 1 EL | 100 | 754 | 0,7 | 83,2 | 0,7 | (0) | ⚪ |
| Butter, Markenbutter, Süß- und Sauerrahm | 10 | 75 | 0,1 | 8,2 | 0,1 | (0) | ⚪ |
| Butter, mit Knoblauch, 62 % Fett | 100 | 578 | 4,5 | 62,0 | 0,5 | (0) | ⚪ |
| Butter, mit Knoblauch, 62 % Fett, 1 EL | 10 | 58 | 0,5 | 6,2 | 0,1 | (0) | ⚪ |
| Butter, mit Kräutern, 73 % Fett | 100 | 661 | 0,6 | 73,0 | 0,5 | (0) | ⚪ |
| Butter, mit Kräutern, 73 % Fett, 1 EL | 10 | 66 | 0,1 | 7,3 | 0,1 | (0) | ⚪ |
| Buttercremetorte, aus Biskuitmasse | 100 / Port. | 317 | 4,1 | 19,4 | 31,4 | 2,6 | 🟡 |

B

| Lebensmittel Angabe je 100 g/je Portion | Portion | Energie | Eiweiß | Fett | Kohlen-hydrate | Brot-einheit | GLYX-Ampel |
|---|---|---|---|---|---|---|---|
| | g | kcal | g | g | g | BE | |
| Buttergebäck, aus Mürbeteig | 100 | 494 | 6,2 | 25,6 | 59,6 | 5,0 | 🟡 |
| Buttergebäck, aus Mürbeteig | 50 | 247 | 3,1 | 12,8 | 29,8 | 2,5 | 🟡 |
| Butterhörnchen, aus Hefeteig | 100 | 299 | 7,0 | 8,8 | 48,1 | 4,0 | 🟡 |
| Butterhörnchen, aus Hefeteig | 50 | 150 | 3,5 | 4,4 | 24,1 | 2,0 | 🟡 |
| Butterkäse, 30 % Fett i. Tr. | 100 | 244 | 26,3 | 15,4 | + | (0) | ⚪ |
| Butterkäse, 30 % Fett i. Tr. | 30 | 73 | 7,9 | 4,6 | + | (0) | ⚪ |
| Butterkäse, 60 % Fett i. Tr. | 100 | 380 | 17 | 34,7 | + | (0) | ⚪ |
| Butterkäse, 60 % Fett i. Tr. | 30 | 114 | 5,1 | 10,4 | + | (0) | ⚪ |
| Butterkeks, *Leibniz* | 100 | 428 | 8,2 | 11,0 | 74 | 6,2 | 🟡 |
| Butterkeks, *Leibniz*, 1 St. | 6 | 26 | 0,5 | 0,7 | 4,4 | 0,4 | 🟡 |
| Butterkeks, 30% weniger Zucker, *Leibniz* | 100 | 418 | 8,7 | 9,7 | 74 | 6,2 | 🟡 |
| Butterkeks, 30% weniger Zucker, *Leibniz*, 1 St. | 6 | 25 | 0,5 | 0,6 | 4,4 | 0,4 | 🟡 |
| Butterkeks, Vollkorn, *Leibniz* | 100 | 421 | 8,5 | 15,0 | 63 | 5,3 | 🟡 |
| Butterkeks, Vollkorn, *Leibniz*, 1 St. | 7 | 30 | 0,6 | 1,1 | 4,4 | 0,4 | 🟡 |
| Butterkuchen, aus Hefeteig, fettreich | 100 / Port. | 375 | 6,1 | 18,2 | 46,9 | 3,9 | 🟡 |
| Buttermilch | 100 | 33 | 3,2 | 0,5 | 4 | 0,3 | 🟢 |
| Buttermilch | 150 | 50 | 4,8 | 0,8 | 6 | 0,5 | 🟢 |
| Buttermilch, Bananen- | 100 | 45 | 2,8 | 0,4 | 7,5 | 0,6 | 🟢 |
| Buttermilch, Bananen- | 200 | 91 | 5,6 | 0,9 | 15 | 1,3 | 🟢 |
| Buttermilch, mit Früchten | 100 | 71 | 2,8 | 0,5 | 14 | 1,2 | 🟡 |
| Buttermilch, mit Früchten | 150 | 107 | 4,2 | 0,7 | 21,1 | 1,8 | 🟡 |
| Buttermilch, mit Fruchtzubereitung | 100 | 72 | 2,8 | 0,4 | 14,2 | 1,2 | 🔴 |
| Buttermilch, mit Frucht-zubereitung | 150 | 108 | 4,1 | 0,7 | 21,3 | 1,8 | 🔴 |
| Butterpilz, frisch | 100 | 11 | 1,7 | 0,4 | 0,3 | o. A. | 🟢 |
| Butterpilz, frisch | 200 | 22 | 3,4 | 0,7 | 0,6 | o. A. | 🟢 |
| Butterpilz, getrocknet | 100 | 116 | 17,6 | 3,7 | 3,1 | o. A. | 🟢 |
| Butterpilz, getrocknet | 25 | 29 | 4,4 | 0,9 | 0,8 | o. A. | 🟢 |
| Butterpilz, Konserve, abgetropft | 100 | 11 | 1,6 | 0,3 | 0,3 | o. A. | 🟢 |

| Lebensmittel Angabe je 100 g/je Portion | Portion | Energie | Eiweiß | Fett | Kohlen-hydrate | Brot-einheit | GLYX-Ampel |
|---|---|---|---|---|---|---|---|
| | g | kcal | g | g | g | BE | |
| Butterpilz, Konserve, abgetropft | 200 | 21 | 3,2 | 0,7 | 0,5 | o. A. | 🟢 |
| Butterschmalz | 100 | 897 | 0,3 | 99,5 | 0 | 0 | ⚪ |
| Butterschmalz, 1 EL | 10 | 90 | 0,0 | 10,0 | 0 | 0 | ⚪ |

**C**

| Lebensmittel Angabe je 100 g/je Portion | Portion | Energie | Eiweiß | Fett | Kohlen-hydrate | Brot-einheit | GLYX-Ampel |
|---|---|---|---|---|---|---|---|
| Cambozola, 70 % Fett i. Tr. | 100 | 413 | 13,2 | 40 | + | (0) | ⚪ |
| Cambozola, 70 % Fett i. Tr. | 30 | 124 | 4 | 12 | + | (0) | ⚪ |
| Camembert, 30 % Fett i. Tr. | 100 | 216 | 23,5 | 13,5 | + | (0) | ⚪ |
| Camembert, 30 % Fett i. Tr. | 30 | 65 | 7,1 | 4,1 | + | (0) | ⚪ |
| Camembert, 45 % Fett i. Tr. | 100 | 285 | 21 | 22,3 | 0,1 | (0) | ⚪ |
| Camembert, 45 % Fett i. Tr. | 30 | 86 | 6,3 | 6,7 | + | (0) | ⚪ |
| Camembert, 60 % Fett i. Tr. | 100 | 378 | 17,9 | 34 | + | (0) | ⚪ |
| Camembert, 60 % Fett i. Tr. | 30 | 113 | 5,4 | 10,2 | + | (0) | ⚪ |
| Cannelloni, mit Spinat- und Tomatenfüllung | 100 | 125 | 5,2 | 7,7 | 8,4 | 0,7 | 🟡 |
| Cannelloni, mit Spinat- und Tomatenfüllung | 350 | 436 | 18,2 | 26,9 | 29,4 | 2,5 | 🟡 |
| Cannelloni al gratin, mit Fleischfüllung, überbacken | 100 | 147 | 8,9 | 5,2 | 16,1 | 1,3 | 🟡 |
| Cannelloni al gratin, mit Fleischfüllung, überbacken | 350 | 515 | 31 | 18 | 56,4 | 4,7 | 🟡 |
| Cannelloni alla napoletana, mit Sardellen-Tomatenfüllung | 100 | 137 | 6,4 | 7,8 | 10,3 | 0,9 | 🟡 |
| Cannelloni alla napoletana, mit Sardellen-Tomatenfüllung | 350 | 481 | 22,4 | 27,2 | 35,9 | 3,0 | 🟡 |
| Cannellini-Bohnen, TP | 100 | 227 | 15 | 0,8 | 40 | 3,3 | 🟡 |
| Cannellini-Bohnen, TP | 50 | 114 | 7,5 | 0,4 | 20 | 1,7 | 🟡 |
| Cannellini-Bohnen, in Dosen | 100 | 83 | 5,2 | 0,3 | 14,9 | 1,2 | 🟡 |
| Cappuccino, cremig zart, verzehrfertig, *Nescafé* | 100 | 41 | 1,1 | 1,6 | 5,6 | 0,5 | 🟠 |
| Cappuccino, cremig zart, verzehrfertig, *Nescafé* | 150 | 62 | 1,6 | 2,4 | 8,4 | 0,7 | 🟠 |
| Cappuccino, ungesüßt, verzehrfertig | 100 | 51 | 2,7 | 1,7 | 6,2 | 0,5 | 🟠 |
| Cappuccino, ungesüßt, verzehrfertig | 150 | 77 | 4,1 | 2,6 | 9,3 | 0,8 | 🟠 |

B
C

| Lebensmittel Angabe je 100 g/je Portion | Portion | Energie | Eiweiß | Fett | Kohlen-hydrate | Brot-einheit | GLYX-Ampel |
|---|---|---|---|---|---|---|---|
| | g | kcal | g | g | g | BE | |
| Cashewnuss, frisch | 100 | 568 | 17,5 | 42,2 | 30,5 | 2,5 | 🟢 |
| Cashewnuss, frisch | 30 | 170 | 5,3 | 12,7 | 9,2 | 0,8 | 🟢 |
| Cashewnuss, geröstet | 100 | 600 | 16,2 | 48,2 | 25,3 | 2,1 | 🟢 |
| Cashewnuss, geröstet | 30 | 181 | 4,9 | 14,5 | 7,6 | 0,6 | 🟢 |
| Cashewnuss, geröstet, gesalzen | 100 | 588 | 15,8 | 47,3 | 24,8 | 2,1 | 🟢 |
| Cashewnuss, geröstet, gesalzen | 30 | 177 | 4,8 | 14,2 | 7,4 | 0,6 | 🟢 |
| Cervelatwurst | 100 | 369 | 20,1 | 32,4 | 0,3 | (0) | ⚪ |
| Cervelatwurst | 30 | 111 | 6 | 9,7 | 0,1 | (0) | ⚪ |
| Cervelatwurst, Gänsefleisch | 100 | 341 | 21,5 | 28,5 | 0,3 | (0) | ⚪ |
| Cervelatwurst, Gänsefleisch | 30 | 102 | 6,4 | 8,6 | 0,1 | (0) | ⚪ |
| Cervelatwurst, Lammfleisch | 100 | 345 | 19,6 | 29,8 | 0,4 | (0) | ⚪ |
| Cervelatwurst, Lammfleisch | 30 | 103 | 5,9 | 8,9 | 0,1 | (0) | ⚪ |
| Champagner | 100 / Port. | 83 | 0,2 | 0 | 5,1 | 0,4 | * |
| Champagner, trocken | 100 / Port. | 83 | 0,2 | 0 | 5,1 | 0,4 | * |
| Champignon, frisch | 100 | 15 | 2,7 | 0,2 | 0,6 | o. A. | 🟢 |
| Champignon, frisch | 200 | 31 | 5,5 | 0,5 | 1,1 | o. A. | 🟢 |
| Champignon, getrocknet | 100 | 211 | 38,1 | 3,3 | 7,8 | o. A. | 🟢 |
| Champignon, getrocknet | 25 | 53 | 9,5 | 0,8 | 2 | o. A. | 🟢 |
| Champignon, Konserve, abgetropft | 100 | 14 | 2,6 | 0,2 | 0,5 | o. A. | 🟢 |
| Champignon, Konserve, abgetropft | 200 | 29 | 5,2 | 0,5 | 1 | o. A. | 🟢 |
| Champignon, TK | 100 | 19 | 3,4 | 0,3 | 0,7 | o. A. | 🟢 |
| Champignon, TK | 200 | 37 | 6,7 | 0,6 | 1,4 | o. A. | 🟢 |
| Champignoncremesuppe, *Maggi*, TP | 100 | 492 | 7,3 | 30,1 | 48,1 | 4,0 | 🟡 |
| Champignoncremesuppe, *Maggi*, TP für 1 Teller (250 ml) | 27 | 133 | 2 | 8,1 | 13 | 1,1 | 🟡 |
| Champignonleberwurst | 100 | 300 | 14,1 | 26,8 | 1,4 | (0) | ⚪ |
| Champignonleberwurst | 30 | 90 | 4,2 | 8 | 0,4 | (0) | ⚪ |
| Champignons im Bierteig | 100 | 98 | 4,1 | 0,4 | 19,5 | 1,6 | 🟡 |

| Lebensmittel Angabe je 100 g/je Portion | Portion | Energie | Eiweiß | Fett | Kohlen-hydrate | Brot-einheit | GLYX-Ampel |
|---|---|---|---|---|---|---|---|
| | g | kcal | g | g | g | BE | |
| Champignons im Bierteig | 200 | 196 | 8,2 | 0,8 | 38,9 | 3,2 | 🟡 |
| Champignonsoße, gebunden | 100 | 74 | 3,7 | 2,8 | 8,4 | 0,7 | 🟡 |
| Champignonsoße, gebunden | 50 | 37 | 1,9 | 1,4 | 4,2 | 0,4 | 🟡 |
| Champignonsuppe, mit frischen Champignons | 100 | 66 | 4,4 | 3,5 | 4,2 | 0,4 | 🟢 |
| Champignonsuppe, mit frischen Champignons | 250 | 166 | 11 | 8,8 | 10,5 | 0,9 | 🟢 |
| Champignonsuppe, TP | 100 | 377 | 10,2 | 22,3 | 50,8 | 4,2 | 🟢 |
| Champignonsuppe, TP | 25 | 94 | 2,6 | 5,6 | 12,7 | 1,1 | 🟢 |
| Cheeseburger, *Burger King* | 100 | 263 | 13,7 | 11,6 | 25,8 | 2,2 | 🟡 |
| Cheeseburger, *Burger King* | 120 | 322 | 16,7 | 14,1 | 31,6 | 2,6 | 🟡 |
| Cheeseburger, doppelter, *Burger King* | 100 | 274 | 16,6 | 14,6 | 18,7 | 1,6 | 🟡 |
| Cheeseburger, doppelter, *Burger King* | 170 | 469 | 28,5 | 25 | 32,1 | 2,7 | 🟡 |
| Cheeseburger, doppelter, *McDonald's* | 100 | 254 | 16 | 13 | 18 | 1,5 | 🟡 |
| Cheeseburger, doppelter, *McDonald's* | 175 | 440 | 27 | 23 | 31 | 2,6 | 🟡 |
| Cheeseburger, *McDonald's* | 100 | 250 | 13 | 11 | 25 | 2,1 | 🟡 |
| Cheeseburger, *McDonald's* | 120 | 300 | 16 | 13 | 30 | 2,5 | 🟡 |
| Cherry-Brandy | 100 | 305 | * | 0 | 32,6 | 2,7 | * |
| Cherry-Brandy | 20 | 61 | * | 0 | 6,5 | 0,5 | * |
| Chester, 50 % Fett i. Tr. | 100 | 397 | 25,4 | 32,2 | 0,4 | (0) | ⚪ |
| Chester, 50 % Fett i. Tr. | 30 | 119 | 7,6 | 9,7 | + | (0) | ⚪ |
| Chicken à la King, mit Soße | 100 | 103 | 8,7 | 6,2 | 3,1 | 0,3 | 🟡 |
| Chicken à la King, mit Soße | 400 | 411 | 34,6 | 24,8 | 12,2 | 1,0 | 🟡 |
| Chicorée, frisch | 100 | 17 | 1,3 | 0,2 | 2,3 | o. A. | 🟢 |
| Chicorée, frisch | 200 | 34 | 2,6 | 0,4 | 4,7 | o. A. | 🟢 |
| Chili con Carne | 100 | 52 | 5,6 | 1,6 | 3,4 | 0,3 | 🟢 |
| Chili con Carne | 350 | 181 | 19,8 | 5,6 | 11,9 | 1,0 | 🟢 |
| Chili con Soja | 100 | 61 | 4 | 3,9 | 2,5 | 0,2 | 🟢 |
| Chili con Soja | 350 | 214 | 13,9 | 13,7 | 8,6 | 0,7 | 🟢 |
| Chili, mit Tofu, milch- und eifrei | 100 | 78 | 6,1 | 3,3 | 5,7 | 0,5 | 🟢 |

C

| Lebensmittel Angabe je 100 g/je Portion | Portion | Energie | Eiweiß | Fett | Kohlen-hydrate | Brot-einheit | GLYX-Ampel |
|---|---|---|---|---|---|---|---|
| | g | kcal | g | g | g | BE | |
| Chili, mit Tofu, milch- und eifrei | 350 | 272 | 21,2 | 11,7 | 19,8 | 1,7 | 🟢 |
| Chinakohl, frisch | 100 | 14 | 1,2 | 0,3 | 1,2 | o. A. | 🟢 |
| Chinakohl, frisch | 200 | 27 | 2,4 | 0,6 | 2,4 | o. A. | 🟢 |
| Chinakohl, TK | 100 | 15 | 1,3 | 0,3 | 1,3 | o. A. | 🟢 |
| Chinakohl, TK | 200 | 30 | 2,6 | 0,7 | 2,5 | o. A. | 🟢 |
| Chinapfanne | 100 | 78 | 3,5 | 3,1 | 8,8 | 0,7 | 🟢 |
| Chinapfanne | 350 | 273 | 12,2 | 10,8 | 30,7 | 2,6 | 🟢 |
| Chinesische Curcumapfanne | 100 | 145 | 10,3 | 7,4 | 9,2 | 0,8 | 🟢 |
| Chinesische Curcumapfanne | 350 | 506 | 36,1 | 25,8 | 32,3 | 2,7 | 🟢 |
| Chinesische Hähnchenpfanne | 100 | 76 | 5,6 | 2,4 | 8 | 0,7 | 🟢 |
| Chinesische Hähnchenpfanne | 350 | 268 | 19,7 | 8,6 | 28 | 2,3 | 🟢 |
| Chinesische Suppe, scharf | 100 | 78 | 8,4 | 3,1 | 3,9 | 0,3 | 🟢 |
| Chinesische Suppe, scharf | 250 | 195 | 21 | 7,8 | 9,8 | 0,8 | 🟢 |
| Cracker Tuc Classic *DeBeukelaer* | 100 | 486 | 7,7 | 23 | 62 | 5,2 | 🟡 |
| Cracker Tuc Classic *DeBeukelaer*, 1 St. | 5 | 25 | 0,4 | 1,2 | 3,1 | 0,3 | 🟡 |
| Crackers, glutenfrei, *Dr. Schär* | 100 | 456 | 4,9 | 13,7 | 77,4 | 6,5 | 🟡 |
| Crackers, glutenfrei, *Dr. Schär*, 1 St. | 7 | 32 | 0,3 | 1 | 5,4 | 0,5 | 🟡 |
| Croissant, Blätterteig | 100 | 510 | 7,1 | 33,6 | 44,9 | 3,7 | 🟡 |
| Croissant, Blätterteig | 40 | 203 | 2,8 | 13,4 | 17,9 | 1,5 | 🟡 |
| Curaçao | 100 | 318 | + | 0 | 28,3 | 2,4 | * |
| Curaçao | 20 | 64 | + | 0 | 5,7 | 0,5 | * |

**D**

| Lebensmittel | Portion | Energie | Eiweiß | Fett | Kohlen-hydrate | Brot-einheit | GLYX-Ampel |
|---|---|---|---|---|---|---|---|
| Dampfbrötchen, mit Hefe | 100 | 248 | 7,4 | 1,4 | 50,7 | 4,2 | 🔴 |
| Dampfbrötchen, mit Hefe | 45 | 112 | 3,3 | 0,6 | 22,8 | 1,9 | 🔴 |
| Dampfkammerbrot | 100 | 210 | 5,7 | 0,8 | 44,4 | 3,7 | 🔴 |
| Dampfkammerbrot | 45 | 95 | 2,5 | 0,4 | 20 | 1,7 | 🔴 |
| Dampfnudeln, »bayerische Art« | 100 | 255 | 6,6 | 10,1 | 34,2 | 2,9 | 🟡 |
| Dampfnudeln, »bayerische Art« | 110 | 281 | 7,2 | 11,1 | 37,6 | 3,1 | 🟡 |

| Lebensmittel Angabe je 100 g/je Portion | Portion | Energie | Eiweiß | Fett | Kohlen-hydrate | Brot-einheit | GLYX-Ampel |
|---|---|---|---|---|---|---|---|
| | g | kcal | g | g | g | BE | |
| Dattelkonfekt | 100 | 373 | 6,7 | 15,6 | 50,5 | 4,2 | 🔴 |
| Dattelkonfekt | 23,5 | 88 | 1,6 | 3,7 | 11,9 | 1,0 | 🔴 |
| Dattel, frisch | 100 | 273 | 2 | 0,5 | 65 | 5,4 | 🔴 |
| Dattel, frisch, 1 St. | 7 | 19 | 0,1 | 0 | 4,6 | 0,4 | 🔴 |
| Dattel, getrocknet | 100 | 277 | 2 | 0,5 | 66,1 | 5,5 | 🔴 |
| Dattel, getrocknet | 25 | 69 | 0,5 | 0,1 | 16,5 | 1,4 | 🔴 |
| Delikatess-Leberwurst | 100 | 328 | 15,2 | 29,4 | 1,5 | 0,1 | ⚪ |
| Delikatess-Leberwurst | 30 | 98 | 4,6 | 8,8 | 0,4 | 0,0 | ⚪ |
| Dessertpulver für Quarkspeisen, mit Schoko- oder Vanillegeschmack | 100 | 377 | 0,6 | 0,7 | 92 | 7,7 | 🔴 |
| Dessertpulver für Quarkspeisen, mit Schoko- oder Vanillegeschmack, 1 TL | 5 | 18 | 0 | 0 | 4,6 | 0,4 | 🔴 |
| Dotterfrei, *Natura* | 100 | 437 | 36 | 14,7 | 40,1 | 3,3 | 🟡 |
| Dotterfrei, *Natura*, 1 EL | 13 | 57 | 4,7 | 1,9 | 5,2 | 0,4 | 🟡 |
| Dill, frisch | 100 | 55 | 3,7 | 0,8 | 8 | 0,7 | 🟢 |
| Dill, frisch, 1 EL | 5 | 3 | 0,2 | 0 | 0,4 | 0,0 | 🟢 |
| Dinkelbrötchen | 100 | 246 | 7,2 | 3,8 | 45 | 3,8 | 🟡 |
| Dinkelbrötchen | 50 | 123 | 3,6 | 1,9 | 22,5 | 1,9 | 🟡 |
| Dinkel-Haferbrot | 100 | 164 | 5,5 | 4,6 | 24,8 | 2,1 | 🟡 |
| Dinkel-Haferbrot | 50 | 82 | 2,8 | 2,3 | 12,4 | 1,0 | 🟡 |
| Dinkel-Roggen-Brötchen | 100 | 203 | 6,3 | 1,1 | 41,2 | 3,4 | 🟡 |
| Dinkel-Roggen-Brötchen | 50 | 102 | 3,2 | 0,6 | 20,6 | 1,7 | 🟡 |
| Dinkelmüsli | 100 | 103 | 2,7 | 1,5 | 19 | 1,6 | 🟢 |
| Dinkelmüsli | 223 | 229 | 5,9 | 3,4 | 42,4 | 3,5 | 🟢 |
| Dinkelvollkornmehl, *Alnatura* | 100 | 325 | 10,8 | 2,7 | 63,3 | 5,3 | 🟢 |
| Dinkelvollkornmehl, *Alnatura*, 1 EL | 20 | 65 | 2,2 | 0,5 | 12,7 | 1,1 | 🟢 |
| Distelöl (Safloröl) | 100 | 900 | 0 | 100 | 0 | 0,0 | ⚪ |
| Distelöl (Safloröl), 1 EL | 10 | 90 | 0 | 10 | 0 | 0,0 | ⚪ |
| Döner Kebab, Kalb/Rind, in Fladenbrot | 100 | 191 | 12 | 5 | 24 | 2,0 | 🟡 |

C
D

| Lebensmittel Angabe je 100 g/je Portion | Portion g | Energie kcal | Eiweiß g | Fett g | Kohlenhydrate g | Brot-einheit BE | GLYX-Ampel |
|---|---|---|---|---|---|---|---|
| Döner Kebab, Kalb/Rind, in Fladenbrot | 350 | 670 | 42 | 17 | 85 | 7,1 | 🟡 |
| Döner Kebab, Geflügel, in Fladenbrot | 100 | 167 | 13 | 3 | 22 | 1,8 | 🟡 |
| Döner Kebab, Geflügel, in Fladenbrot | 350 | 573 | 45 | 9 | 78 | 6,5 | 🟡 |
| Donauwellen | 100 | 312 | 4,2 | 19,2 | 30,7 | 2,6 | 🟡 |
| Donauwellen | 70 | 219 | 2,9 | 13,4 | 21,5 | 1,8 | 🟡 |
| Donauwellen, glutenfrei | 100 | 273 | 3 | 16,8 | 27,5 | 2,3 | 🟡 |
| Donauwellen, glutenfrei | 150 | 418 | 4,6 | 25,8 | 42,1 | 3,5 | 🟡 |
| Donut Chocolate Flavor, *Burger King* | 100 | 471 | 6,6 | 29,7 | 44,7 | 3,7 | 🟡 |
| Donut Chocolate Flavor, *Burger King* | 70 | 334 | 4,7 | 21,1 | 31,7 | 2,6 | 🟡 |
| Donuts, mit Mandeln | 100 | 392 | 7,8 | 19,8 | 45,3 | 3,8 | 🟡 |
| Donuts, mit Mandeln | 60 | 235 | 4,7 | 11,9 | 27,2 | 2,3 | 🟡 |
| Dornhai, frisch | 100 | 154 | 18,5 | 8,9 | + | 0 | 🔘 |
| Dornhai, frisch | 150 | 231 | 27,8 | 13,4 | + | 0 | ⚪ |
| Dornhai, geräuchert | 100 | 162 | 19,5 | 9,4 | + | 0 | 🔘 |
| Dornhai, geräuchert | 75 | 122 | 14,7 | 7,1 | + | 0 | ⚪ |
| Dosenmilch | 100 | 176 | 8,8 | 10 | 12,5 | 1,0 | 🟢 |
| Dosenmilch, 1 TL | 5 | 9 | 0,4 | 0,5 | 0,6 | 0,1 | 🟢 |
| Dukatenplätzchen, aus Mürbeteig | 100 | 516 | 7 | 32,2 | 50 | 4,2 | 🟡 |
| Dukatenplätzchen, aus Mürbeteig | 20 | 103 | 1,4 | 6,4 | 10 | 0,8 | 🟡 |

**E**

| Lebensmittel | Portion g | Energie kcal | Eiweiß g | Fett g | Kohlenhydrate g | Brot-einheit BE | GLYX-Ampel |
|---|---|---|---|---|---|---|---|
| Edamer, 30 % Fett i. Tr. | 100 | 251 | 26,4 | 16,2 | + | (0) | ⚪ |
| Edamer, 30 % Fett i. Tr. | 30 | 75 | 7,9 | 4,9 | + | (0) | ⚪ |
| Edamer, 45 % Fett i. Tr. | 100 | 354 | 24,8 | 28,3 | + | (0) | 🔘 |
| Edamer, 45 % Fett i. Tr. | 30 | 106 | 7,4 | 8,5 | + | (0) | ⚪ |
| Edelpilzkäse, 50 % Fett i. Tr. | 100 | 355 | 21,1 | 29,8 | + | (0) | 🔘 |
| Edelpilzkäse, 50 % Fett i. Tr. | 30 | 106 | 6,3 | 8,9 | + | (0) | ⚪ |
| Ei | 100 | 154 | 12,9 | 11,2 | 0,7 | (0) | 🔘 |

| Lebensmittel Angabe je 100 g/je Portion | Portion | Energie | Eiweiß | Fett | Kohlen-hydrate | Brot-einheit | GLYX-Ampel |
|---|---|---|---|---|---|---|---|
| | g | kcal | g | g | g | BE | |
| Ei, 1 St. | 60 | 93 | 7,7 | 6,7 | 0,4 | (0) | ⚪ |
| Eierlikör | 100 | 285 | 4 | 7 | 28 | 2,3 | * |
| Eierlikör | 20 | 57 | 0,8 | 1,4 | 5,6 | 0,5 | * |
| Eierpfannkuchen | 100 | 210 | 8,3 | 9,8 | 22 | 1,8 | 🟡 |
| Eierpfannkuchen | 250 | 525 | 20,8 | 24,6 | 55 | 4,6 | 🟡 |
| Eierstich, Suppeneinlage | 100 | 131 | 7,9 | 9,6 | 3,4 | (0) | ⚪ |
| Eierstich, Suppeneinlage | 30 | 39 | 2,4 | 2,9 | 1 | (0) | ⚪ |
| Eierteigwaren, aus Weizen | 100 | 352 | 12,3 | 2,8 | 68,3 | 5,7 | 🟢 |
| Eierteigwaren, aus Weizen | 60 | 211 | 7,4 | 1,7 | 41 | 3,4 | 🟢 |
| Eierteigwaren, aus Weizen mit Spinat | 100 | 335 | 10,7 | 2,6 | 67,2 | 5,6 | 🟢 |
| Eierteigwaren, aus Weizen mit Spinat | 60 | 200 | 6,4 | 1,5 | 40,3 | 3,4 | 🟢 |
| Eierteigwaren, aus Weizen mit Tomaten | 100 | 339 | 10,8 | 2,5 | 67,3 | 5,6 | 🟢 |
| Eierteigwaren, aus Weizen mit Tomaten | 60 | 204 | 6,5 | 1,5 | 40,4 | 3,4 | 🟢 |
| Eierzwieback | 100 | 388 | 12,1 | 7,8 | 66,5 | 5,5 | 🟠 |
| Eierzwieback | 50 | 194 | 6 | 3,9 | 33,3 | 2,8 | 🟠 |
| Eisbergsalat, frisch | 100 | 13 | 1 | 0,2 | 1,6 | o. A. | 🟢 |
| Eisbergsalat, frisch | 50 | 7 | 0,5 | 0,1 | 0,8 | o. A. | 🟢 |
| Eiskaffee | 100 | 37 | 0,6 | 2,5 | 3 | 0,3 | 🟠 |
| Eiskaffee | 300 | 110 | 1,7 | 7,5 | 9 | 0,8 | 🟠 |
| Emmentaler, 45 % Fett i. Tr. | 100 | 398 | 28,9 | 31,2 | + | (0) | ⚪ |
| Emmentaler, 45 % Fett i. Tr. | 30 | 119 | 8,7 | 9,4 | + | (0) | ⚪ |
| Endivien, frisch | 100 | 11 | 1,8 | 0,2 | 0,3 | o. A. | 🟢 |
| Endivien, frisch | 50 | 5 | 0,9 | 0,1 | 0,2 | o. A. | 🟢 |
| Erbsen, grün, frisch | 100 | 82 | 6,6 | 0,5 | 12,3 | 1,0 | 🟢 |
| Erbsen, grün, frisch | 150 | 123 | 9,8 | 0,7 | 18,5 | 1,5 | 🟢 |
| Erbsen, grün, getrocknet | 100 / Port. | 287 | 23,8 | 1,7 | 42,4 | 3,5 | 🟢 |
| Erbsen, grün, Konserve, abgetropft | 100 | 70 | 6,2 | 0,5 | 9,9 | 0,8 | 🟢 |
| Erbsen, grün, Konserve, abgetropft | 150 | 105 | 9,3 | 0,7 | 14,8 | 1,2 | 🟢 |

D
E

| Lebensmittel Angabe je 100 g/je Portion | Portion | Energie | Eiweiß | Fett | Kohlen-hydrate | Brot-einheit | GLYX-Ampel |
|---|---|---|---|---|---|---|---|
| | g | kcal | g | g | g | BE | |
| Erbsen, grün, TK | 100 | 86 | 7,1 | 0,5 | 12,7 | 1,1 | 🟢 |
| Erbsen, grün, TK | 150 | 129 | 10,7 | 0,8 | 19,1 | 1,6 | 🟢 |
| Erbseneintopf | 100 | 55 | 5 | 0,8 | 6,5 | 0,5 | 🟢 |
| Erbseneintopf | 250 | 133 | 12,5 | 2 | 16,3 | 1,4 | 🟢 |
| Erdbeere, frisch | 100 | 29 | 0,8 | 0,4 | 5,5 | 0,5 | 🟢 |
| Erdbeere, frisch | 250 | 72 | 2 | 1 | 13,8 | 1,2 | 🟢 |
| Erdbeere, Konserve, abgetropft | 100 | 66 | 0,4 | 0,2 | 14,9 | 1,2 | 🟠 |
| Erdbeere, Konserve, abgetropft | 125 | 82 | 0,6 | 0,3 | 18,6 | 1,6 | 🟠 |
| Erdbeere, TK | 100 | 34 | 0,8 | 0,4 | 5,8 | 0,5 | 🟢 |
| Erdbeere, TK | 125 | 42 | 1,1 | 0,5 | 7,2 | 0,6 | 🟢 |
| Erdnuss | 100 | 567 | 25,3 | 48,1 | 8,3 | 0,7 | ⚪ |
| Erdnuss, 5 St. | 15 | 85 | 3,8 | 7,2 | 1,2 | (0) | ⚪ |
| Erdnuss, geröstet | 100 | 585 | 25,6 | 49,4 | 9,5 | 0,8 | ⚪ |
| Erdnuss, geröstet, 5 St. | 15 | 88 | 3,9 | 7,4 | 1,4 | (0) | ⚪ |
| Erdnuss, geröstet, gesalzen | 100 | 573 | 25,1 | 48,4 | 9,3 | 0,8 | ⚪ |
| Erdnuss, geröstet, gesalzen | 15 | 87 | 3,8 | 7,3 | 1,4 | (0) | ⚪ |
| Erdnussflips | 100 | 529 | 9,7 | 34,7 | 45,2 | 3,8 | 🟠 |
| Erdnussflips | 50 | 265 | 4,9 | 17,3 | 22,6 | 1,9 | 🟠 |
| Erdnuss-Krokant | 100 | 436 | 5,1 | 9,6 | 81,5 | 6,8 | 🟡 |
| Erdnuss-Krokant | 20 | 87 | 1 | 1,9 | 16,3 | 1,4 | 🟡 |
| Erdnussmus | 100 | 584 | 26,3 | 48,5 | 10,6 | 0,9 | ⚪ |
| Erdnussmus, 1 EL | 20 | 117 | 5,3 | 9,7 | 2,1 | (0) | ⚪ |
| Erdnussmus, gesalzen | 100 | 573 | 25,8 | 47,6 | 10,4 | 0,9 | ⚪ |
| Erdnussmus, gesalzen, 1 EL | 20 | 114 | 5,1 | 9,4 | 2,3 | (0) | ⚪ |
| Erdnussöl | 100 | 900 | 0 | 100 | 0 | 0 | ⚪ |
| Erdnussöl, 1 EL | 10 | 90 | 0 | 10 | 0 | 0 | ⚪ |
| Esrom, Vollfettstufe | 100 | 313 | 22,5 | 24,9 | + | (0) | ⚪ |
| Esrom, Vollfettstufe | 30 | 94 | 6,8 | 7,5 | + | (0) | ⚪ |
| Essig | 100 | 4 | 0,4 | 0 | 0,6 | o. A. | ⚪ |
| Essig, 1 EL | 15 | 1 | 0,1 | 0 | 0,1 | (0) | ⚪ |

| Lebensmittel Angabe je 100 g/je Portion | Portion g | Energie kcal | Eiweiß g | Fett g | Kohlen-hydrate g | Brot-einheit BE | GLYX-Ampel |
|---|---|---|---|---|---|---|---|
| Fasan, frisch | 100 | 135 | 22 | 5,2 | + | (0) | ◯ |
| Fasan, frisch | 150 | 203 | 33 | 7,8 | + | (0) | ◯ |
| Feige, frisch | 100 | 63 | 1,3 | 0,5 | 12,9 | 1,1 | 🟢 |
| Feige, frisch | 20 | 13 | 0,3 | 0,1 | 2,6 | 0,2 | 🟢 |
| Feige, getrocknet | 100 | 277 | 5,9 | 2,3 | 58,2 | 4,9 | 🟡 |
| Feige, getrocknet | 25 | 69 | 1,5 | 0,6 | 14,5 | 1,2 | 🟡 |
| Feige, kandiert | 100 | 265 | 0,5 | 0,2 | 64,2 | 5,4 | 🟠 |
| Feige, kandiert | 25 | 66 | 0,1 | 0 | 16,1 | 1,3 | 🟠 |
| Feldsalat, frisch | 100 | 14 | 1,8 | 0,4 | 0,7 | o. A. | 🟢 |
| Feldsalat, frisch | 50 | 7 | 0,9 | 0,2 | 0,4 | o. A. | 🟢 |
| Fenchel, frisch | 100 | 25 | 2,4 | 0,3 | 2,8 | o. A. | 🟢 |
| Fenchel, frisch | 235 | 58 | 5,7 | 0,7 | 6,7 | o. A. | 🟢 |
| Feta, 45 % Fett i. Tr. | 100 | 236 | 16,7 | 18,1 | 0,5 | (0) | ◯ |
| Feta, 45 % Fett i. Tr. | 30 | 71 | 5 | 5,4 | 0,2 | (0) | ◯ |
| Fischfilet »neapolitanisch«, in Soße | 100 | 111 | 11,6 | 6,6 | 1,4 | (0) | ◯ |
| Fischfilet »neapolitanisch«, in Soße | 200 | 222 | 23,2 | 13,2 | 2,7 | (0) | ◯ |
| Fischfrikadelle, paniert, tiefgefroren | 100 | 128 | 14 | 3,6 | 9,7 | 0,8 | 🟡 |
| Fischfrikadelle, paniert, tiefgefroren | 150 | 192 | 21 | 5,3 | 14,6 | 1,2 | 🟡 |
| Fischrogen, frisch | 100 | 139 | 26 | 3,1 | 1,5 | (0) | ◯ |
| Fischrogen, frisch | 50 | 69 | 13 | 1,5 | 0,8 | (0) | ◯ |
| Fisch-Soljanka | 100 | 50 | 5,2 | 2,2 | 2 | (0) | ◯ |
| Fisch-Soljanka | 250 | 124 | 12,9 | 5,5 | 5 | (0) | ◯ |
| Fischstäbchen, paniert, tiefgefroren | 100 | 118 | 13,5 | 1,2 | 13 | 1,1 | 🟡 |
| Fischstäbchen, paniert, tiefgefroren | 150 | 177 | 20,2 | 1,8 | 19,6 | 1,6 | 🟡 |
| Fischsuppe | 100 | 52 | 5,5 | 1,2 | 4,7 | 0,4 | 🟡 |
| Fischsuppe | 250 | 131 | 13,9 | 2,9 | 11,7 | 1,0 | 🟡 |
| Flammkuchen | 100 | 263 | 6,8 | 15,8 | 23,4 | 2,0 | 🟡 |
| Flammkuchen | 300 | 789 | 20,5 | 47,3 | 70,2 | 5,9 | 🟡 |

| Lebensmittel Angabe je 100 g/je Portion | Portion g | Energie kcal | Eiweiß g | Fett g | Kohlen-hydrate g | Brot-einheit BE | GLYX-Ampel |
|---|---|---|---|---|---|---|---|
| Fleischbrühe, Würfel | 100 | 149 | 17 | 4 | 11 | 0,9 | ○ |
| Fleischbrühe, Würfel | 5 | 7 | 0,9 | 0,2 | 0,6 | 0,1 | ○ |
| Fleisch-Extrakt, *Bovril* | 100 | 172 | 38 | 0,7 | 2,9 | (0) | ○ |
| Fleisch-Extrakt, *Bovril* | 5 | 9 | 1,9 | 0 | 0,2 | (0) | ○ |
| Fleischkäse | 100 | 302 | 14,2 | 27,6 | 0,2 | (0) | ○ |
| Fleischkäse | 125 | 378 | 17,7 | 34,5 | 0,2 | (0) | ○ |
| Fleischkäse, grob | 100 | 269 | 17,9 | 22,1 | 0,2 | (0) | ○ |
| Fleischkäse, grob | 30 | 81 | 5,4 | 6,6 | 0,1 | (0) | ○ |
| Fleischtomate, frisch | 100 | 17 | 1 | 0,2 | 2,6 | o. A. | ● |
| Fleischtomate, frisch | 200 | 34 | 2 | 0,4 | 5,2 | o. A. | ● |
| Fleischwurst | 100 | 283 | 14,2 | 25,3 | 0,3 | (0) | ○ |
| Fleischwurst | 20 | 57 | 2,9 | 5,1 | 0,1 | (0) | ○ |
| Fleischwurst, glutenfrei | 100 | 326 | 14,4 | 30,1 | 0,2 | (0) | ○ |
| Fleischwurst, glutenfrei | 30 | 98 | 4,3 | 9 | 0,1 | (0) | ○ |
| Fleischwurst, Konserve | 100 | 326 | 14,4 | 30,1 | 0,2 | (0) | ○ |
| Fleischwurst, Konserve | 30 | 98 | 4,3 | 9 | 0,1 | (0) | ○ |
| Flunder, frisch, Fischzuschnitt | 100 | 95 | 16,5 | 3,2 | + | (0) | ○ |
| Flunder, frisch, Fischzuschnitt | 150 | 143 | 24,8 | 4,8 | + | (0) | ○ |
| Flunder, geräuchert | 100 | 101 | 17,5 | 3,4 | + | (0) | ○ |
| Flunder, geräuchert | 75 | 76 | 13,2 | 2,6 | + | (0) | ○ |
| Flunder, tiefgefroren | 100 | 95 | 16,5 | 3,2 | + | (0) | ○ |
| Flunder, tiefgefroren | 150 | 143 | 24,8 | 4,8 | + | (0) | ○ |
| Flusskrebs, frisch | 100 / Port. | 90 | 18,7 | 1,1 | 1,2 | (0) | ○ |
| Flusskrebs, tiefgefroren | 100 | 90 | 18,7 | 1,1 | 1,2 | (0) | ○ |
| Flusskrebs, tiefgefroren | 65 | 59 | 12,1 | 0,7 | 0,8 | (0) | ○ |
| Forelle, frisch, Fischzuschnitt | 100 | 113 | 20,6 | 3,4 | + | (0) | ○ |
| Forelle, frisch, Fischzuschnitt | 150 | 170 | 30,8 | 5 | + | (0) | ○ |
| Forelle, geräuchert | 100 | 120 | 21,8 | 3,6 | + | (0) | ○ |
| Forelle, geräuchert | 40 | 48 | 8,7 | 1,4 | + | (0) | ○ |
| Forelle, tiefgefroren | 100 | 113 | 20,6 | 3,4 | + | (0) | ○ |

| Lebensmittel Angabe je 100 g/je Portion | Portion | Energie | Eiweiß | Fett | Kohlenhydrate | Broteinheit | GLYX-Ampel |
|---|---|---|---|---|---|---|---|
| | g | kcal | g | g | g | BE | |
| Forelle, tiefgefroren | 150 | 170 | 30,8 | 5 | + | (0) | ⚪ |
| Frankfurter Grüne Soße, Kräutermischung | 100 | 27 | 3,6 | 0,6 | 1,6 | o. A. | 🟢 |
| Frankfurter Grüne Soße, Kräutermischung | 5 | 1 | 0,2 | 0 | 0,1 | o. A. | 🟢 |
| Frankfurter Kranz, aus Sandmasse | 100 | 363 | 4,9 | 24,1 | 32,1 | 2,7 | 🟡 |
| Frankfurter Kranz, aus Sandmasse | 70 | 254 | 3,4 | 16,8 | 22,5 | 1,9 | 🟡 |
| Frankfurter Würstchen, Schinkenwürste | 100 / Port. | 276 | 14,5 | 24,5 | 0,2 | (0) | ⚪ |
| French Dressing, FP | 100 | 208 | 0,4 | 21 | 4,7 | (0) | ⚪ |
| French Dressing, FP | 20 | 42 | 0,1 | 4,2 | 0,9 | (0) | ⚪ |
| Frischkäse, mit Kräutern, 20% Fett i. Tr. | 100 | 134 | 13,2 | 7,5 | 3,3 | (0) | ⚪ |
| Frischkäse, mit Kräutern, 20% Fett i. Tr. | 30 | 40 | 4 | 2,3 | 1 | (0) | ⚪ |
| Frischkäse, mit Kräutern, 60% Fett i. Tr. | 100 | 251 | 8,5 | 23 | 2,4 | (0) | ⚪ |
| Frischkäse, mit Kräutern, 60% Fett i. Tr. | 30 | 75 | 2,6 | 6,9 | 0,7 | (0) | ⚪ |
| Frischkäse, Doppelrahmstufe | 100 | 340 | 11,3 | 31,5 | 2,6 | (0) | ⚪ |
| Frischkäse, Doppelrahmstufe | 30 | 102 | 3,4 | 9,5 | 0,8 | (0) | ⚪ |
| Frischkäse, körniger | 100 | 81 | 13,6 | 2,9 | + | (0) | ⚪ |
| Frischkäse, körniger | 30 | 24 | 4,1 | 0,9 | 0 | (0) | ⚪ |
| Frischkäse, laktosefrei, MinusL | 100 | 242 | 6 | 23,5 | 2,5 | (0) | ⚪ |
| Frischkäse, laktosefrei, MinusL | 30 | 73 | 1,8 | 7,1 | 0,8 | (0) | ⚪ |
| Fruchteis | 100 | 132 | 1,3 | 1,4 | 28,1 | 2,3 | 🟠 |
| Fruchteis | 75 | 99 | 1 | 1 | 21 | 1,8 | 🟠 |
| Früchtemüsli | 100 | 335 | 9,9 | 6 | 60,3 | 5,0 | 🟡 |
| Früchtemüsli, 1 EL | 20 | 67 | 2 | 1,2 | 12,1 | 1,0 | 🟡 |
| Fruchtgrütze | 100 | 88 | 0,6 | 1,5 | 17,7 | 1,5 | 🟠 |
| Fruchtgrütze | 125 | 111 | 0,8 | 1,9 | 22,1 | 1,8 | 🟠 |
| Frucht-Sahne-Eis | 100 | 215 | 3,4 | 16,2 | 14,1 | 1,2 | 🟡 |
| Frucht-Sahne-Eis | 50 | 107 | 1,7 | 8,1 | 7 | 0,6 | 🟡 |

F

| Lebensmittel Angabe je 100 g/je Portion | Portion | Energie | Eiweiß | Fett | Kohlenhydrate | Broteinheit | GLYX-Ampel |
|---|---|---|---|---|---|---|---|
| | g | kcal | g | g | g | BE | |
| Fruchtschnitten | 100 | 303 | 4,1 | 12,1 | 44,4 | 3,7 | 🟡 |
| Fruchtschnitten | 20 | 60 | 0,8 | 2,4 | 8,9 | 0,7 | 🟡 |
| Fruchtsirup | 100 | 284 | 0,1 | 0,1 | 70,6 | 5,9 | 🔴 |
| Fruchtsirup | 20 | 56 | 0 | 0 | 14,1 | 1,2 | 🔴 |
| Fruchtzucker | 100 | 399 | 0 | 0 | 99,8 | 8,3 | 🟢 |
| Fruchtzucker, 1 EL | 10 | 40 | 0 | 0 | 10 | 0,8 | 🟢 |
| Fruchtzucker | 5 | 20 | 0 | 0 | 5 | 0,4 | 🟢 |
| Fruchtzwerg, *Danone* | 100 | 119 | 6,5 | 3,5 | 14,6 | 1,2 | 🟡 |
| Fruchtzwerg, *Danone* | 50 | 59 | 3,3 | 1,8 | 7,3 | 0,6 | 🟡 |
| Frühlingspastete | 100 | 257 | 14,9 | 21,7 | 0,8 | (0) | ⚪ |
| Frühlingspastete | 30 | 77 | 4,5 | 6,5 | 0,3 | (0) | ⚪ |
| Frühlingsrolle | 100 | 233 | 7,1 | 17,3 | 12,5 | 1,0 | 🟡 |
| Frühlingsrolle | 150 | 349 | 10,6 | 26 | 18,8 | 1,6 | 🟡 |
| Frühstückscerealien, mit Zucker, trocken | 100 | 373 | 7 | 2,3 | 81 | 6,8 | 🔴 |
| Frühstückscerealien, mit Zucker, trocken | 30 | 112 | 2,1 | 0,7 | 24,3 | 2,0 | 🔴 |
| Frühstücksfleisch | 100 | 289 | 16 | 25,2 | 0,3 | (0) | ⚪ |
| Frühstücksfleisch | 30 | 87 | 4,8 | 7,6 | 0,1 | (0) | ⚪ |
| Frühstücksfleisch, Konserve | 100 | 289 | 16 | 25,2 | 0,3 | (0) | ⚪ |
| Frühstücksfleisch, Konserve | 30 | 87 | 4,8 | 7,6 | 0,1 | (0) | ⚪ |
| Frühstücksspeck (Schweinespeck), durchwachsen | 100 | 145 | 17,5 | 8 | 0,9 | (0) | ⚪ |
| Frühstücksspeck (Schweinespeck), durchwachsen | 30 | 43 | 5,3 | 2,4 | 0,3 | (0) | ⚪ |

**G**

| Lebensmittel | Portion | Energie | Eiweiß | Fett | Kohlenhydrate | Broteinheit | GLYX-Ampel |
|---|---|---|---|---|---|---|---|
| Gänsefleisch, mager | 100 | 155 | 22,8 | 7,1 | + | (0) | ⚪ |
| Gänsefleisch, mager | 150 | 233 | 34,1 | 10,7 | + | (0) | ⚪ |
| Gänsefleisch, mit Haut, frisch | 100 | 342 | 15,7 | 31 | + | (0) | ⚪ |
| Gänsefleisch, mit Haut, frisch | 150 | 513 | 23,6 | 46,5 | + | (0) | ⚪ |
| Gänsekeule, frisch | 100 | 218 | 14,3 | 18,1 | + | (0) | ⚪ |
| Gänsekeule, frisch | 150 | 327 | 21,5 | 27,1 | + | (0) | ⚪ |
| Gänseklein, frisch | 100 | 358 | 15,3 | 33 | + | (0) | ⚪ |

| Lebensmittel Angabe je 100 g/je Portion | Portion | Energie | Eiweiß | Fett | Kohlenhydrate | Broteinheit | GLYX-Ampel |
|---|---|---|---|---|---|---|---|
| | g | kcal | g | g | g | BE | |
| Gänseklein, frisch | 150 | 538 | 23 | 49,5 | + | (0) | ○ |
| Garnele, frisch | 100 | 102 | 20,3 | 1,7 | 0,9 | (0) | ○ |
| Garnele, frisch | 50 | 51 | 10,2 | 0,9 | 0,5 | (0) | ○ |
| Garnelensuppe, Konserve | 100 | 88 | 17,7 | 1,5 | 0,8 | (0) | ○ |
| Garnelensuppe, Konserve | 250 | 220 | 44,3 | 3,8 | 2 | (0) | ○ |
| Gartenkürbis, frisch | 100 | 13 | 0,5 | 0,2 | 2,2 | o. A. | ● |
| Gartenkürbis, frisch | 150 | 20 | 0,8 | 0,3 | 3,3 | o. A. | ● |
| Geflügelleberwurst, Diät, *becel* | 100 | 246 | 15 | 20 | 2 | 0,2 | ○ |
| Geflügelleberwurst, Diät, *becel* | 30 | 74 | 4,5 | 6 | 0,6 | 0,1 | ○ |
| Geflügelmortadella | 100 | 174 | 21 | 9,8 | 0,3 | (0) | ○ |
| Geflügelmortadella | 30 | 52 | 6,3 | 3 | 0,1 | (0) | ○ |
| Gemüsebratlinge | 100 | 102 | 3,8 | 4,3 | 11,8 | 1,0 | ● |
| Gemüsebratlinge | 150 | 153 | 5,7 | 6,4 | 17,6 | 1,5 | ● |
| Gemüsebrühe, klar | 100 | 19 | 0,2 | 1,8 | 0,5 | (0) | ○ |
| Gemüsebrühe, klar | 150 | 29 | 0,3 | 2,8 | 0,8 | (0) | ○ |
| Gemüsebrühe, verzehrfertig | 100 | 3 | 0,4 | 0,1 | 0,2 | (0) | ○ |
| Gemüsebrühe, verzehrfertig | 150 | 5 | 0,6 | 0,2 | 0,3 | (0) | ○ |
| Gemüseburger | 100 | 118 | 4 | 3,5 | 17,3 | 1,4 | ● |
| Gemüseburger | 200 | 236 | 8 | 6,9 | 34,7 | 2,9 | ● |
| Gemüselasagne | 100 | 91 | 1,2 | 3,7 | 12,9 | 1,1 | ● |
| Gemüselasagne | 250 | 227 | 2,9 | 9,3 | 32,4 | 2,7 | ● |
| Gemüselasagne, mit Brokkoli | 100 | 126 | 5,8 | 5,4 | 13,4 | 1,1 | ● |
| Gemüselasagne, mit Brokkoli | 250 | 316 | 14,5 | 13,5 | 33,5 | 2,8 | ● |
| Gemüsepaprika, gelb, frisch | 100 | 30 | 1,2 | 0,3 | 5,3 | o. A. | ● |
| Gemüsepaprika, gelb, frisch | 200 | 60 | 2,4 | 0,6 | 10,6 | o. A. | ● |
| Gemüsepaprika, grün, frisch | 100 | 20 | 1,2 | 0,3 | 2,9 | o. A. | ● |
| Gemüsepaprika, grün, frisch | 200 | 41 | 2,3 | 0,6 | 5,8 | o. A. | ● |
| Gemüsepaprika, rot, frisch | 100 | 37 | 1,3 | 0,5 | 6,4 | o. A. | ● |
| Gemüsepaprika, rot, frisch | 200 | 74 | 2,6 | 1 | 12,8 | o. A. | ● |
| Gemüsequiche mit Lauch | 100 | 135 | 6,7 | 6,7 | 11,9 | 1,0 | ● |

F
G

| Lebensmittel Angabe je 100 g/je Portion | Portion g | Energie kcal | Eiweiß g | Fett g | Kohlen-hydrate g | Brot-einheit BE | GLYX-Ampel |
|---|---|---|---|---|---|---|---|
| Gemüsequiche mit Lauch | 200 | 270 | 13,4 | 13,4 | 23,8 | 2,0 | 🟡 |
| Gemüsesuppe »italienisch« (Minestrone) | 100 | 38 | 1,6 | 1,4 | 4,7 | 0,4 | 🟢 |
| Gemüsesuppe »italienisch« (Minestrone) | 250 | 95 | 4 | 3,5 | 11,8 | 1,0 | 🟢 |
| Gemüsezwiebel, frisch | 100 | 28 | 1,3 | 0,3 | 4,9 | o. A. | 🟢 |
| Gemüsezwiebel, frisch | 80 | 22 | 1 | 0,2 | 3,9 | o. A. | 🟢 |
| Gerste, Perlgraupen | 100 | 339 | 9,7 | 1,4 | 71 | 5,9 | 🟡 |
| Gerste, Perlgraupen, 1 EL | 20 | 68 | 1,9 | 0,3 | 14,2 | 1,2 | 🟡 |
| Gerste, Vollkorn | 100 | 315 | 9,8 | 2,1 | 64,3 | 5,4 | 🟢 |
| Gerste, Vollkorn | 40 | 126 | 3,9 | 0,8 | 25,7 | 2,1 | 🟢 |
| Gerstenflocken, Grieß und Grütze | 100 | 310 | 7,9 | 1,5 | 66,1 | 5,5 | 🟡 |
| Gerstenflocken, Grieß und Grütze | 20 | 62 | 1,6 | 0,3 | 13,2 | 1,1 | 🟡 |
| Gerstenmehl | 100 | 331 | 9,8 | 1,9 | 68,7 | 5,7 | 🟡 |
| Gerstenmehl | 40 | 133 | 3,9 | 0,8 | 27,5 | 2,3 | 🟡 |
| Gerstenschrot | 100 | 315 | 9,8 | 2,1 | 64,3 | 5,4 | 🟡 |
| Gerstenschrot | 40 | 126 | 3,9 | 0,8 | 25,7 | 2,1 | 🟡 |
| Gewürzgurken, Konserve, abgetropft | 100 / Port. | 11 | 0,6 | 0,2 | 1,8 | 0,2 | 🟢 |
| Gin | 100 | 262 | 0 | 0 | 0 | 0 | * |
| Gin | 20 | 53 | 0 | 0 | 0 | 0 | * |
| Glukose (Traubenzucker) | 100 | 399 | + | 0 | 99,8 | 8,3 | 🔴 |
| Glukose (Traubenzucker), 1 EL | 10 | 40 | + | 0 | 10 | 0,8 | 🔴 |
| Glukosesirup, hell | 100 | 317 | 0,3 | 0 | 79 | 6,6 | 🔴 |
| Glukosesirup, hell, 1 EL | 10 | 32 | + | 0 | 7,9 | 0,7 | 🔴 |
| Gnocchi (Kartoffelklößchen), vorgegart, roh, *Pfanni* | 100 | 150 | 3,5 | 0,4 | 33 | 2,8 | 🔴 |
| Gnocchi (Kartoffelklößchen), vorgegart, roh *Pfanni* | 250 | 375 | 8,8 | 1,0 | 82,5 | 6,9 | 🔴 |
| Goldbackfisch, paniert, TK | 100 | 150 | 15,5 | 7,3 | 5,8 | 0,5 | 🟡 |
| Goldbackfisch, paniert, TK | 150 | 226 | 23,2 | 10,9 | 8,7 | 0,7 | 🟡 |
| Goldbarsch (Rotbarsch), gegart | 100 | 125 | 21,5 | 4,3 | + | (0) | ⚪ |

| Lebensmittel Angabe je 100 g/je Portion | Portion | Energie | Eiweiß | Fett | Kohlen-hydrate | Brot-einheit | GLYX-Ampel |
|---|---|---|---|---|---|---|---|
| | g | kcal | g | g | g | BE | |
| Goldbarsch (Rotbarsch), gegart | 150 | 188 | 32,3 | 6,5 | + | (0) | ○ |
| Gorgonzola | 100 | 360 | 19,4 | 31,2 | + | (0) | ○ |
| Gorgonzola | 30 | 108 | 5,8 | 9,4 | + | (0) | ○ |
| Gouda, 40 % Fett i. Tr. | 100 | 300 | 24,7 | 22,3 | + | (0) | ○ |
| Gouda, 40 % Fett i. Tr. | 30 | 90 | 7,4 | 6,7 | + | (0) | ○ |
| Gouda, deutscher, 48 % Fett i. Tr. | 100 | 343 | 22,7 | 28 | + | (0) | ○ |
| Gouda, deutscher, 48 % Fett i. Tr. | 30 | 103 | 6,8 | 8,4 | + | (0) | ○ |
| Grahambrot | 100 | 212 | 7,7 | 1,5 | 41,4 | 3,5 | ● |
| Grahambrot | 50 | 106 | 3,9 | 0,7 | 20,7 | 1,7 | ● |
| Granatapfel, frisch | 100 | 78 | 0,7 | 0,6 | 16,7 | 1,4 | ● |
| Granatapfel, frisch | 125 | 97 | 0,9 | 0,8 | 20,9 | 1,7 | ● |
| Grapefruit, frisch | 100 | 40 | 0,6 | 0,2 | 9 | 0,8 | ● |
| Grapefruit, frisch | 150 | 59 | 0,9 | 0,2 | 13,4 | 1,1 | ● |
| Grapefruit-Fruchtnektar | 100 | 59 | 0,3 | 0,1 | 14,2 | 1,2 | ● |
| Grapefruit-Fruchtnektar | 150 | 89 | 0,5 | 0,2 | 21,3 | 1,8 | ● |
| Grapefruit-Fruchtsaft | 100 | 37 | 0,6 | 0,1 | 8,5 | 0,7 | ● |
| Grapefruit-Fruchtsaft | 150 | 57 | 0,9 | 0,2 | 12,8 | 1,1 | ● |
| Graubrot-Haferbrot | 100 | 220 | 7,4 | 1,8 | 42,8 | 3,6 | ● |
| Graubrot-Haferbrot | 50 | 110 | 3,7 | 0,9 | 21,4 | 1,8 | ● |
| Graubrot-Mehrkornbrot | 100 | 219 | 5,9 | 1 | 45,7 | 3,8 | ● |
| Graubrot-Mehrkornbrot | 50 | 109 | 3 | 0,5 | 22,9 | 1,9 | ● |
| Graubrot-Roggenbrot | 100 | 211 | 6 | 0,9 | 43,8 | 3,7 | ● |
| Graubrot-Roggenbrot | 50 | 105 | 3 | 0,5 | 21,9 | 1,8 | ● |
| Graubrot-Weizenmischbrot | 100 | 219 | 7,1 | 0,8 | 45 | 3,8 | ● |
| Graubrot-Weizenmischbrot | 50 | 110 | 3,6 | 0,4 | 22,5 | 1,9 | ● |
| Grießklößchen, TP | 100 | 352 | 12,3 | 2,8 | 68,3 | 5,7 | ● |
| Grießklößchen, TP | 60 | 211 | 7,4 | 1,7 | 41 | 3,4 | ● |
| Grünkern, Vollkorn | 100 | 324 | 10,8 | 2,7 | 63,3 | 5,3 | ● |
| Grünkern, Vollkorn, 1 EL | 15 | 49 | 1,6 | 0,4 | 9,5 | 0,8 | ● |

G

| Lebensmittel Angabe je 100 g/je Portion | Portion | Energie | Eiweiß | Fett | Kohlen-hydrate | Brot-einheit | GLYX-Ampel |
|---|---|---|---|---|---|---|---|
| | g | kcal | g | g | g | BE | |
| Grünkernmehl | 100 | 344 | 9,7 | 2 | 70,8 | 5,9 | 🟡 |
| Grünkernmehl, 1 EL | 15 | 52 | 1,5 | 0,3 | 10,6 | 0,9 | 🟡 |
| Grünkernschrot | 100 | 324 | 10,8 | 2,7 | 63,3 | 5,3 | 🟡 |
| Grünkernschrot, 1 EL | 10 | 32 | 1,1 | 0,3 | 6,3 | 0,5 | 🟡 |
| Grünkohl, frisch | 100 | 37 | 4,3 | 0,9 | 2,5 | o. A. | 🟢 |
| Grünkohl, frisch | 150 | 56 | 6,5 | 1,4 | 3,8 | o. A. | 🟢 |
| Grünkohl, Konserve, abgetropft | 100 | 33 | 4 | 0,8 | 2 | o. A. | 🟢 |
| Grünkohl, Konserve, abgetropft | 150 | 49 | 6 | 1,3 | 3 | o. A. | 🟢 |
| Grünkohl, TK | 100 | 40 | 4,7 | 1 | 2,7 | o. A. | 🟢 |
| Grünkohl, TK | 150 | 60 | 7,1 | 1,5 | 4 | o. A. | 🟢 |
| Gruyère, 45 % Fett i. Tr. | 100 | 399 | 26,9 | 32,1 | + | (0) | ⚪ |
| Gruyère, 45 % Fett i. Tr. | 30 | 120 | 8,1 | 9,6 | + | (0) | ⚪ |
| Guave, frisch | 100 | 38 | 0,9 | 0,5 | 6,7 | 0,6 | 🟢 |
| Guave, frisch | 125 | 47 | 1,1 | 0,6 | 8,4 | 0,7 | 🟢 |
| Gugelhupf (Napfkuchen), aus Hefeteig | 100 / Port. | 349 | 6,4 | 16,9 | 42,5 | 3,5 | 🟡 |
| Gummibärchen | 100 | 338 | 6,6 | 0 | 78 | 6,5 | 🟠 |
| Gummibärchen, 7 St. | 15 | 51 | 1 | 0 | 11,7 | 1,0 | 🟠 |
| Gurke, frisch | 100 | 12 | 0,6 | 0,2 | 1,8 | o. A. | 🟢 |
| Gurke, frisch | 200 | 24 | 1,2 | 0,4 | 3,6 | o. A. | 🟢 |
| Gutsleberwurst | 100 | 323 | 17,5 | 27,8 | 1,3 | (0) | ⚪ |
| Gutsleberwurst | 30 | 97 | 5,3 | 8,4 | 0,4 | (0) | ⚪ |

**H**

| Lebensmittel Angabe je 100 g/je Portion | Portion | Energie | Eiweiß | Fett | Kohlen-hydrate | Brot-einheit | GLYX-Ampel |
|---|---|---|---|---|---|---|---|
| Hafer, ganzes Korn | 100 | 353 | 11,7 | 7,1 | 59,8 | 5,0 | 🟢 |
| Hafer, ganzes Korn, 1 EL | 10 | 35 | 1,2 | 0,7 | 6 | 0,5 | 🟢 |
| Haferdrink Natur, *Alnatura* | 100 | 45 | 0,2 | 1,5 | 7,7 | 0,6 | 🟢 |
| Haferdrink Natur, *Alnatura* | 200 | 91 | 0,4 | 3 | 15,4 | 1,3 | 🟢 |
| Haferflocken-Nussgebäck | 100 | 473 | 7,4 | 30,5 | 42,7 | 3,6 | 🟡 |
| Haferflocken-Nussgebäck | 50 | 237 | 3,7 | 15,3 | 21,4 | 1,8 | 🟡 |
| Haferflockenplätzchen | 100 | 417 | 7,6 | 20,6 | 50,2 | 4,2 | 🟡 |

| Lebensmittel Angabe je 100 g/je Portion | Portion g | Energie kcal | Eiweiß g | Fett g | Kohlen-hydrate g | Brot-einheit BE | GLYX-Ampel |
|---|---|---|---|---|---|---|---|
| Haferflockenplätzchen | 50 | 209 | 3,8 | 10,3 | 25,1 | 2,1 | 🟡 |
| Hafergrieß | 100 | 371 | 12,9 | 5,8 | 65,7 | 5,5 | 🟡 |
| Hafergrieß , 1 EL | 10 | 37 | 1,3 | 0,6 | 6,6 | 0,6 | 🟡 |
| Haferkleie | 100 | 337 | 18 | 9,4 | 44,5 | 3,7 | 🟢 |
| Haferkleie, 1 EL | 10 | 34 | 1,8 | 0,9 | 4,5 | 0,4 | 🟢 |
| Hafermehl | 100 | 375 | 13,8 | 7,2 | 62,9 | 5,2 | 🟡 |
| Hafermehl | 40 | 150 | 5,5 | 2,9 | 25,2 | 2,1 | 🟡 |
| Haferschrot | 100 | 353 | 11,7 | 7,1 | 59,8 | 5,0 | 🟡 |
| Haferschrot, 1 EL | 10 | 35 | 1,2 | 0,7 | 6 | 0,5 | 🟡 |
| Hafervollkornflocken | 100 | 370 | 12,5 | 7 | 63,3 | 5,3 | 🟡 |
| Hafervollkornflocken, 1 EL | 10 | 37 | 1,3 | 0,7 | 6,3 | 0,5 | 🟡 |
| Hähnchen, frisch oder TK | 100 | 166 | 19,9 | 9,6 | + | (0) | ⚪ |
| Hähnchen, frisch oder TK | 150 | 249 | 29,9 | 14,4 | + | (0) | ⚪ |
| Hähnchenbrustfilet, frisch oder TK | 100 | 102 | 23,6 | 0,7 | + | (0) | ⚪ |
| Hähnchenbrustfilet, frisch oder TK | 150 | 153 | 35,3 | 1,1 | + | (0) | ⚪ |
| Hähnchencurry | 100 | 60 | 7,5 | 1,1 | 4,7 | 0,4 | 🟡 |
| Hähnchencurry | 350 | 210 | 26,4 | 3,8 | 16,5 | 1,4 | 🟡 |
| Hähnchenflügel, frisch oder TK | 100 | 208 | 16,5 | 16 | + | (0) | ⚪ |
| Hähnchenflügel, frisch oder TK | 150 | 312 | 24,8 | 24 | + | (0) | ⚪ |
| Hähnchenherz, frisch oder TK | 100 | 125 | 17,3 | 5,8 | 0,7 | (0) | ⚪ |
| Hähnchenherz, frisch oder TK | 125 | 156 | 21,6 | 7,3 | 0,9 | (0) | ⚪ |
| Hähnchenkeule, frisch oder TK | 100 | 173 | 18,2 | 11,2 | + | (0) | ⚪ |
| Hähnchenkeule, frisch oder TK | 150 | 259 | 27,2 | 16,8 | + | (0) | ⚪ |
| Hähnchenklein, frisch oder TK | 100 | 209 | 16,5 | 16 | + | (0) | ⚪ |
| Hähnchenklein, frisch oder TK | 150 | 313 | 24,8 | 24 | + | (0) | ⚪ |
| Hähnchenleber, frisch oder TK | 100 | 139 | 19,1 | 4,7 | 5 | 0,4 | ⚪ |
| Hähnchenleber, frisch oder TK | 125 | 174 | 23,9 | 5,9 | 6,3 | 0,5 | ⚪ |
| Hähnchenmagen, frisch | 100 | 113 | 18,2 | 4,2 | 0,6 | (0) | ⚪ |
| Hähnchenmagen, frisch | 125 | 142 | 22,7 | 5,2 | 0,7 | (0) | ⚪ |

G
H

124

| Lebensmittel Angabe je 100 g/je Portion | Portion g | Energie kcal | Eiweiß g | Fett g | Kohlenhydrate g | Broteinheit BE | GLYX-Ampel |
|---|---|---|---|---|---|---|---|
| Halbfettmargarine | 100 | 368 | 1,6 | 40 | 0,4 | 0 | 🔘 |
| Halbfettmargarine, 1 EL | 10 | 37 | 0,2 | 4 | + | 0 | ⚪ |
| Halbfett-Pflanzen-Diät-Margarine, Vitaquell | 100 | 366 | 1,6 | 40 | 0,4 | (0) | 🔘 |
| Halbfett-Pflanzen-Diät-Margarine, Vitaquell, 1 EL | 10 | 37 | 0,2 | 4 | + | (0) | ⚪ |
| Hamburger, McDonald's | 100 | 232 | 14 | 12 | 17 | 1,4 | 🟡 |
| Hamburger, McDonald's | 315 | 712 | 43 | 36 | 54 | 4,5 | 🟡 |
| Hammelfilet | 100 | 150 | 28,8 | 3,7 | + | (0) | 🔘 |
| Hammelfilet | 150 | 224 | 43,2 | 5,6 | + | (0) | ⚪ |
| Hammelkotelett | 100 | 255 | 24,5 | 15,8 | 4 | (0) | 🔘 |
| Hammelkotelett | 150 | 383 | 36,7 | 23,7 | 6,1 | (0) | ⚪ |
| Hammelsteak | 100 | 252 | 25,4 | 16,7 | + | (0) | 🔘 |
| Hammelsteak | 150 | 376 | 38,1 | 25,1 | + | (0) | ⚪ |
| Hartkaramelle | 100 | 385 | 0,5 | 0,3 | 95 | 7,9 | 🔴 |
| Hartkaramelle, 1 St. | 5 | 19 | 0 | 0 | 4,8 | 0,4 | 🔴 |
| Hartkaramelle, gefüllt mit Honig und Malz | 100 | 353 | 0,2 | 0 | 88,1 | 7,3 | 🔴 |
| Hartkaramelle, gefüllt mit Honig und Malz, 1 St. | 5 | 18 | 0 | 0 | 4,4 | 0,4 | 🔴 |
| Harzer Käse | 100 | 126 | 30 | 0,7 | + | (0) | 🔘 |
| Harzer Käse | 30 | 38 | 9 | 0,2 | + | (0) | ⚪ |
| Haselnuss, frisch | 100 | 644 | 12 | 61,6 | 10,5 | 0,9 | 🟢 |
| Haselnuss, frisch, 5 St. | 15 | 96 | 1,8 | 9,2 | 1,6 | (0) | 🟢 |
| Haselnuss, geröstet | 100 | 668 | 10,9 | 65,1 | 9,6 | 0,8 | 🟢 |
| Haselnuss, geröstet, 5 St. | 15 | 100 | 1,6 | 9,8 | 1,4 | (0) | 🟢 |
| Haselnussbrot | 100 | 244 | 8 | 10 | 30,5 | 2,5 | 🟡 |
| Haselnussbrot | 50 | 122 | 4 | 5 | 15,3 | 1,3 | 🟡 |
| Haselnusskrokant | 100 | 451 | 2,4 | 12,3 | 82 | 6,8 | 🟡 |
| Haselnusskrokant, 1 EL | 20 | 90 | 0,5 | 2,5 | 16,4 | 1,4 | 🟡 |
| Haselnussmakronen | 100 | 348 | 8,9 | 22,9 | 26,9 | 2,2 | 🟡 |
| Haselnussmakronen, 1 St. | 20 | 70 | 1,8 | 4,6 | 5,4 | 0,5 | 🟡 |
| Haselnussmark, ungezuckert | 100 | 661 | 12,3 | 63,2 | 10,8 | 0,9 | 🟢 |

| Lebensmittel Angabe je 100 g/je Portion | Portion | Energie | Eiweiß | Fett | Kohlen-hydrate | Brot-einheit | GLYX-Ampel |
|---|---|---|---|---|---|---|---|
| | g | kcal | g | g | g | BE | |
| Haselnussmark, ungezuckert, 1 EL | 20 | 132 | 2,5 | 12,6 | 2,2 | 0,2 | 🟢 |
| Haselnussöl | 100 | 900 | 0 | 100 | 0 | 0 | ⚪ |
| Haselnussöl, 1 EL | 10 | 90 | 0 | 10 | 0 | 0 | ⚪ |
| Haselnussplätzchen | 100 | 469 | 7,7 | 31,6 | 39,1 | 3,3 | 🟡 |
| Haselnussplätzchen | 30 | 141 | 2,3 | 9,5 | 11,7 | 1,0 | 🟡 |
| Haselnussvollkornbrot | 100 | 308 | 10,1 | 9 | 46 | 3,8 | 🟢 |
| Haselnussvollkornbrot | 50 | 154 | 5,1 | 4,5 | 23 | 1,9 | 🟢 |
| Hasenfleisch, frisch | 100 | 116 | 22 | 3 | + | (0) | ⚪ |
| Hasenfleisch, frisch | 150 | 174 | 33 | 4,5 | + | (0) | ⚪ |
| Hecht, frisch, Fischzuschnitt | 100 | 82 | 18,4 | 0,9 | + | (0) | ⚪ |
| Hecht, frisch, Fischzuschnitt | 150 | 123 | 27,6 | 1,3 | + | (0) | ⚪ |
| Hefe, Bäcker-, gepresst | 100 | 83 | 16,7 | 1,2 | 1,1 | 0,1 | 🟢 |
| Hefe, Bäcker-, gepresst, 1 TL | 5 | 4 | 0,8 | 0,1 | 0,1 | 0,0 | 🟢 |
| Hefe, Bäcker-, getrocknet | 100 | 288 | 35,6 | 1,5 | 32 | 2,7 | 🟢 |
| Hefe, Bäcker-, getrocknet, 1 TL | 5 | 14 | 1,8 | 0,1 | 1,6 | 0,1 | 🟢 |
| Hefeteig, leicht | 100 / Port. | 290 | 6,8 | 8,3 | 46,5 | 3,9 | 🟡 |
| Hefeteig, mittelschwer | 100 / Port. | 302 | 7,3 | 10,7 | 43,7 | 3,6 | 🟡 |
| Hefeteig, schwer | 100 / Port. | 352 | 6,6 | 17,3 | 42,5 | 3,5 | 🟡 |
| Heidelbeere, frisch | 100 | 37 | 0,6 | 0,6 | 7,4 | 0,6 | 🟢 |
| Heidelbeere, frisch | 125 | 48 | 0,8 | 0,8 | 9,3 | 0,8 | 🟢 |
| Heidelbeere, Konserve, abgetropft | 100 | 70 | 0,4 | 0,4 | 16,1 | 1,3 | 🔴 |
| Heidelbeere, Konserve, abgetropft | 125 | 87 | 0,5 | 0,5 | 20,1 | 1,7 | 🔴 |
| Heidelbeere, TK | 100 | 39 | 0,6 | 0,6 | 7,7 | 0,6 | 🟢 |
| Heidelbeere, TK | 125 | 49 | 0,8 | 0,8 | 9,7 | 0,8 | 🟢 |
| Heilbutt, frisch, Fischzuschnitt | 100 | 97 | 20,1 | 1,7 | + | (0) | ⚪ |
| Heilbutt, frisch, Fischzuschnitt | 150 | 145 | 30,2 | 2,6 | + | (0) | ⚪ |
| Heilbutt, geräuchert | 100 | 102 | 21,3 | 1,8 | + | (0) | ⚪ |
| Heilbutt, geräuchert | 75 | 77 | 16 | 1,4 | + | (0) | ⚪ |

H

| Lebensmittel Angabe je 100 g/je Portion | Portion | Energie | Eiweiß | Fett | Kohlen-hydrate | Brot-einheit | GLYX-Ampel |
|---|---|---|---|---|---|---|---|
| | g | kcal | g | g | g | BE | |
| Heilbutt, TK | 100 | 97 | 20,1 | 1,7 | + | (0) | ◯ |
| Heilbutt, TK | 150 | 145 | 30,2 | 2,6 | + | (0) | ◯ |
| Hering, frisch, Fischzuschnitt | 100 | 206 | 18,2 | 15 | + | (0) | ◯ |
| Hering, frisch, Fischzuschnitt | 150 | 310 | 27,3 | 22,5 | + | (0) | ◯ |
| Hering, Konserve in Öl, abgetropft | 100 | 207 | 17 | 15,7 | + | (0) | ◯ |
| Hering, Konserve in Öl, abgetropft | 60 | 124 | 10,2 | 9,4 | + | (0) | ◯ |
| Hering, TK | 100 | 206 | 18,2 | 15 | + | (0) | ◯ |
| Hering, TK | 150 | 310 | 27,3 | 22,5 | + | (0) | ◯ |
| Heringsfilet in Dillrahmcreme | 100 | 172 | 11,3 | 13,3 | 2,1 | (0) | ◯ |
| Heringsfilet in Dillrahmcreme | 60 | 103 | 6,8 | 8 | 1,3 | (0) | ◯ |
| Heringsfilet in Sahne-Meerrettichcreme | 100 | 176 | 10,7 | 14,1 | 1,8 | (0) | ◯ |
| Heringsfilet in Sahne-Meerrettichcreme | 60 | 106 | 6,4 | 8,5 | 1,1 | (0) | ◯ |
| Heringsfilet in Senfcreme | 100 | 176 | 11,1 | 13,6 | 2,5 | (0) | ◯ |
| Heringsfilet in Senfcreme | 60 | 105 | 6,6 | 8,2 | 1,5 | (0) | ◯ |
| Heringsfilet in Tomatensoße | 100 | 184 | 14,9 | 13,1 | 1,8 | (0) | ◯ |
| Heringsfilet in Tomatensoße | 60 | 110 | 9 | 7,9 | 1,1 | (0) | ◯ |
| Heringsrogen, frisch | 100 | 139 | 26 | 3,1 | 1,5 | (0) | ◯ |
| Heringsrogen, frisch | 50 | 69 | 13 | 1,5 | 0,8 | (0) | ◯ |
| Heringssalat, mit Roten Beten und Äpfeln | 100 | 152 | 6,1 | 11,3 | 6,5 | 0,5 | 🟢 |
| Heringssalat, mit Roten Beten und Äpfeln | 150 | 228 | 9,2 | 16,9 | 9,7 | 0,8 | 🟢 |
| Heringssalat, mit Sahnesoße | 100 | 181 | 5,3 | 15,6 | 4,9 | 0,4 | 🟢 |
| Heringssalat, mit Sahnesoße | 150 | 272 | 7,9 | 23,5 | 7,4 | 0,6 | 🟢 |
| Himbeere, frisch | 100 | 37 | 1,3 | 0,3 | 4,8 | 0,4 | 🟢 |
| Himbeere, frisch | 125 | 48 | 1,6 | 0,4 | 6 | 0,5 | 🟢 |
| Himbeere, Konserve, abgetropft | 100 | 70 | 0,7 | 0,2 | 14,6 | 1,2 | 🔴 |
| Himbeere, Konserve, abgetropft | 125 | 87 | 0,9 | 0,2 | 18,2 | 1,5 | 🔴 |
| Himbeere, TK | 100 | 39 | 1,4 | 0,3 | 5 | 0,4 | 🟢 |

| Lebensmittel Angabe je 100 g/je Portion | Portion | Energie | Eiweiß | Fett | Kohlen-hydrate | Brot-einheit | GLYX-Ampel |
|---|---|---|---|---|---|---|---|
| | g | kcal | g | g | g | BE | |
| Himbeere, TK | 125 | 49 | 1,7 | 0,4 | 6,3 | 0,5 | 🟢 |
| Himbeereis | 100 | 266 | 2,1 | 3,1 | 12,1 | 1,0 | 🟠 |
| Himbeereis | 50 | 53 | 1,1 | 1,5 | 6 | 0,5 | 🟠 |
| Himbeergeist | 100 | 242 | 0 | 0 | 0 | 0 | * |
| Himbeergeist | 20 | 48 | 0 | 0 | 0 | 0 | * |
| Himbeergelee | 100 | 37 | 1,5 | 0,2 | 7,4 | 0,6 | 🟠 |
| Himbeergelee, 1 EL | 20 | 7 | 0,3 | 0 | 1,5 | 0,1 | 🟠 |
| Himbeerkaltschale | 100 | 45 | 2,1 | 0,8 | 7,4 | 0,6 | 🟠 |
| Himbeerkaltschale | 125 | 57 | 2,7 | 1 | 9,3 | 0,8 | 🟠 |
| Himbeersorbet | 100 | 111 | 0,5 | 0,1 | 26 | 2,2 | 🟠 |
| Himbeersorbet | 50 | 56 | 0,2 | 0,1 | 13 | 1,1 | 🟠 |
| Hinterschinken, Schwein | 100 | 121 | 19,5 | 4,3 | 1,1 | (0) | ⚪ |
| Hinterschinken, Schwein | 30 | 36 | 5,8 | 1,3 | 0,3 | (0) | ⚪ |
| Hirnwurst | 100 | 280 | 14,8 | 24,4 | 1 | (0) | ⚪ |
| Hirnwurst | 30 | 84 | 4,4 | 7,3 | 0,3 | (0) | ⚪ |
| Hirschpastete | 100 | 224 | 22,3 | 15 | + | (0) | ⚪ |
| Hirschpastete | 30 | 67 | 6,7 | 4,5 | + | (0) | ⚪ |
| Hirschrücken, frisch | 100 | 113 | 20,6 | 3,3 | + | (0) | ⚪ |
| Hirschrücken, frisch | 150 | 170 | 30,9 | 5 | + | (0) | ⚪ |
| Hirschrücken, TK | 100 | 113 | 20,6 | 3,3 | + | (0) | ⚪ |
| Hirschrücken, TK | 150 | 170 | 30,9 | 5 | + | (0) | ⚪ |
| Hirschsalami | 100 | 295 | 22,2 | 23 | 0,2 | 0,0 | ⚪ |
| Hirschsalami | 30 | 88 | 6,7 | 6,9 | 0,1 | 0,0 | ⚪ |
| Hirse, ganzes Korn | 100 | 331 | 9,6 | 3,6 | 64 | 5,3 | 🟠 |
| Hirse, ganzes Korn, 1 EL | 15 | 50 | 1,4 | 0,5 | 9,6 | 0,8 | 🟠 |
| Hirsebrot | 100 | 234 | 7 | 1,9 | 46,5 | 3,9 | 🟠 |
| Hirsebrot | 50 | 117 | 3,5 | 0,9 | 23,3 | 1,9 | 🟠 |
| Hirsebrot, glutenfrei | 100 | 253 | 4,4 | 2,2 | 53,1 | 4,4 | 🟠 |
| Hirsebrot, glutenfrei | 50 | 126 | 2,2 | 1,1 | 26,5 | 2,2 | 🟠 |
| Hirsebrötchen | 100 | 246 | 7,4 | 2 | 49 | 4,1 | 🟠 |

H

| Lebensmittel Angabe je 100 g/je Portion | Portion | Energie | Eiweiß | Fett | Kohlen-hydrate | Brot-einheit | GLYX-Ampel |
|---|---|---|---|---|---|---|---|
| | g | kcal | g | g | g | BE | |
| Hirsebrötchen | 50 | 123 | 3,7 | 1 | 24,5 | 2,0 | 🔴 |
| Hirseflocken | 100 | 350 | 9,8 | 3,9 | 68,8 | 5,7 | 🔴 |
| Hirseflocken, 1 EL | 15 | 53 | 1,5 | 0,6 | 10,3 | 0,9 | 🔴 |
| Hirsekekse, glutenfrei | 100 | 345 | 3,1 | 18,9 | 40,7 | 3,4 | 🟡 |
| Hirsekekse, glutenfrei | 25 | 86 | 0,8 | 4,7 | 10,2 | 0,9 | 🟡 |
| Hirsemehl | 100 | 340 | 5,8 | 1,7 | 75,4 | 6,3 | 🔴 |
| Hirsemehl, 1 EL | 15 | 52 | 0,9 | 0,3 | 11,3 | 0,9 | 🔴 |
| Hirsemüsli, glutenfrei | 100 | 307 | 9,2 | 5,5 | 54,3 | 4,5 | 🔴 |
| Hirsemüsli, glutenfrei, 1 EL | 20 | 61 | 1,8 | 1,1 | 10,9 | 0,9 | 🔴 |
| Hirseschrot | 100 | 350 | 9,8 | 3,9 | 68,8 | 5,7 | 🔴 |
| Hirseschrot, 1 EL | 15 | 53 | 1,5 | 0,6 | 10,3 | 0,9 | 🔴 |
| Hirsevollkornbrot | 100 | 217 | 7,3 | 1,8 | 42,3 | 3,5 | 🔴 |
| Hirsevollkornbrot | 50 | 109 | 3,6 | 0,9 | 21,2 | 1,8 | 🔴 |
| Hirsevollkornflocken | 100 | 350 | 9,8 | 3,9 | 68,8 | 5,7 | 🔴 |
| Hirsevollkornflocken, 1 EL | 15 | 53 | 1,5 | 0,6 | 10,3 | 0,9 | 🔴 |
| Hobelkäse, 50 % Fett i. Tr. | 100 | 474 | 33 | 38 | + | (0) | ⚪ |
| Hobelkäse, 50 % Fett i. Tr. | 30 | 142 | 9,9 | 11,4 | + | (0) | ⚪ |
| Hobbits, kernig, *Brandt* | 100 | 468 | 7,9 | 20 | 64 | 5,3 | 🟡 |
| Hobbits, kernig, *Brandt*, 1 St. | 11 | 51 | 1 | 2 | 7 | 0,6 | 🟡 |
| Holunderbeere, frisch | 100 | 48 | 2,5 | 0,5 | 7,4 | 0,6 | 🟢 |
| Holunderbeere, frisch | 125 | 59 | 3,1 | 0,6 | 9,3 | 0,8 | 🟢 |
| Holunderbeer-Fruchtsaft | 100 | 46 | 2,3 | 0,4 | 8,3 | 0,7 | 🟡 |
| Holunderbeer-Fruchtsaft | 150 | 69 | 3,5 | 0,6 | 12,5 | 1,0 | 🟡 |
| Honig | 100 | 306 | 0,4 | 0 | 75,1 | 6,3 | 🔴 |
| Honig, 1 EL | 10 | 31 | 0 | 0 | 7,5 | 0,6 | 🔴 |
| Honigkuchen | 100 | 298 | 4,3 | 1,3 | 67,3 | 5,6 | 🔴 |
| Honigkuchen | 50 | 149 | 2,1 | 0,6 | 33,7 | 2,8 | 🔴 |
| Honigkuchen, Ostpreußischer | 100 | 377 | 6,3 | 10,8 | 63,1 | 5,3 | 🔴 |
| Honigkuchen, Ostpreußischer | 70 | 264 | 4,4 | 7,5 | 44,2 | 3,7 | 🔴 |
| Honigkuchen, Schokoladen- | 100 | 373 | 5,5 | 5,7 | 75 | 6,3 | 🔴 |
| Honigkuchen, Schokoladen- | 70 | 261 | 3,8 | 4 | 52,5 | 4,4 | 🔴 |

| Lebensmittel Angabe je 100 g/je Portion | Portion | Energie | Eiweiß | Fett | Kohlenhydrate | Broteinheit | GLYX-Ampel |
|---|---|---|---|---|---|---|---|
| | g | kcal | g | g | g | BE | |
| Honigkuchenplätzchen | 100 | 370 | 5,7 | 5,4 | 74,7 | 6,2 | 🔴 |
| Honigkuchenplätzchen | 70 | 259 | 4 | 3,8 | 52,3 | 4,4 | 🔴 |
| Honigmelone | 100 | 26 | 0,9 | 0,1 | 5,3 | 0,4 | 🟡 |
| Honigmelone | 125 | 33 | 1,1 | 0,1 | 6,6 | 0,6 | 🟡 |
| Hühnerbrühe/-bouillon, gekörnt | 100 | 149 | 17 | 4 | 11 | 0,9 | ⚪ |
| Hühnerbrühe/-bouillon, gekörnt, 1 TL | 5 | 7 | 0,9 | 0,2 | 0,6 | (0) | ⚪ |
| Hühnerei, frisch | 100 | 154 | 12,9 | 11,2 | 0,7 | (0) | ⚪ |
| Hühnerei, frisch | 60 | 93 | 7,7 | 6,7 | 0,4 | (0) | ⚪ |
| Hühnerfrikassee | 100 | 147 | 9,6 | 11,3 | 2,1 | 0,2 | 🟡 |
| Hühnerfrikassee | 350 | 515 | 33,5 | 39,5 | 7,2 | 0,6 | 🟡 |
| Hühnersuppentopf, mit Reis | 100 | 45 | 5 | 1,7 | 2,3 | 0,2 | 🟡 |
| Hühnersuppentopf, mit Reis | 250 | 113 | 12,5 | 4,3 | 5,7 | 0,5 | 🟡 |
| Hummer, frisch | 100 | 83 | 18,8 | 0,9 | + | (0) | ⚪ |
| Hummer, frisch | 150 | 125 | 28,2 | 1,4 | + | (0) | ⚪ |
| Hummer, Konserve, abgetropft | 100 | 83 | 18,6 | 0,9 | + | (0) | ⚪ |
| Hummer, Konserve, abgetropft | 65 | 54 | 12,1 | 0,6 | + | (0) | ⚪ |
| Hummer, TK | 100 | 83 | 18,8 | 0,9 | + | (0) | ⚪ |
| Hummer, TK | 150 | 125 | 28,2 | 1,4 | + | (0) | ⚪ |
| Hüttenkäse | 100 | 81 | 13,6 | 2,9 | + | (0) | ⚪ |
| Hüttenkäse | 30 | 24 | 4,1 | 0,9 | + | (0) | ⚪ |

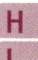

| Lebensmittel Angabe je 100 g/je Portion | Portion | Energie | Eiweiß | Fett | Kohlenhydrate | Broteinheit | GLYX-Ampel |
|---|---|---|---|---|---|---|---|
| Ingwer, kandiert | 100 | 260 | 0,5 | 0,4 | 62,8 | 5,2 | 🔴 |
| Ingwer, kandiert | 25 | 65 | 0,1 | 0,1 | 15,7 | 1,3 | 🔴 |
| Ingwerknolle | 100 | 50 | 1,2 | 1 | 9 | 0,8 | 🟢 |
| Ingwerknolle | 1 | 1 | 0 | 0 | 0,1 | (0) | 🟢 |
| Ingwerplätzchen, feine | 100 | 281 | 10,2 | 15,6 | 24,9 | 2,1 | 🟡 |
| Ingwerplätzchen, feine | 20 | 56 | 2 | 3,1 | 5 | 0,4 | 🟡 |
| Ingwer-Schoko-Stangen | 100 | 345 | 10 | 14 | 44,5 | 3,7 | 🟡 |
| Ingwer-Schoko-Stangen | 20 | 69 | 2 | 2,8 | 8,9 | 0,7 | 🟡 |
| Instant Haferflocken, *Kölln* | 100 | 354 | 13,9 | 6,8 | 58,4 | 4,9 | 🟡 |

| Lebensmittel Angabe je 100 g/je Portion | Portion g | Energie kcal | Eiweiß g | Fett g | Kohlen-hydrate g | Brot-einheit BE | GLYX-Ampel |
|---|---|---|---|---|---|---|---|
| Instant Haferflocken, *Kölln* | 40 | 141 | 5,6 | 2,7 | 23,4 | 2,0 | 🟡 |
| Invertzucker | 100 | 399 | 0 | 0 | 99,8 | 8,3 | 🔴 |
| Invertzucker | 5 | 20 | 0 | 0 | 5 | 0,4 | 🔴 |
| Irish Stew | 100 | 79 | 4,5 | 3,6 | 6,7 | 0,6 | 🟡 |
| Irish Stew | 400 | 314 | 18 | 14,5 | 26,9 | 2,2 | 🟡 |
| Italian Dressing, FP | 100 | 230 | 1,2 | 20,6 | 9,8 | 0,8 | 🟡 |
| Italian Dressing, FP | 20 | 46 | 0,3 | 4,1 | 2 | (0) | 🟡 |
| Italienischer Tomatenaufstrich | 100 | 91 | 4,2 | 6 | 4,9 | 0,4 | 🟢 |
| Italienischer Tomatenaufstrich | 30 | 27 | 1,3 | 1,8 | 1,5 | 0,1 | 🟢 |
| Italienisches Zucchini-Risotto | 100 | 75 | 2,8 | 2,3 | 10,8 | 0,9 | 🟡 |
| Italienisches Zucchini-Risotto | 300 | 225 | 8,3 | 6,9 | 32,3 | 2,7 | 🟡 |
| Jacobsmuschel, frisch | 100 / Port. | 77 | 11,1 | 0,9 | 5,9 | 0,5 | ⚪ |
| Jagdwurst | 100 | 205 | 14,8 | 16,2 | + | (0) | ⚪ |
| Jagdwurst | 20 | 41 | 3 | 3,2 | + | (0) | ⚪ |
| Jagdwurst, fettarm | 100 | 205 | 17,2 | 15,2 | + | (0) | ⚪ |
| Jagdwurst, fettarm | 20 | 41 | 3,4 | 3 | + | (0) | ⚪ |
| Jagdwurst, Konserve | 100 | 281 | 13 | 25 | 1 | (0) | ⚪ |
| Jagdwurst, Konserve | 20 | 56 | 2,6 | 5 | 0,2 | (0) | ⚪ |
| Joghurt, *Activia* Bio, natur, 3,5 % Fett | 100 | 75 | 4,6 | 3,5 | 6,2 | 0,5 | 🟢 |
| Joghurt, *Activia* Bio, natur, 3,5 % Fett | 115 | 86 | 5,7 | 4 | 6,9 | 0,6 | 🟢 |
| Joghurt, *Activia* classic, natur, 3,5 % Fett | 100 | 75 | 5 | 3,5 | 6 | 0,5 | 🟢 |
| Joghurt, *Activia* classic, natur, 3,5 % Fett | 115 | 86 | 5,7 | 4 | 6,9 | 0,6 | 🟢 |
| Joghurt, *Activia* classic, natur, 0,1 % Fett | 100 | 51 | 5,6 | 0,1 | 6,8 | 0,6 | 🟢 |
| Joghurt, *Activia* classic, natur, 0,1 % Fett | 115 | 58 | 6,4 | 0,1 | 7,8 | 0,7 | 🟢 |
| Joghurt, *Activia* Erdbeere | 100 | 98 | 3,7 | 2,8 | 13,9 | 1,2 | 🟡 |
| Joghurt, *Activia* Erdbeere | 115 | 113 | 4,3 | 3,2 | 16 | 1,4 | 🟡 |

| Lebensmittel Angabe je 100 g/je Portion | Portion g | Energie kcal | Eiweiß g | Fett g | Kohlenhydrate g | Brot-einheit BE | GLYX-Ampel |
|---|---|---|---|---|---|---|---|
| Joghurt, *Activia* mit Fruchtpüree Erdbeere | 100 | 98 | 4 | 3 | 13,7 | 1,1 | 🟡 |
| Joghurt, *Activia* mit Fruchtpüree Erdbeere | 115 | 117 | 4,8 | 3,6 | 16,4 | 1,4 | 🟡 |
| Joghurt, *Activia* mit Ballaststoffen, Cerealien | 100 | 101 | 3,8 | 3,3 | 13,9 | 1,2 | 🟢 |
| Joghurt, *Activia* mit Ballaststoffen, Cerealien | 115 | 111 | 4,4 | 3,3 | 16 | 1,3 | 🟢 |
| Joghurt, *Almighurt*, 1,8 % Fett, *Ehrmann* | 100 | 62 | 3,1 | 1,1 | 10 | 0,8 | 🟡 |
| Joghurt, *Almighurt*, 1,8 % Fett, *Ehrmann* | 150 | 94 | 4,7 | 1,7 | 15 | 1,3 | 🟡 |
| Joghurt, *Almighurt*, 0,1 % Fett, *Ehrmann* | 100 | 82 | 3,8 | 0,1 | 16,1 | 1,3 | 🟡 |
| Joghurt, *Almighurt*, 0,1 % Fett, *Ehrmann* | 150 | 123 | 5,7 | 0,2 | 24,2 | 2 | 🟡 |

| Lebensmittel Angabe je 100 g/je Portion | Portion g | Energie kcal | Eiweiß g | Fett g | Kohlenhydrate g | Brot-einheit BE | GLYX-Ampel |
|---|---|---|---|---|---|---|---|
| Kabeljau, frisch, Fischzuschnitt | 100 | 77 | 17,4 | 0,7 | + | (0) | ⚪ |
| Kabeljau, frisch, Fischzuschnitt | 150 | 115 | 26,1 | 1 | + | (0) | ⚪ |
| Kabeljau, geräuchert | 100 | 81 | 18,5 | 0,7 | + | (0) | ⚪ |
| Kabeljau, geräuchert | 75 | 61 | 13,9 | 0,5 | + | (0) | ⚪ |
| Kabeljau, TK | 100 | 77 | 17,4 | 0,7 | + | (0) | ⚪ |
| Kabeljau, TK | 150 | 115 | 26,1 | 1 | + | (0) | ⚪ |
| Kaffee | 100 | 2 | 0,2 | | 0,3 | (0) | ⚪ |
| Kaffee | 150 | 3 | 0,3 | | 0,5 | (0) | ⚪ |
| Kaffeesahne, 10 % Fett | 100 | 117 | 3,1 | 10 | 4 | (0) | 🟢 |
| Kaffeesahne, 10 % Fett, 1 Pck. | 10 | 12 | 0,3 | 1 | 0,4 | (0) | 🟢 |
| Kaffeesahne, 15 % Fett | 100 | 160 | 3 | 15 | 3,8 | (0) | 🟢 |
| Kaffeesahne, 15 % Fett, 1 Pck. | 10 | 16 | 0,3 | 1,5 | 0,4 | (0) | 🟢 |
| Kaffeesahne, 20 % Fett | 100 | 203 | 2,8 | 20 | 3,6 | (0) | 🟢 |
| Kaffeesahne, 20 % Fett, 1 Pck. | 10 | 20 | 0,3 | 2 | 0,4 | (0) | 🟢 |
| Kaffeesahne, 30 % Fett | 100 | 276 | 2,6 | 28 | 3,3 | (0) | 🟢 |
| Kaffeesahne, 30 % Fett, 1 Pck. | 10 | 28 | 0,3 | 2,8 | 0,3 | (0) | 🟢 |
| Kaffeesahne, laktosefrei | 100 | 117 | 3,1 | 10 | 4 | (0) | 🟢 |

I
J
K

132

| Lebensmittel Angabe je 100 g/je Portion | Portion g | Energie kcal | Eiweiß g | Fett g | Kohlen-hydrate g | Brot-einheit BE | GLYX-Ampel |
|---|---|---|---|---|---|---|---|
| Kaffeesahne, laktosefrei, 1 Pck. | 10 | 12 | 0,3 | 1 | 0,4 | (0) | 🟢 |
| Kaffeeweißer | 100 | 549 | 4 | 35 | 55 | 4,6 | 🟡 |
| Kaffeeweißer, 1 TL | 5 | 27 | 0,2 | 1,8 | 2,8 | 0,2 | 🟡 |
| Kakaobutter | 100 | 896 | | 99,5 | + | (0) | ⚪ |
| Kakaobutter | 20 | 179 | | 19,9 | + | (0) | ⚪ |
| Kakaodrink | 100 | 53 | 3,4 | 0,2 | 9,3 | 0,8 | 🟡 |
| Kakaodrink | 150 | 80 | 5,1 | 0,3 | 14 | 1,2 | 🟡 |
| Kakaogetränkepulver, löslich | 100 | 386 | 5,5 | 6 | 77,4 | 6,5 | 🔴 |
| Kakaogetränkepulver, löslich, 1 TL | 4 | 15 | 0,2 | 0,2 | 3,1 | 0,3 | 🔴 |
| Kakaopulver, schwach entölt | 100 | 342 | 19,8 | 24,5 | 10,8 | 0,9 | 🟢 |
| Kakaopulver, schwach entölt, 1 TL | 4 | 14 | 0,8 | 1 | 0,4 | (0) | 🟢 |
| Kakaopulver, stark entölt | 100 | 253 | 23,1 | 12 | 12,6 | 1,1 | 🟢 |
| Kakaopulver, stark entölt, 1 TL | 5 | 13 | 1,2 | 0,6 | 0,6 | 0,1 | 🟢 |
| Kaki, frisch | 100 | 71 | 0,6 | 0,3 | 16 | 1,3 | 🟢 |
| Kaki, frisch | 125 | 89 | 0,8 | 0,4 | 20 | 1,7 | 🟢 |
| Kaki, Konserve, abgetropft | 100 | 95 | 0,5 | 0,3 | 22,1 | 1,8 | 🔴 |
| Kaki, Konserve, abgetropft | 125 | 119 | 0,7 | 0,3 | 27,6 | 2,3 | 🔴 |
| Kalbsbries, frisch | 100 / Port. | 100 | 17,2 | 3,4 | + | (0) | ⚪ |
| Kalbsbrust, Spannrippe, frisch | 100 | 131 | 18,6 | 6,3 | + | (0) | ⚪ |
| Kalbsbrust, Spannrippe, frisch | 150 | 197 | 27,9 | 9,5 | + | (0) | ⚪ |
| Kalbsfilet (Lende), frisch | 100 | 111 | 20,2 | 3,3 | + | (0) | ⚪ |
| Kalbsfilet (Lende), frisch | 125 | 139 | 25,2 | 4,2 | + | (0) | ⚪ |
| Kalbsgulasch, frisch | 100 | 125 | 19,3 | 5,3 | + | (0) | ⚪ |
| Kalbsgulasch, frisch | 150 | 187 | 28,9 | 7,9 | + | (0) | ⚪ |
| Kalbshackfleisch, frisch | 100 / Port. | 148 | 19,7 | 7,7 | + | (0) | ⚪ |
| Kalbshinterhaxe, frisch | 100 | 123 | 20,7 | 4,4 | + | (0) | ⚪ |
| Kalbshinterhaxe, frisch | 150 | 184 | 31 | 6,6 | + | (0) | ⚪ |
| Kalbshirn, frisch | 100 / Port. | 117 | 10,3 | 8,2 | 0,5 | (0) | ⚪ |

| Lebensmittel Angabe je 100 g/je Portion | Portion | Energie | Eiweiß | Fett | Kohlen-hydrate | Brot-einheit | GLYX-Ampel |
|---|---|---|---|---|---|---|---|
| | g | kcal | g | g | g | BE | |
| Kalbskeule, frisch | 100 | 102 | 21,3 | 1,8 | + | (0) | ○ |
| Kalbskeule, frisch | 150 | 153 | 32 | 2,7 | + | (0) | ○ |
| Kalbskotelett, frisch | 100 | 146 | 19,1 | 7,8 | + | (0) | ○ |
| Kalbskotelett, frisch | 150 | 220 | 28,6 | 11,7 | + | (0) | ○ |
| Kalbsleber, frisch | 100 / Port. | 139 | 20,1 | 4,4 | 4,6 | 0,4 | ○ |
| Kalbsleberwurst, Diät, *becel* | 100 | 255 | 15 | 21 | 2 | 0,2 | ○ |
| Kalbsleberwurst, Diät, *becel* | 30 | 76 | 4,5 | 6,3 | 0,6 | 0,1 | ○ |
| Kalbslunge, frisch | 100 / Port. | 86 | 16,3 | 2,3 | + | (0) | ○ |
| Kalbsnacken, Kamm, frisch | 100 | 128 | 19,6 | 5,5 | + | (0) | ○ |
| Kalbsnacken, Kamm, frisch | 150 | 192 | 29,4 | 8,3 | + | (0) | ○ |
| Kalbsroulade, frisch | 100 | 102 | 21,3 | 1,8 | + | (0) | ○ |
| Kalbsroulade, frisch | 150 | 153 | 31,9 | 2,6 | + | (0) | ○ |
| Kalbsrücken, Kotelett, frisch | 100 | 105 | 20,2 | 2,6 | + | (0) | ○ |
| Kalbsrücken, Kotelett, frisch | 150 | 157 | 30,3 | 3,9 | + | (0) | ○ |
| Kalbsschnitzel, frisch | 100 | 113 | 21 | 3,1 | + | (0) | ○ |
| Kalbsschnitzel, frisch | 150 | 170 | 31,5 | 4,7 | + | (0) | ○ |
| Kalbsschulter, Bug, frisch | 100 | 107 | 19,8 | 3 | + | (0) | ○ |
| Kalbsschulter, Bug, frisch | 150 | 161 | 29,7 | 4,5 | + | (0) | ○ |
| Kalbsschwanz, Nussstück, frisch | 100 | 102 | 21,3 | 1,8 | + | (0) | ○ |
| Kalbsschwanz, Nussstück, frisch | 150 | 153 | 32 | 2,7 | + | (0) | ○ |
| Kalbssteak, frisch | 100 | 105 | 20,2 | 2,6 | + | (0) | ○ |
| Kalbssteak, frisch | 150 | 157 | 30,3 | 3,9 | + | (0) | ○ |
| Kalbszunge, frisch | 100 / Port. | 180 | 17,2 | 11,6 | 1,9 | (0) | ○ |
| Kamut, Vollkorn | 100 | 358 | 17,3 | 2,6 | 66,7 | 5,6 | ● |
| Kamut, Vollkorn, 1 EL | 15 | 54 | 2,6 | 0,4 | 10 | 0,8 | ● |
| Kaninchen (Hauskaninchen), frisch | 100 | 146 | 19,3 | 7,6 | + | (0) | ○ |
| Kaninchen (Hauskaninchen), frisch | 150 | 219 | 29 | 11,4 | + | (0) | ○ |
| Kaninchen (Wildkaninchen) | 100 | 109 | 21,8 | 2,3 | + | (0) | ○ |

K

| Lebensmittel Angabe je 100 g/je Portion | Portion | Energie | Eiweiß | Fett | Kohlen-hydrate | Brot-einheit | GLYX-Ampel |
|---|---|---|---|---|---|---|---|
| | g | kcal | g | g | g | BE | |
| Kaninchen (Wildkaninchen) | 150 | 163 | 32,7 | 3,5 | + | (0) | ⚪ |
| Kapern | 100 | 414 | 6 | 20,1 | 52 | 4,3 | 🟢 |
| Kapern, 1 EL | 12 | 50 | 0,7 | 2,4 | 6,2 | 0,5 | 🟢 |
| Karpfen, frisch, Fischzuschnitt | 100 | 116 | 18 | 4,8 | + | (0) | ⚪ |
| Karpfen, frisch, Fischzuschnitt | 150 | 173 | 27 | 7,2 | + | (0) | ⚪ |
| Karpfen, geräuchert | 100 | 123 | 19,1 | 5,1 | + | (0) | ⚪ |
| Karpfen, geräuchert | 75 | 92 | 14,3 | 3,8 | + | (0) | ⚪ |
| Karpfen, TK | 100 | 116 | 18 | 4,8 | + | (0) | ⚪ |
| Karpfen, TK | 150 | 173 | 27 | 7,2 | + | (0) | ⚪ |
| Kartoffelbreipulver | 100 | 328 | 8,6 | 0,6 | 71 | 5,9 | 🟠 |
| Kartoffelbreipulver | 25 | 82 | 2,2 | 0,1 | 17,8 | 1,5 | 🟠 |
| Kartoffelchips | 100 | 535 | 5,5 | 39,4 | 40,6 | 3,4 | 🟠 |
| Kartoffelchips | 30 | 161 | 1,6 | 11,8 | 12,2 | 1,0 | 🟠 |
| Kartoffelkloß, TP | 100 | 325 | 5,7 | 0,3 | 73,7 | 6,1 | 🟠 |
| Kartoffelkloß, TP | 30 | 97 | 1,7 | 0,1 | 22,1 | 1,8 | 🟠 |
| Kartoffeln, geschält, frisch | 100 | 68 | 2 | 0,1 | 14,8 | 1,2 | 🟠 |
| Kartoffeln, geschält, frisch | 200 | 137 | 4,1 | 0,2 | 29,6 | 2,5 | 🟠 |
| Kartoffeln, ungeschält, frisch | 100 | 68 | 2 | 0,1 | 14,8 | 1,2 | 🟡 |
| Kartoffeln, ungeschält, frisch | 240 | 164 | 4,9 | 0,3 | 35,5 | 3,0 | 🟡 |
| Kartoffelpuffer, glutenfrei | 100 | 153 | 3,3 | 7,1 | 18,6 | 1,6 | 🟠 |
| Kartoffelpuffer, glutenfrei | 70 | 107 | 2,3 | 4,9 | 13 | 1,1 | 🟠 |
| Kartoffelstärkemehl | 100 | 336 | 0,6 | 0,1 | 83,1 | 6,9 | 🟠 |
| Kartoffelstärkemehl, 1 EL | 20 | 67 | 0,1 | 0 | 16,6 | 1,4 | 🟠 |
| Kartoffelsticks, verzehrfertig | 100 | 492 | 6,5 | 31,5 | 46,1 | 3,8 | 🟠 |
| Kartoffelsticks, verzehrfertig | 25 | 123 | 1,6 | 7,9 | 11,5 | 1,0 | 🟠 |
| Kartoffelwurst | 100 | 304 | 10,4 | 27 | 5,4 | 0,5 | 🟡 |
| Kartoffelwurst | 30 | 91 | 3,1 | 8,1 | 1,6 | 0,1 | 🟡 |
| Käsekuchen, aus Hefeteig | 100 | 310 | 6 | 17,1 | 32,9 | 2,7 | 🟡 |
| Käsekuchen, aus Mürbeteig | 100 | 331 | 10,6 | 17 | 33,5 | 2,8 | 🟡 |
| Käsekuchen, glutenfrei | 100 / Port. | 217 | 7,1 | 9 | 26,6 | 2,2 | 🟡 |

| Lebensmittel Angabe je 100 g/je Portion | Portion | Energie | Eiweiß | Fett | Kohlen-hydrate | Brot-einheit | GLYX-Ampel |
|---|---|---|---|---|---|---|---|
| | g | kcal | g | g | g | BE | |
| Käsekuchen, mit Streuseln, aus Mürbeteig | 100 / Port. | 264 | 9 | 12,7 | 28 | 2,3 | 🟡 |
| Käsepastete, mit Walnüssen, 50 % Fett i. Tr. | 100 | 314 | 12,5 | 28 | 3,1 | (0) | ⚪ |
| Käsepastete, mit Walnüssen, 50 % Fett i. Tr. | 30 | 94 | 3,8 | 8,4 | + | (0) | ⚪ |
| Käsesahnetorte | 100 | 209 | 5,9 | 6,2 | 31,4 | 2,6 | 🟡 |
| Käsesahnetorte | 120 | 251 | 7,1 | 7,5 | 37,7 | 3,1 | 🟡 |
| Käsespätzle | 100 | 180 | 8,2 | 8,8 | 17 | 1,4 | 🟡 |
| Käsespätzle | 200 | 361 | 16,3 | 17,7 | 34 | 2,8 | 🟡 |
| Kasseler | 100 | 172 | 16,6 | 11,4 | 0,9 | (0) | ⚪ |
| Kasseler | 30 | 52 | 5 | 3,4 | 0,3 | (0) | ⚪ |
| Kastanie (Marone), frisch | 100 | 173 | 2,5 | 1,9 | 36 | 3,0 | 🟡 |
| Kastanie (Marone), frisch | 60 | 104 | 1,5 | 1,1 | 21,6 | 1,8 | 🟡 |
| Kastanie (Marone), geröstet | 100 | 239 | 2,3 | 10,8 | 33 | 2,8 | 🟡 |
| Kastanie (Marone), geröstet | 60 | 143 | 1,4 | 6,5 | 19,8 | 1,7 | 🟡 |
| Kastanie (Marone), Mus | 100 | 178 | 2,6 | 2 | 37,1 | 3,1 | 🟡 |
| Kastanie (Marone), Mus | 20 | 36 | 0,5 | 0,4 | 7,4 | 0,6 | 🟡 |
| Kastanie (Marone), TK | 100 | 169 | 2,5 | 1,9 | 34,9 | 2,9 | 🟡 |
| Kastanie (Marone), TK | 60 | 101 | 1,5 | 1,1 | 21 | 1,8 | 🟡 |
| Kastanienbrot, glutenfrei | 100 | 177 | 1,4 | 0,8 | 40,6 | 3,4 | 🟡 |
| Kastanienbrot, glutenfrei | 30 | 53 | 0,4 | 0,3 | 12,2 | 1,0 | 🟡 |
| Katfisch, frisch, Fischzuschnitt | 100 | 88 | 17,5 | 2 | + | (0) | ⚪ |
| Katfisch, frisch, Fischzuschnitt | 150 | 133 | 26,3 | 2,9 | + | (0) | ⚪ |
| Katfisch, geräuchert | 100 | 94 | 18,6 | 2,1 | + | (0) | ⚪ |
| Katfisch, geräuchert | 75 | 70 | 14 | 1,6 | + | (0) | ⚪ |
| Katfisch, TK | 100 | 88 | 17,5 | 2 | + | (0) | ⚪ |
| Katfisch, TK | 150 | 133 | 26,3 | 2,9 | + | (0) | ⚪ |
| Kaugummi | 100 | 381 | 0,1 | 0 | 95,2 | 7,9 | 🟠 |
| Kaugummi, 1 St. | 3 | 12 | + | 0 | 2,9 | 0,2 | 🟠 |
| Kaviar, russischer, echt | 100 | 259 | 26,1 | 15,5 | 4 | 0,3 | ⚪ |
| Kaviar, russischer, echt, 1 TL | 5 | 13 | 1,3 | 0,8 | 0,2 | 0,0 | ⚪ |

K

| Lebensmittel Angabe je 100 g/je Portion | Portion | Energie | Eiweiß | Fett | Kohlen-hydrate | Brot-einheit | GLYX-Ampel |
|---|---|---|---|---|---|---|---|
| | g | kcal | g | g | g | BE | |
| Kaviarersatz | 100 | 102 | 17,8 | 2,5 | 1,7 | 0,1 | 🟢 |
| Kaviarersatz, 1 TL | 5 | 5 | 0,9 | 0,1 | 0,1 | 0,0 | ⚪ |
| Kefir, 10 % Fett | 100 | 117 | 3,1 | 10 | 3,7 | 0,3 | 🟢 |
| Kefir, 10 % Fett | 150 | 176 | 4,6 | 15 | 5,6 | 0,5 | 🟢 |
| Kefir, 10 % Fett, mit Früchten | 100 | 142 | 2,7 | 8,7 | 13,2 | 1,1 | 🟡 |
| Kefir, 10 % Fett, mit Früchten | 150 | 213 | 4 | 13,1 | 19,8 | 1,7 | 🟡 |
| Kefir, entrahmt | 100 | 32 | 3,5 | 0,1 | 4,2 | 0,4 | 🟢 |
| Kefir, entrahmt | 150 | 47 | 5,2 | 0,2 | 6,2 | 0,5 | 🟢 |
| Kefir, entrahmt, mit Früchten | 100 | 70 | 3 | 0,1 | 14,2 | 1,2 | 🟡 |
| Kefir, entrahmt, mit Früchten | 150 | 105 | 4,5 | 0,2 | 21,3 | 1,8 | 🟡 |
| Kefir, fettarm | 100 | 44 | 3,4 | 1,5 | 4,1 | 0,3 | 🟢 |
| Kefir, fettarm | 150 | 66 | 5,1 | 2,3 | 6,2 | 0,5 | 🟢 |
| Kefir, fettarm, mit Früchten | 100 | 80 | 2,9 | 1,3 | 14,1 | 1,2 | 🟡 |
| Kefir, fettarm, mit Früchten | 150 | 120 | 4,4 | 1,9 | 21,3 | 1,8 | 🟡 |
| Kefir, vollfett | 100 | 61 | 3,3 | 3,5 | 4 | 0,3 | 🟢 |
| Kefir, vollfett | 150 | 92 | 5 | 5,3 | 6 | 0,5 | 🟢 |
| Kefir, vollfett, mit Früchten | 100 | 94 | 2,9 | 2,9 | 14 | 1,2 | 🟡 |
| Kefir, vollfett, mit Früchten | 150 | 141 | 4,3 | 4,4 | 21,1 | 1,8 | 🟡 |
| Kerbel, frisch | 100 | 48 | 4,1 | 0,6 | 6,2 | o. A. | 🟢 |
| Kerbel, frisch, ½ TL | 2 | 1 | 0,1 | 0 | 0,1 | o. A. | 🟢 |
| Kerbel, getrocknet | 100 | 221 | 20 | 2,9 | 28,7 | o. A. | 🟢 |
| Kerbel, getrocknet, ½ TL | 1 | 2 | 0,2 | 0 | 0,3 | o. A. | 🟢 |
| Ketchup, Barbecue-/Schaschliksoße | 100 | 110 | 2,1 | 0,3 | 24 | 2,0 | 🟠 |
| Ketchup, Barbecue-/Schaschliksoße, 1 EL | 20 | 22 | 0,4 | 0,1 | 4,8 | 0,4 | 🟠 |
| Ketchup, Curry- | 100 | 110 | 2 | 0,3 | 24 | 2,0 | 🟠 |
| Ketchup, Curry-, 1 EL | 20 | 22 | 0,4 | 0,1 | 4,8 | 0,4 | 🟠 |
| Ketchup, Tomaten-, glutenfrei | 100 | 110 | 2,1 | 0,3 | 24 | 2,0 | 🟠 |
| Ketchup, Tomaten-, glutenfrei | 20 | 22 | 0,4 | 0,1 | 4,8 | 0,4 | 🟠 |
| Kichererbsen, frisch | 100 | 141 | 7,5 | 2,7 | 21,2 | 1,8 | 🟢 |
| Kichererbsen, frisch | 150 | 212 | 11,3 | 4,1 | 31,9 | 2,7 | 🟢 |

| Lebensmittel Angabe je 100 g/je Portion | Portion | Energie | Eiweiß | Fett | Kohlen-hydrate | Brot-einheit | GLYX-Ampel |
|---|---|---|---|---|---|---|---|
| | g | kcal | g | g | g | BE | |
| Kichererbsen, getrocknet | 100 | 306 | 19 | 5,9 | 44,3 | 15,5 | 🟢 |
| Kichererbsen, getrocknet | 25 | 77 | 4,8 | 1,5 | 11,1 | 3,9 | 🟢 |
| Kichererbsen, Konserve, abgetropft | 100 | 125 | 7,3 | 2,6 | 17,5 | 1,5 | 🟢 |
| Kichererbsen, Konserve, abgetropft | 150 | 187 | 10,9 | 3,9 | 26,2 | 2,2 | 🟢 |
| Kidneybohnen, Konserve | 100 | 63 | 5,5 | 0,4 | 9,1 | 0,8 | 🟢 |
| Kidneybohnen, Konserve | 225 | 141 | 12,4 | 0,8 | 20,4 | 1,7 | 🟢 |
| Kirsche, frisch | 100 | 60 | 0,9 | 0,3 | 13,3 | 1,1 | 🟢 |
| Kirsche, frisch | 125 | 74 | 1,1 | 0,4 | 16,6 | 1,4 | 🟢 |
| Kirsche, kandiert | 100 | 260 | 0,4 | 0,1 | 64,3 | 5,4 | 🟠 |
| Kirsche, kandiert | 25 | 65 | 0,1 | 0 | 16,1 | 1,3 | 🟠 |
| Kirsche, Sauer-, frisch | 100 | 51 | 0,9 | 0,4 | 11 | 0,9 | 🟢 |
| Kirsche, Sauer-, frisch | 125 | 64 | 1,1 | 0,5 | 13,8 | 1,2 | 🟢 |
| Kirsche, Sauer-, Konserve, abgetropft | 100 | 82 | 0,7 | 0,3 | 19 | 1,6 | 🟠 |
| Kirsche, Sauer-, Konserve, abgetropft | 125 | 102 | 0,9 | 0,4 | 23,8 | 2,0 | 🟠 |
| Kirsche, Sauer-, TK | 100 | 53 | 0,9 | 0,4 | 11,5 | 1,0 | 🟢 |
| Kirsche, Sauer-, TK | 125 | 67 | 1,2 | 0,5 | 14,4 | 1,2 | 🟢 |
| Kirsche, Süß-, Fruchtnektar | 100 | 64 | 0,3 | 0,1 | 15,4 | 1,3 | 🟠 |
| Kirsche, Süß-, Fruchtnektar | 150 | 96 | 0,5 | 0,2 | 23,1 | 1,9 | 🟠 |
| Kirsche, Süß-, Fruchtsaft | 100 | 59 | 0,8 | 0,2 | 13,5 | 1,1 | 🟡 |
| Kirsche, Süß-, Fruchtsaft | 150 | 89 | 1,2 | 0,3 | 20,25 | 1,7 | 🟡 |
| Kirsche, Süß-, Konserve, abgetropft | 100 | 88 | 0,8 | 0,3 | 20,4 | 1,7 | 🟠 |
| Kirsche, Süß-, Konserve, abgetropft | 125 | 108 | 0,9 | 0,3 | 25,5 | 2,1 | 🟠 |
| Kirsche, Süß-, TK | 100 | 66 | 0,9 | 0,3 | 13,9 | 1,2 | 🟢 |
| Kirsche, Süß-, TK | 125 | 82 | 1,2 | 0,4 | 17,3 | 1,4 | 🟢 |
| Kiwi, frisch | 100 | 53 | 1 | 0,6 | 10,8 | 0,9 | 🟡 |
| Kiwi, frisch | 125 | 66 | 1,3 | 0,8 | 13,5 | 1,1 | 🟡 |
| Klaffmuschel, frisch | 100 / Port. | 65 | 10,5 | 1,3 | 2,6 | 0,2 | 🟢 |

K

| Lebensmittel Angabe je 100 g/je Portion | Portion | Energie | Eiweiß | Fett | Kohlen-hydrate | Brot-einheit | GLYX-Ampel |
|---|---|---|---|---|---|---|---|
| | g | kcal | g | g | g | BE | |
| Klaffmuschel, Konserve in Öl, abgetropft | 100 | 130 | 9 | 9,5 | 2,3 | 0,2 | ⚪ |
| Klaffmuschel, Konserve in Öl, abgetropft | 60 | 78 | 5,4 | 5,7 | 1,4 | 0,1 | ⚪ |
| Klaffmuschel, TK | 100 / Port. | 65 | 10,5 | 1,3 | 2,6 | 0,2 | ⚪ |
| Klare Gemüsesuppe | 100 | 19 | 0,9 | 0,2 | 3,2 | (0) | ⚪ |
| Klare Gemüsesuppe | 250 | 47 | 2,3 | 0,5 | 8,1 | (0) | ⚪ |
| Klare Suppe, glutenfrei | 100 | 49 | 5,5 | 2,6 | 0,8 | (0) | ⚪ |
| Klare Suppe, glutenfrei | 250 | 123 | 13,9 | 6,5 | 2,1 | (0) | ⚪ |
| Knäckebrot, *leicht & cross* | 100 | 345 | 11,2 | 1,3 | 70,8 | 5,9 | 🔴 |
| Knäckebrot, *leicht & cross*, 1 St. | 7 | 24 | 0,8 | 0,1 | 5 | 0,4 | 🔴 |
| Knäckebrot, Roggen, mit Kleie | 100 | 323 | 10,1 | 1,7 | 65,6 | 5,5 | 🟡 |
| Knäckebrot, Roggen, mit Kleie, 1 St. | 10 | 32 | 1 | 0,2 | 6,6 | 0,6 | 🟡 |
| Knäckebrot, Roggen, mit Mehrkorn | 100 | 345 | 10,1 | 2,5 | 69,4 | 5,8 | 🟡 |
| Knäckebrot, Roggen, mit Mehrkorn, 1 St. | 10 | 35 | 1 | 0,3 | 6,9 | 0,6 | 🟡 |
| Knäckebrot, Roggen, mit Schrotanteilen | 100 | 333 | 9,8 | 1,5 | 69 | 5,8 | 🟡 |
| Knäckebrot, Roggen, mit Schrotanteilen, 1 St. | 10 | 33 | 1 | 0,2 | 6,9 | 0,6 | 🟡 |
| Knäckebrot, Roggen, mit Sesam | 100 | 350 | 10,1 | 4,7 | 65,7 | 5,5 | 🟡 |
| Knäckebrot, Roggen, mit Sesam, 1 St. | 10 | 35 | 1 | 0,5 | 6,6 | 0,6 | 🟡 |
| Knäckebrot, Weizen, mit Kleie | 100 | 344 | 11,1 | 2,2 | 68,9 | 5,7 | 🟡 |
| Knäckebrot, Weizen, mit Kleie, 1 St. | 10 | 34 | 1,1 | 0,2 | 6,9 | 0,6 | 🟡 |
| Knäckebrot, Weizen, mit Mehrkorn | 100 | 343 | 9,3 | 1,5 | 71,8 | 6,0 | 🟡 |
| Knäckebrot, Weizen, mit Mehrkorn, 1 St. | 10 | 34 | 0,9 | 0,2 | 7,2 | 0,6 | 🟡 |
| Knäckebrot, Weizen, mit Schrotanteilen | 100 | 357 | 10,9 | 2,1 | 72,5 | 6,0 | 🟡 |
| Knäckebrot, Weizen, mit Schrotanteilen, 1 St. | 10 | 36 | 1,1 | 0,2 | 7,3 | 0,6 | 🟡 |

| Lebensmittel Angabe je 100 g/je Portion | Portion | Energie | Eiweiß | Fett | Kohlenhydrate | Broteinheit | GLYX-Ampel |
|---|---|---|---|---|---|---|---|
| | g | kcal | g | g | g | BE | |
| Knäckebrot, Weizen, mit Sesam | 100 | 372 | 11,2 | 5,3 | 69 | 5,8 | 🟡 |
| Knäckebrot, Weizen, mit Sesam, 1 St. | 10 | 37 | 1,1 | 0,5 | 6,9 | 0,6 | 🟡 |
| Knackwurst | 100 | 283 | 12,7 | 26 | 0,3 | (0) | ⚪ |
| Knackwurst | 30 | 85 | 3,8 | 7,8 | 0,1 | (0) | ⚪ |
| Knoblauch, frisch | 100 | 142 | 6,1 | 0,1 | 28,4 | 2,4 | 🟢 |
| Knoblauch, frisch, ½ TL | 2 | 3 | 0,1 | + | 0,6 | 0,1 | 🟢 |
| Knoblauch, Pulver | 100 | 358 | 15,9 | 0,3 | 71,1 | 5,9 | 🟢 |
| Knoblauch, Pulver, ½ TL | 1 | 4 | 0,2 | + | 0,7 | 0,1 | 🟢 |
| Knoblauchwurst, Cabanossi | 100 | 313 | 13 | 29,3 | 0,3 | (0) | ⚪ |
| Knoblauchwurst, Cabanossi | 30 | 94 | 3,9 | 8,8 | 0,1 | (0) | ⚪ |
| Knoblauchwurst, einfach | 100 | 367 | 15,7 | 34,2 | 0,4 | (0) | ⚪ |
| Knoblauchwurst, einfach | 30 | 110 | 4,7 | 10,3 | 0,1 | (0) | ⚪ |
| Knoblauchwurst, rohe Krakauer | 100 | 332 | 14,6 | 30,8 | 0,2 | (0) | ⚪ |
| Knoblauchwurst, rohe Krakauer | 30 | 100 | 4,4 | 9,3 | 0,1 | (0) | ⚪ |
| Knollensellerie, frisch | 100 | 19 | 1,7 | 0,3 | 2,3 | o. A. | 🟢 |
| Knollensellerie, frisch | 200 | 39 | 3,4 | 0,6 | 4,5 | o. A. | 🟢 |
| Knollensellerie, gesäuert | 100 | 11 | 0,9 | 0,2 | 1,1 | o. A. | 🟢 |
| Knollensellerie, gesäuert | 50 | 5 | 0,4 | 0,1 | 0,6 | o. A. | 🟢 |
| Knollensellerie, getrocknet | 100 | 187 | 16,9 | 3 | 21,2 | o. A. | 🟢 |
| Knollensellerie, getrocknet | 25 | 47 | 4,2 | 0,7 | 5,3 | o. A. | 🟢 |
| Knollensellerie, Konserve, abgetropft | 100 | 16 | 1,6 | 0,3 | 1,8 | o. A. | 🟢 |
| Knollensellerie, Konserve, abgetropft | 200 | 33 | 3,1 | 0,6 | 3,5 | o. A. | 🟢 |
| Knollensellerie, TK | 100 | 20 | 1,8 | 0,3 | 2,2 | o. A. | 🟢 |
| Knollensellerie, TK | 200 | 40 | 3,6 | 0,6 | 4,5 | o. A. | 🟢 |
| Knusperbrot, glutenfrei | 100 | 267 | 9,7 | 1,4 | 52,9 | 4,4 | 🟠 |
| Knusperbrot, glutenfrei, 1 St. | 15 | 40 | 1,5 | 0,2 | 7,9 | 0,7 | 🟠 |
| Kochkäse, 10 % Fett i. Tr. | 100 | 101 | 14,7 | 3 | 3,8 | (0) | ⚪ |
| Kochkäse, 10 % Fett i. Tr. | 30 | 30 | 4,4 | 0,9 | + | (0) | ⚪ |

K

| Lebensmittel Angabe je 100 g/je Portion | Portion g | Energie kcal | Eiweiß g | Fett g | Kohlen-hydrate g | Brot-einheit BE | GLYX-Ampel |
|---|---|---|---|---|---|---|---|
| Kochkäse, 40 % Fett i. Tr. | 100 | 187 | 12 | 13,9 | 3,4 | (0) | ⚪ |
| Kochkäse, 40 % Fett i. Tr. | 30 | 56 | 3,6 | 4,2 | + | (0) | ⚪ |
| Kohlrabi, frisch | 100 | 25 | 2 | 0,1 | 3,7 | o. A. | 🟢 |
| Kohlrabi, frisch | 200 | 49 | 4 | 0,2 | 7,4 | o. A. | 🟢 |
| Kohlrabi, TK | 100 | 26 | 2,2 | 0,1 | 3,9 | o. A. | 🟢 |
| Kohlrabi, TK | 200 | 53 | 4,4 | 0,2 | 7,8 | o. A. | 🟢 |
| Kohlroulade, mit Fleischfüllung | 100 | 83 | 5,1 | 4,8 | 4,7 | 0,4 | 🟡 |
| Kohlroulade, mit Fleischfüllung | 300 | 248 | 15,2 | 14,3 | 14,2 | 1,2 | 🟡 |
| Kohlroulade, mit Tomaten-Reis-Füllung | 100 | 57 | 1,8 | 1,6 | 8,7 | 0,7 | 🟡 |
| Kohlroulade, mit Tomaten-Reis-Füllung | 300 | 170 | 5,4 | 4,7 | 26,1 | 2,2 | 🟡 |
| Kohlrübe, frisch | 100 | 27 | 1,2 | 0,2 | 5 | o. A. | 🟢 |
| Kohlrübe, frisch | 200 | 55 | 2,3 | 0,3 | 10 | o. A. | 🟢 |
| Kohlrübe, TK | 100 | 28 | 1,2 | 0,2 | 5 | o. A. | 🟢 |
| Kohlrübe, TK | 200 | 55 | 2,4 | 0,3 | 10 | o. A. | 🟢 |
| Kokosfett, gehärtet | 100 | 903 | 0,8 | 100 | 0 | 0 | ⚪ |
| Kokosfett, gehärtet, 1 EL | 10 | 90 | 0,1 | 10 | 0 | 0 | ⚪ |
| Kokosmakronen | 100 | 439 | 5,4 | 26,5 | 44,6 | 3,7 | 🟡 |
| Kokosmakronen | 30 | 132 | 1,6 | 8 | 13,4 | 1,1 | 🟡 |
| Kokosmilch | 100 | 24 | 0,3 | 0,4 | 4,9 | (0) | ⚪ |
| Kokosmilch | 50 | 12 | 0,1 | 0,2 | 2,5 | (0) | ⚪ |
| Kokosnuss frisch | 100 | 358 | 3,9 | 36,5 | 4,8 | 0,4 | 🟢 |
| Kokosnuss frisch | 30 | 107 | 1,2 | 11 | 1,4 | 0,1 | 🟢 |
| Kokosnuss, entfettet | 100 | 72 | 6,1 | 2 | 7,4 | 0,6 | 🟢 |
| Kokosnuss, entfettet | 30 | 22 | 1,8 | 0,6 | 2,2 | 0,2 | 🟢 |
| Kokosnussraspel | 100 | 620 | 6,2 | 63,3 | 6,4 | 0,5 | 🟢 |
| Kokosnussraspel | 30 | 183 | 1,9 | 19 | 1,9 | 0,2 | 🟢 |
| Kokosschnitte, aus Rührmasse | 100 | 422 | 6,8 | 27,3 | 37,7 | 3,1 | 🟡 |
| Kokosschnitte, aus Rührmasse | 50 | 211 | 3,4 | 13,7 | 18,8 | 1,6 | 🟡 |

| Lebensmittel Angabe je 100 g/je Portion | Portion | Energie | Eiweiß | Fett | Kohlen-hydrate | Brot-einheit | GLYX-Ampel |
|---|---|---|---|---|---|---|---|
| | g | kcal | g | g | g | BE | |
| Kondensmilch (Kaffeesahne), 4 % Fett | 100 | 111 | 7,5 | 4 | 10,8 | 0,9 | 🟢 |
| Kondensmilch (Kaffeesahne), 4 % Fett, 1 Pck. | 7,5 | 8 | 0,6 | 0,3 | 0,8 | (0) | 🟢 |
| Kondensmilch (Kaffeesahne), 7,5 % Fett | 100 | 133 | 6,5 | 7,5 | 9,7 | 0,8 | 🟢 |
| Kondensmilch (Kaffeesahne), 7,5 % Fett, 1 Pck. | 7,5 | 10 | 0,5 | 0,6 | 0,7 | (0) | 🟢 |
| Kondensmilch (Kaffeesahne), 10 % Fett | 100 | 176 | 8,8 | 10 | 12,5 | 1,0 | 🟢 |
| Kondensmilch (Kaffeesahne), 10 % Fett, 1 Pck. | 7,5 | 13 | 0,7 | 0,8 | 0,9 | (0) | 🟢 |
| Kondensmilch (Kaffeesahne), 15 % Fett | 100 | 265 | 12,9 | 15,1 | 19 | 1,6 | 🟢 |
| Kondensmilch (Kaffeesahne), 15 % Fett, 1 Pck. | 7,5 | 20 | 1 | 1,1 | 1,4 | (0) | 🟢 |
| Kondensmilch (Kaffeesahne), entrahmt | 100 | 85 | 8,2 | 0,2 | 12,1 | 1,0 | 🟢 |
| Kondensmilch (Kaffeesahne), entrahmt , 1 Pck. | 7,5 | 6 | 0,6 | 0 | 0,9 | (0) | 🟢 |
| Kondensmilch, gezuckert, 10 % Fett | 100 | 343 | 8 | 10 | 54,3 | 4,5 | 🔴 |
| Kondensmilch, gezuckert, 10 % Fett | 7,5 | 26 | 0,6 | 0,8 | 4,1 | 0,3 | 🔴 |
| Kondensmilch, gezuckert, 7,5 % Fett | 100 | 330 | 8,2 | 8 | 55,5 | 4,6 | 🔴 |
| Kondensmilch, gezuckert, 7,5 % Fett | 7,5 | 25 | 0,6 | 0,6 | 4,2 | 0,4 | 🔴 |
| Konfitüre, Apfel- | 100 | 276 | 0,1 | 0,2 | 67,6 | 5,6 | 🟡 |
| Konfitüre, Apfel-, 2 TL | 20 | 55 | 0 | 0 | 13,5 | 1,1 | 🟡 |
| Konfitüre, Aprikosen- | 100 | 266 | 0,3 | 0 | 66,2 | 5,5 | 🟡 |
| Konfitüre, Aprikosen-, 2 TL | 20 | 53 | 0,1 | 0 | 13,2 | 1,1 | 🟡 |
| Konfitüre, Bananen- | 100 | 286 | 0,4 | 0,1 | 70,9 | 5,9 | 🟡 |
| Konfitüre, Bananen-, 2 TL | 20 | 57 | 0,1 | 0 | 14,2 | 1,2 | 🟡 |
| Konfitüre, Birnen- | 100 | 272 | 0,2 | 0,1 | 67,6 | 5,6 | 🟡 |
| Konfitüre, Birnen-, 2 TL | 20 | 54 | + | + | 13,5 | 1,1 | 🟡 |
| Konfitüre, Dreifrucht- | 100 | 98 | 1,1 | 0,2 | 23 | 1,9 | 🟡 |
| Konfitüre, Dreifrucht-, 2 TL | 20 | 19 | 0,2 | + | 4,6 | 0,4 | 🟡 |
| Konfitüre, Erdbeer- | 100 | 263 | 0,3 | 0,2 | 65,1 | 5,4 | 🟡 |

K

| Lebensmittel Angabe je 100 g/je Portion | Portion | Energie | Eiweiß | Fett | Kohlen-hydrate | Brot-einheit | GLYX-Ampel |
|---|---|---|---|---|---|---|---|
| | g | kcal | g | g | g | BE | |
| Konfitüre, Erdbeer-, 2 TL | 20 | 52 | 0,1 | 0 | 13 | 1,1 | 🟡 |
| Konfitüre, Hagebutten- | 100 | 296 | 1,3 | 0,2 | 70,1 | 5,8 | 🟡 |
| Konfitüre, Hagebutten-, 2 TL | 20 | 59 | 0,3 | 0 | 14 | 1,2 | 🟡 |
| Konfitüre, Heidelbeer- | 100 | 266 | 0,2 | 0,2 | 65,8 | 5,5 | 🟡 |
| Konfitüre, Heidelbeer-, 2 TL | 20 | 53 | 0 | 0 | 13,2 | 1,1 | 🟡 |
| Konfitüre, Himbeer- | 100 | 262 | 0,5 | 0,1 | 64,8 | 5,4 | 🟡 |
| Konfitüre, Himbeer-, 2 TL | 20 | 54 | 0,1 | 0 | 13 | 1,1 | 🟡 |
| Konfitüre, Orangen- | 100 | 268 | 0,4 | 0,1 | 66,4 | 5,5 | 🟡 |
| Konfitüre, Orangen-, 2 TL | 20 | 55 | 0,1 | + | 13,3 | 1,1 | 🟡 |
| Konfitüre, Pfirsich- | 100 | 266 | 0,3 | 0 | 66,3 | 5,5 | 🟡 |
| Konfitüre, Pfirsich-, 2 TL | 20 | 53 | 0,1 | 0 | 13,3 | 1,1 | 🟡 |
| Konfitüre, Pflaumen- | 100 | 273 | 0,2 | 0,1 | 66,8 | 5,6 | 🟡 |
| Konfitüre, Pflaumen-, 2 TL | 20 | 55 | + | + | 13,4 | 1,1 | 🟡 |
| Konfitüre, Preiselbeer- | 100 | 265 | 0,1 | 0,2 | 65,7 | 5,5 | 🟡 |
| Konfitüre, Preiselbeer-, 2 TL | 20 | 52 | + | + | 13,1 | 1,1 | 🟡 |
| Konfitüre, Quitten- | 100 | 265 | 0,2 | 0,2 | 65,7 | 5,5 | 🟡 |
| Konfitüre, Quitten-, 2 TL | 20 | 53 | + | + | 13,14 | 1,1 | 🟡 |
| Konfitüre, Rhabarber- | 100 | 255 | 0,2 | 0 | 63,5 | 5,3 | 🟡 |
| Konfitüre, Rhabarber-, 2 TL | 20 | 51 | + | 0 | 12,7 | 1,1 | 🟡 |
| Konfitüre, Sauerkirsch- | 100 | 271 | 0,3 | 0,2 | 67,1 | 5,6 | 🟡 |
| Konfitüre, Sauerkirsch-, 2 TL | 20 | 54 | 0,1 | 0 | 13,4 | 1,1 | 🟡 |
| Konfitüre, Stachelbeer- | 100 | 267 | 0,3 | 0,1 | 66,2 | 5,5 | 🟡 |
| Konfitüre, Stachelbeer-, 2 TL | 20 | 53 | 0,1 | + | 13,2 | 1,1 | 🟡 |
| Konfitüre, Zwetschgen- | 100 | 266 | 0,2 | 0 | 66,3 | 5,5 | 🟡 |
| Konfitüre, Zwetschgen-, 2 TL | 20 | 53 | + | 0 | 13,3 | 1,1 | 🟡 |
| Kopfsalat, frisch | 100 | 12 | 1,3 | 0,2 | 1,1 | o. A. | 🟢 |
| Kopfsalat, frisch | 50 | 6 | 0,6 | 0,1 | 0,5 | o. A. | 🟢 |
| Krabben, frisch | 100 / Port. | 91 | 18,6 | 1,4 | 0,7 | (0) | ⚪ |
| Krabben, TK | 100 / Port. | 91 | 18,6 | 1,4 | 0,7 | (0) | ⚪ |
| Kräcker | 100 | 376 | 10,3 | 3,3 | 75 | 6,3 | 🔴 |

| Lebensmittel Angabe je 100 g/je Portion | Portion | Energie | Eiweiß | Fett | Kohlen-hydrate | Brot-einheit | GLYX-Ampel |
|---|---|---|---|---|---|---|---|
| | g | kcal | g | g | g | BE | |
| Kräcker, 1 St. | 5 | 19 | 0,5 | 0,2 | 3,8 | 0,3 | 🟠 |
| Krebs, frisch | 100 / Port. | 91 | 18,6 | 1,4 | 0,7 | (0) | ⚪ |
| Kreuzkümmel | 100 | 408 | 17,8 | 22,3 | 34 | o. A. | 🟢 |
| Kreuzkümmel, ½ TL | 1 | 4 | 0,2 | 0,2 | 0,3 | o. A. | 🟢 |
| Krokant | 100 | 451 | 2,4 | 12,3 | 82 | 6,8 | 🟠 |
| Krokant, 1 EL | 20 | 90 | 0,5 | 2,5 | 16,4 | 1,4 | 🟠 |
| Kuchen, aus Biskuitteig | 100 / Port. | 391 | 6 | 19,3 | 48,2 | 4,0 | 🟡 |
| Kuchen, aus Mürbeteig | 100 / Port. | 212 | 3,3 | 9,5 | 27,3 | 2,3 | 🟡 |
| Kuchen, aus Quarkölteig | 100 / Port. | 292 | 9,7 | 13 | 33,6 | 2,8 | 🟡 |
| Kuchen, aus Quarkölteig, mit Nüssen | 100 / Port. | 389 | 6,3 | 19,7 | 45,9 | 3,8 | 🟡 |
| Kuchen, aus Rührteig | 100 / Port. | 361 | 6,3 | 15,8 | 47,3 | 3,9 | 🟡 |
| Kümmel | 100 | 362 | 19,8 | 14,6 | 37,3 | o. A. | 🟢 |
| Kümmel, ½ TL | 1 | 4 | 0,2 | 0,2 | 0,4 | o. A. | 🟢 |
| Kümmelwurst, Rohwurst | 100 | 308 | 15,2 | 27,8 | 0,2 | (0) | ⚪ |
| Kümmelwurst, Rohwurst | 30 | 93 | 4,6 | 8,3 | 0,1 | (0) | ⚪ |
| Kumquat, frisch | 100 | 68 | 0,7 | 0,3 | 14,6 | 1,2 | 🟢 |
| Kumquat, frisch | 125 | 85 | 0,8 | 0,4 | 18,3 | 1,5 | 🟢 |
| Kürbis, frisch | 100 | 27 | 1,4 | 0,2 | 4,6 | o. A. | 🟢 |
| Kürbis, frisch | 200 | 54 | 2,8 | 0,4 | 9,2 | o. A. | 🟢 |
| Kürbis, Konserve, abgetropft | 100 | 22 | 1,3 | 0,2 | 3,6 | o. A. | 🟢 |
| Kürbis, Konserve, abgetropft | 200 | 44 | 2,6 | 0,4 | 7,2 | o. A. | 🟢 |
| Kürbis, Pumpkin, frisch | 100 | 25 | 1,1 | 0,1 | 4,6 | o. A. | 🟢 |
| Kürbis, Pumpkin, frisch | 200 | 50 | 2,2 | 0,3 | 9,2 | o. A. | 🟢 |
| Kürbis, Wachsflaschenkürbis, frisch | 100 | 14 | 0,4 | 0,2 | 2,5 | o. A. | 🟢 |
| Kürbis, Wachsflaschenkürbis, frisch | 200 | 28 | 0,8 | 0,4 | 5 | o. A. | 🟢 |
| Kürbiskern, frisch | 100 | 560 | 24,4 | 45,6 | 14,2 | 1,2 | 🟢 |
| Kürbiskern, frisch, 1 EL | 15 | 84 | 3,7 | 6,8 | 2,1 | 0,2 | 🟢 |

K

| Lebensmittel Angabe je 100 g/je Portion | Portion | Energie | Eiweiß | Fett | Kohlen-hydrate | Brot-einheit | GLYX-Ampel |
|---|---|---|---|---|---|---|---|
| | g | kcal | g | g | g | BE | |
| Kürbiskernöl | 100 | 900 | 0 | 100 | 0 | 0 | ⦾ |
| Kürbiskernöl, 1 EL | 10 | 90 | 0 | 10 | 0 | 0 | ⦾ |

**L**

| Lebensmittel Angabe je 100 g/je Portion | Portion | Energie | Eiweiß | Fett | Kohlen-hydrate | Brot-einheit | GLYX-Ampel |
|---|---|---|---|---|---|---|---|
| Labskaus | 100 | 110 | 6,7 | 5 | 9,5 | 0,8 | 🟡 |
| Labskaus | 300 | 329 | 20,1 | 15 | 28,5 | 2,4 | 🟡 |
| Labskaus, Konserve | 100 | 103 | 9,7 | 3,9 | 7,1 | 0,6 | 🟡 |
| Labskaus, Konserve | 300 | 310 | 29 | 11,6 | 21,3 | 1,8 | 🟡 |
| Lachs, frisch | 100 | 131 | 18,4 | 6,3 | + | (0) | ⦾ |
| Lachs, frisch | 150 | 196 | 27,6 | 9,5 | + | (0) | ⦾ |
| Lachs, geräuchert | 100 | 138 | 19,5 | 6,7 | + | (0) | ⦾ |
| Lachs, geräuchert | 75 | 104 | 14,6 | 5 | + | (0) | ⦾ |
| Lachs, TK | 100 | 131 | 18,4 | 6,3 | + | (0) | ⦾ |
| Lachs, TK | 150 | 196 | 27,6 | 9,5 | + | (0) | ⦾ |
| Lakritze | 100 | 371 | 4,5 | 1 | 86 | 7,2 | 🟠 |
| Lakritze | 20 | 74 | 0,9 | 0,2 | 17,2 | 1,4 | 🟠 |
| Lammbraten | 100 | 227 | 18,1 | 17,4 | + | (0) | ⦾ |
| Lammbraten | 150 | 341 | 27,1 | 26,1 | + | (0) | ⦾ |
| Lammbries, frisch | 100 / Port. | 92 | 14 | 4 | + | (0) | ⦾ |
| Lammfilet | 100 | 150 | 28,8 | 3,7 | + | (0) | ⦾ |
| Lammfilet | 150 | 224 | 43,2 | 5,6 | + | (0) | ⦾ |
| Lammherz, frisch | 100 / Port. | 118 | 16,5 | 5,7 | 0,2 | (0) | ⦾ |
| Lammkotelett, gebraten | 100 | 251 | 25,4 | 16,7 | + | (0) | ⦾ |
| Lammkotelett, gebraten | 150 | 376 | 38,1 | 25,1 | + | (0) | ⦾ |
| Lammleber, frisch | 100 / Port. | 134 | 20,4 | 5 | 1,8 | (0) | ⦾ |
| Lammniere, frisch | 100 / Port. | 96 | 16,5 | 3 | 0,8 | (0) | ⦾ |
| Lammzunge, frisch | 100 / Port. | 193 | 15,3 | 14,6 | 0,5 | (0) | ⦾ |
| Landjäger | 100 | 456 | 15,2 | 44,4 | 0,4 | (0) | ⦾ |
| Landjäger | 30 | 137 | 4,6 | 13,3 | 0,1 | (0) | ⦾ |
| Landleberwurst, Diät, *becel* | 100 | 277 | 14 | 24 | 2 | 0,2 | ⦾ |

| Lebensmittel Angabe je 100 g/je Portion | Portion | Energie | Eiweiß | Fett | Kohlen-hydrate | Brot-einheit | GLYX-Ampel |
|---|---|---|---|---|---|---|---|
| | g | kcal | g | g | g | BE | |
| Landleberwurst, Diät, *becel* | 30 | 83 | 4,2 | 7,2 | 0,6 | 0,1 | 🔘 |
| Languste, frisch | 100 / Port. | 102 | 20,6 | 1,5 | 1,3 | (0) | 🔘 |
| Lasagne al forno | 100 | 150 | 8,3 | 9,7 | 7,6 | 0,6 | 🟡 |
| Lasagne al forno | 300 | 451 | 24,9 | 29 | 22,8 | 1,9 | 🟡 |
| Lasagne, Gemüse- | 100 | 91 | 1,2 | 3,7 | 12,9 | 1,1 | 🟢 |
| Lasagne, Gemüse- | 300 | 272 | 3,5 | 11,2 | 38,8 | 3,2 | 🟢 |
| Lasagne, Kartoffel-Gemüse-, glutenfrei | 100 | 74 | 3,1 | 4,1 | 6 | 0,5 | 🟡 |
| Lasagne, Kartoffel-Gemüse-, glutenfrei | 300 | 222 | 9,2 | 12,2 | 18 | 1,5 | 🟡 |
| Lasagne, Kirsch-, glutenfrei | 100 | 161 | 6,3 | 4,7 | 23,4 | 2,0 | 🟡 |
| Lasagne, Kirsch-, glutenfrei | 300 | 484 | 18,8 | 14,2 | 70,3 | 5,9 | 🟡 |
| Lasagnette, mit Spinat | 100 | 148 | 6,4 | 9,1 | 9,9 | 0,8 | 🟡 |
| Lasagnette, mit Spinat | 300 | 444 | 19,2 | 27,4 | 29,7 | 2,5 | 🟡 |
| Latte macchiato | 100 | 57 | 2,9 | 3,1 | 4,3 | 0,4 | 🟢 |
| Latte macchiato | 225 | 128 | 6,6 | 7 | 9,6 | 0,8 | 🟢 |
| Lauch (Porree), gedünstet | 100 | 55 | 2,5 | 3 | 4,4 | o. A. | 🟢 |
| Lauch (Porree), gedünstet | 300 | 164 | 7,4 | 8,9 | 13,3 | o. A. | 🟢 |
| Lauchsuppe | 100 | 31 | 1,2 | 1,5 | 3,2 | o. A. | 🟢 |
| Lauchsuppe | 250 | 78 | 3 | 3,8 | 8,1 | o. A. | 🟢 |
| Lauchtorte | 100 | 126 | 2,1 | 3,2 | 21,9 | 1,8 | 🟡 |
| Lauchtorte | 250 | 315 | 5,3 | 7,9 | 54,8 | 4,6 | 🟡 |
| Lauchzwiebel, frisch | 100 | 42 | 0,9 | 0,3 | 8,5 | o. A. | 🟢 |
| Lauchzwiebel, frisch, 1 St. | 20 | 8 | 0,2 | 0,1 | 1,7 | o. A. | 🟢 |
| Lauchzwiebel, TK | 100 | 45 | 1 | 0,3 | 9,3 | o. A. | 🟢 |
| Lauchzwiebel, TK | 30 | 14 | 0,3 | 0,1 | 2,8 | o. A. | 🟢 |
| Laugenbrezel/Laugenstange | 100 | 216 | 7,1 | 1 | 43,9 | 3,7 | 🔴 |
| Laugenbrezel/Laugenstange | 50 | 108 | 3,6 | 0,5 | 22 | 1,8 | 🔴 |
| Laugengebäck | 100 | 335 | 9,4 | 2,6 | 68,5 | 5,7 | 🔴 |
| Laugengebäck | 50 | 168 | 4,7 | 1,3 | 34,3 | 2,9 | 🔴 |
| Leberkäse | 100 | 269 | 17,4 | 22,2 | 0,4 | (0) | 🔘 |

K
L

| Lebensmittel Angabe je 100 g/je Portion | Portion | Energie | Eiweiß | Fett | Kohlen-hydrate | Brot-einheit | GLYX-Ampel |
|---|---|---|---|---|---|---|---|
| | g | kcal | g | g | g | BE | |
| Leberkäse | 30 | 81 | 5,2 | 6,7 | 0,1 | (0) | ○ |
| Leberklößchen | 100 | 199 | 14,5 | 8,8 | 15,3 | 1,3 | ○ |
| Leberklößchen | 50 | 99 | 7,3 | 4,4 | 7,7 | 0,6 | ○ |
| Leberknödel | 100 | 198 | 19,1 | 9,1 | 9,9 | 0,8 | ○ |
| Leberknödel | 50 | 99 | 9,5 | 4,6 | 4,9 | 0,4 | ○ |
| Leberknödel, Konserve | 100 | 158 | 11,7 | 7,9 | 10,2 | 0,9 | ○ |
| Leberknödel, Konserve | 150 | 238 | 17,5 | 11,8 | 15,3 | 1,3 | ○ |
| Leberpastete | 100 | 299 | 17,9 | 25,1 | 1,1 | (0) | ○ |
| Leberpastete | 30 | 90 | 5,4 | 7,5 | 0,3 | (0) | ○ |
| Leberpastete, mit Champignons | 100 | 278 | 14,6 | 24,3 | 1,1 | (0) | ○ |
| Leberpastete, mit Champignons | 30 | 83 | 4,4 | 7,3 | 0,3 | (0) | ○ |
| Leberpresssack | 100 | 351 | 14,7 | 32,6 | 0,9 | (0) | ○ |
| Leberpresssack | 30 | 105 | 4,4 | 9,8 | 0,3 | (0) | ○ |
| Leberrotwurst | 100 | 219 | 16,6 | 16,7 | 0,9 | (0) | ○ |
| Leberrotwurst | 30 | 66 | 5 | 5 | 0,3 | (0) | ○ |
| Leberspätzle | 100 | 195 | 10,6 | 6 | 24,4 | 2,0 | ○ |
| Leberspätzle | 50 | 97 | 5,3 | 3 | 12,2 | 1,0 | ○ |
| Lebertran | 100 | 899 | 0 | 99,9 | 0 | 0 | ○ |
| Lebertran, 1 EL | 10 | 90 | 0 | 10 | 0 | 0 | ○ |
| Leberwurst | 100 | 328 | 15,2 | 29,4 | 1,5 | (0) | ○ |
| Leberwurst | 30 | 98 | 4,6 | 8,8 | 0,4 | (0) | ○ |
| Leberwurst, einfach | 100 | 330 | 12,4 | 31,3 | 0,6 | (0) | ○ |
| Leberwurst, einfach | 30 | 99 | 3,7 | 9,4 | 0,2 | (0) | ○ |
| Leberwurst, fein | 100 | 328 | 15,2 | 29,4 | 1,5 | (0) | ○ |
| Leberwurst, fein | 30 | 98 | 4,6 | 8,8 | 0,4 | (0) | ○ |
| Leberwurst, fettarm | 100 | 271 | 16,8 | 22,3 | 1,5 | (0) | ○ |
| Leberwurst, fettarm | 30 | 81 | 5,1 | 6,7 | 0,5 | (0) | ○ |
| Leberwurst, grob | 100 | 323 | 17,5 | 27,8 | 1,3 | (0) | ○ |
| Leberwurst, grob | 30 | 97 | 5,3 | 8,4 | 0,4 | (0) | ○ |

| Lebensmittel Angabe je 100 g/je Portion | Portion g | Energie kcal | Eiweiß g | Fett g | Kohlen-hydrate g | Brot-einheit BE | GLYX-Ampel |
|---|---|---|---|---|---|---|---|
| Lebkuchen | 100 | 339 | 9,9 | 15,2 | 40,4 | 3,4 | 🔴 |
| Lebkuchen | 25 | 85 | 2,5 | 3,8 | 10,1 | 0,8 | 🔴 |
| Lebkuchen, mit Mandeln und Nüssen | 100 | 346 | 9,4 | 18,5 | 35,5 | 3,0 | 🟡 |
| Lebkuchen, mit Mandeln und Nüssen | 30 | 104 | 2,8 | 5,5 | 10,7 | 0,9 | 🟡 |
| Lebkuchen, Nürnberger | 100 | 334 | 10,2 | 15,3 | 38,8 | 3,2 | 🔴 |
| Lebkuchen, Nürnberger | 30 | 100 | 3,1 | 4,6 | 11,6 | 1,0 | 🔴 |
| Leinöl | 100 | 900 | 0 | 100 | 0 | 0 | ⚪ |
| Leinöl, 1 EL | 10 | 90 | 0 | 10 | 0 | 0 | ⚪ |
| Leinsamen, frisch | 100 | 372 | 24,4 | 30,9 | + | (0) | ⚪ |
| Leinsamen, frisch, 1 EL | 10 | 37 | 2,4 | 3,1 | + | (0) | ⚪ |
| Leinsamen, geschrotet | 100 | 379 | 24,8 | 31,5 | + | (0) | ⚪ |
| Leinsamen, geschrotet, 1 EL | 10 | 38 | 2,5 | 3,2 | + | (0) | ⚪ |
| Leinsamenbrot | 100 | 119 | 3,7 | 4,3 | 16,1 | 1,3 | 🟡 |
| Leinsamenbrot | 50 | 59 | 1,9 | 2,2 | 8,1 | 0,7 | 🟡 |
| Leng, frisch, Fischzuschnitt | 100 | 83 | 19 | 0,6 | + | (0) | ⚪ |
| Leng, frisch, Fischzuschnitt | 150 | 124 | 28,5 | 0,9 | + | (0) | ⚪ |
| Liegnitzer Bombe | 100 | 370 | 6,4 | 10,5 | 62,5 | 5,2 | 🟡 |
| Liegnitzer Bombe, 1 St. | 20 | 75 | 1,3 | 2,1 | 12,5 | 1,0 | 🟡 |
| Liköre | 100 | 242 | 0 | 0 | 29 | 2,4 | ✳ |
| Liköre | 20 | 48 | 0 | 0 | 5,8 | 0,5 | ✳ |
| Likörwein, trocken | 100 | 153 | 0,2 | 0 | 12 | 1,0 | ✳ |
| Likörwein, trocken | 20 | 31 | 0 | 0 | 2,4 | 0,2 | ✳ |
| Limburger, 20 % Fett i. Tr. | 100 | 187 | 26 | 9 | + | (0) | ⚪ |
| Limburger, 20 % Fett i. Tr. | 30 | 56 | 7,9 | 2,7 | + | (0) | ⚪ |
| Limburger, 30 % Fett i. Tr. | 100 | 220 | 25 | 13 | + | (0) | ⚪ |
| Limburger, 30 % Fett i. Tr. | 30 | 66 | 7,6 | 3,9 | + | (0) | ⚪ |
| Limburger, 40 % Fett i. Tr. | 100 | 270 | 23 | 20 | + | (0) | ⚪ |
| Limburger, 40 % Fett i. Tr. | 30 | 81 | 7 | 5,9 | + | (0) | ⚪ |
| Limburger, 45 % Fett i. Tr. | 100 | 287 | 23 | 22 | + | (0) | ⚪ |

L

| Lebensmittel Angabe je 100 g/je Portion | Portion | Energie | Eiweiß | Fett | Kohlen-hydrate | Brot-einheit | GLYX-Ampel |
|---|---|---|---|---|---|---|---|
| | g | kcal | g | g | g | BE | |
| Limburger, 45 % Fett i. Tr. | 30 | 86 | 6,8 | 6,6 | + | (0) | ⚪ |
| Limburger, 50 % Fett i. Tr. | 100 | 313 | 20 | 26 | + | (0) | ⚪ |
| Limburger, 50 % Fett i. Tr. | 30 | 94 | 6 | 7,8 | + | (0) | ⚪ |
| Limette, frisch | 100 | 31 | 0,5 | 2,4 | 1,9 | 0,2 | 🟢 |
| Limette, frisch | 125 | 39 | 0,6 | 3 | 2,4 | 0,2 | 🟢 |
| Limetten-Fruchtsaft | 100 | 78 | 0,4 | 1,7 | 15,3 | 1,3 | 🟡 |
| Limetten-Fruchtsaft | 150 | 118 | 0,6 | 2,6 | 23 | 1,9 | 🟡 |
| Limonade | 100 | 42 | 0 | 0 | 10 | 0,8 | 🔴 |
| Limonade | 200 | 83 | 0 | 0 | 20 | 1,7 | 🔴 |
| Lindenberger, 45 % Fett i. Tr., *Kraft* | 100 | 344 | 27 | 26 | 1 | (0) | ⚪ |
| Lindenberger, 45 % Fett i. Tr., *Kraft* | 30 | 103 | 8,1 | 7,8 | 0,3 | (0) | ⚪ |
| Lindenberger, leicht, *Kraft* | 100 | 279 | 31 | 17 | + | (0) | ⚪ |
| Lindenberger, leicht, *Kraft* | 30 | 84 | 9,3 | 5,1 | + | (0) | ⚪ |
| Linsen, gekeimt, frisch | 100 | 119 | 9 | 0,5 | 19,1 | 1,6 | 🟢 |
| Linsen, gekeimt, frisch | 30 | 36 | 2,7 | 0,2 | 5,7 | 0,5 | 🟢 |
| Linsen, getrocknet | 100 | 270 | 23,5 | 1,5 | 40,6 | 3,4 | 🟢 |
| Linsen, getrocknet | 50 | 135 | 11,8 | 0,8 | 20,3 | 1,7 | 🟢 |
| Linsen, reif, Konserve | 100 | 77 | 5,9 | 0,4 | 12,3 | 1,0 | 🟢 |
| Linsen, reif, Konserve | 200 | 154 | 11,7 | 0,7 | 24,5 | 2,0 | 🟢 |
| Linseneintopf | 100 | 83 | 6,7 | 1,4 | 10,5 | 0,9 | 🟢 |
| Linseneintopf | 250 | 208 | 16,7 | 3,6 | 26,2 | 2,2 | 🟢 |
| Linseneintopf, mit Frankfurter Würstchen | 100 | 118 | 8,5 | 4,7 | 10,1 | 0,8 | 🟢 |
| Linseneintopf, mit Frankfurter Würstchen | 250 | 294 | 21,2 | 11,8 | 25,2 | 2,1 | 🟢 |
| Linseneintopf, mit Speck | 100 | 87 | 4,6 | 3,7 | 8,5 | 0,7 | 🟢 |
| Linseneintopf, mit Speck | 250 | 217 | 11,4 | 9,3 | 21,3 | 1,8 | 🟢 |
| Linsengemüse | 100 | 79 | 3,2 | 4,6 | 6,3 | 0,5 | 🟢 |
| Linsengemüse | 250 | 199 | 8,1 | 11,5 | 15,8 | 1,3 | 🟢 |
| Linsengemüse, mit Speck und Wurzelgemüse | 100 | 89 | 6,3 | 1,9 | 11,5 | 1,0 | 🟢 |

| Lebensmittel Angabe je 100 g/je Portion | Portion | Energie | Eiweiß | Fett | Kohlen-hydrate | Brot-einheit | GLYX-Ampel |
|---|---|---|---|---|---|---|---|
| | g | kcal | g | g | g | BE | |
| Linsengemüse, mit Speck und Wurzelgemüse | 250 | 223 | 15,7 | 4,8 | 28,6 | 2,4 | 🟢 |
| Linsensalat, mit Äpfeln | 100 / Port. | 115 | 3,7 | 4,6 | 14,2 | 1,2 | 🟢 |
| Linsensalat, mit Gemüse | 100 / Port. | 61 | 3,3 | 2,7 | 5,6 | 0,5 | 🟢 |
| Linsensalat, mit Lauch | 100 / Port. | 122 | 5,8 | 4,6 | 13,9 | 1,2 | 🟢 |
| Linsensuppe | 100 | 65 | 5,2 | 1,8 | 7 | 0,6 | 🟢 |
| Linsensuppe | 250 | 164 | 13 | 4,4 | 17,5 | 1,5 | 🟢 |
| Linsensuppe, mit Fleischbällchen | 100 | 79 | 5,7 | 3,1 | 7 | 0,6 | 🟢 |
| Linsensuppe, mit Fleischbällchen | 250 | 197 | 14,3 | 7,6 | 17,5 | 1,5 | 🟢 |
| Linsensuppe, mit gepökeltem Schweinefleisch | 100 | 62 | 5,6 | 1,4 | 6,6 | 0,6 | 🟢 |
| Linsensuppe, mit gepökeltem Schweinefleisch | 250 | 155 | 13,9 | 3,5 | 16,6 | 1,4 | 🟢 |
| Linsensuppe, mit Teigwaren | 100 | 54 | 3,7 | 1,3 | 6,9 | 0,6 | 🟢 |
| Linsensuppe, mit Teigwaren | 250 | 136 | 9,2 | 3,1 | 17,3 | 1,4 | 🟢 |
| Linsensuppe, rote | 100 | 79 | 5,3 | 4,2 | 4,7 | 0,4 | 🟢 |
| Linsensuppe, rote | 250 | 197 | 13,2 | 10,6 | 11,8 | 1,0 | 🟢 |
| Linsensuppe, süßsauer | 100 | 62 | 3,9 | 2,2 | 6,3 | 0,5 | 🟢 |
| Linsensuppe, süßsauer | 250 | 154 | 9,8 | 5,5 | 15,7 | 1,3 | 🟢 |
| Linsentopf, energiereduziert | 100 | 159 | 7,1 | 6 | 18,8 | 1,6 | 🟢 |
| Linsentopf, energiereduziert | 250 | 398 | 17,9 | 15,1 | 47,1 | 3,9 | 🟢 |
| Linzer Schnitte | 100 / Port. | 407 | 7,1 | 26,7 | 34,6 | 2,9 | 🟡 |
| Linzertorte | 100 / Port. | 417 | 7,5 | 23,6 | 43,7 | 3,6 | 🟡 |
| Litschi, frisch | 100 | 76 | 0,9 | 0,3 | 17 | 1,4 | 🟢 |
| Litschi, frisch | 125 | 95 | 1,1 | 0,4 | 21,3 | 1,8 | 🟢 |
| Litschi, Konserve, abgetropft | 100 | 98 | 0,8 | 0,3 | 22,7 | 1,9 | 🔴 |
| Litschi, Konserve, abgetropft | 125 | 123 | 1 | 0,3 | 28,3 | 2,4 | 🔴 |
| Löffelbiskuit, aus Biskuitmasse | 100 | 414 | 12,2 | 8,3 | 71,8 | 6,0 | 🔴 |

L

| Lebensmittel Angabe je 100 g/je Portion | Portion | Energie | Eiweiß | Fett | Kohlenhydrate | Broteinheit | GLYX-Ampel |
|---|---|---|---|---|---|---|---|
| | g | kcal | g | g | g | BE | |
| Löffelbiskuit, aus Biskuitmasse, 1 St. | 15 | 62 | 1,8 | 1,2 | 10,8 | 0,9 | 🔴 |
| Löffelbiskuit, glutenfrei | 100 | 418 | 8,6 | 7,6 | 78,1 | 6,5 | 🔴 |
| Löffelbiskuit, glutenfrei, 1 St. | 15 | 63 | 1,3 | 1,1 | 11,7 | 1,0 | 🔴 |
| Loquat (Japanische Mispel), frisch | 100 | 53 | 0,6 | 0,2 | 11,8 | 1,0 | 🟢 |
| Loquat (Japanische Mispel), frisch | 125 | 67 | 0,7 | 0,3 | 14,7 | 1,2 | 🟢 |
| Lorbeer | 100 | 48 | 1,2 | 1,3 | 7,7 | o. A. | 🟢 |
| Lorbeer, 3 Blätter | 1 | 0 | 0 | 0 | 0,1 | o. A. | 🟢 |
| Löwenzahn, frisch | 100 | 54 | 2,6 | 0,6 | 9,1 | o. A. | 🟢 |
| Löwenzahn, frisch | 50 | 27 | 1,3 | 0,3 | 4,6 | o. A. | 🟢 |
| Lupinenbrot, glutenfrei, *Schnitzer* | 100 | 248 | 8,1 | 6,7 | 38,3 | 3,2 | 🟡 |
| Lupinenbrot, glutenfrei, *Schnitzer* | 50 | 124 | 4,1 | 3,4 | 19,2 | 1,6 | 🟡 |
| Lyoner | 100 | 267 | 13,1 | 24,1 | 0,3 | (0) | ⚪ |
| Lyoner | 30 | 80 | 3,9 | 7,2 | 0,1 | (0) | ⚪ |
| Lyoner, fettarm | 100 | 219 | 14,1 | 18,2 | 0,2 | (0) | ⚪ |
| Lyoner, fettarm | 30 | 66 | 4,2 | 5,5 | 0,1 | (0) | ⚪ |
| **M** Maaslander, 50 % Fett i. Tr. | 100 | 355 | 22,2 | 29,6 | + | (0) | ⚪ |
| Maaslander, 50 % Fett i. Tr. | 30 | 107 | 6,7 | 8,9 | + | (0) | ⚪ |
| Macadamianuss, geröstet | 100 | 718 | 7,3 | 76,5 | + | (0) | ⚪ |
| Macadamianuss, geröstet | 60 | 431 | 4,4 | 45,9 | + | (0) | ⚪ |
| Macadamianuss, geröstet und gesalzen | 100 | 703 | 7,1 | 75 | + | (0) | ⚪ |
| Macadamianuss, geröstet und gesalzen | 60 | 422 | 4,3 | 45 | + | (0) | ⚪ |
| Madeirawein | 100 | 167 | 0 | 0 | 10 | 0,8 | * |
| Madeirawein | 50 | 83 | 0 | 0 | 5 | 0,4 | * |
| Mais, Vollkorn | 100 | 331 | 8,5 | 3,8 | 64,7 | 5,4 | 🟢 |
| Mais, Vollkorn | 40 | 132 | 3,4 | 1,5 | 25,9 | 2,2 | 🟢 |
| Mais, Zuckermais, frisch | 100 / Port. | 89 | 3,3 | 1,2 | 15,7 | 1,3 | 🔴 |

| Lebensmittel Angabe je 100 g/je Portion | Portion | Energie | Eiweiß | Fett | Kohlenhydrate | Broteinheit | GLYX-Ampel |
|---|---|---|---|---|---|---|---|
| | g | kcal | g | g | g | BE | |
| Mais, Zuckermais, Konserve, abgetropft | 100 / Port. | 76 | 3,1 | 1,2 | 12,6 | 1,1 | 🔴 |
| Mais, Zuckermais, TK | 100 / Port. | 96 | 3,6 | 1,3 | 17 | 1,4 | 🔴 |
| Maisbrot | 100 | 236 | 7,5 | 2,1 | 46 | 3,8 | 🔴 |
| Maisbrot | 45 | 106 | 3,4 | 0,9 | 20,7 | 1,7 | 🔴 |
| Maisbrötchen | 100 | 248 | 7,9 | 2,2 | 48,4 | 4,0 | 🔴 |
| Maisbrötchen | 45 | 112 | 3,6 | 1 | 21,8 | 1,8 | 🔴 |
| Maisfladenbrot | 100 | 222 | 5,2 | 1,8 | 45,5 | 3,8 | 🔴 |
| Maisfladenbrot | 45 | 100 | 2,3 | 0,8 | 20,5 | 1,7 | 🔴 |
| Maisgrieß oder -grütze | 100 | 345 | 8,8 | 1,1 | 73,8 | 6,2 | 🟡 |
| Maisgrieß oder -grütze, 1 EL | 20 | 69 | 1,8 | 0,2 | 14,8 | 1,2 | 🟡 |
| Maiskeks, glutenfrei | 100 | 438 | 5,4 | 16,3 | 67 | 5,6 | 🔴 |
| Maiskeks, glutenfrei, 1 St. | 20 | 88 | 1,1 | 3,3 | 13,4 | 1,1 | 🔴 |
| Maismehl | 100 | 354 | 8,3 | 2,8 | 72,7 | 6,1 | 🔴 |
| Maismehl, 2 EL | 20 | 71 | 1,7 | 0,6 | 14,5 | 1,2 | 🔴 |
| Maisschrot | 100 | 334 | 9 | 4 | 64,6 | 5,4 | 🟡 |
| Maisschrot, 2 EL | 20 | 67 | 1,8 | 0,8 | 12,9 | 1,1 | 🟡 |
| Maisstärke | 100 | 351 | 0,4 | 0,1 | 85,8 | 7,2 | 🔴 |
| Maisstärke, 1 EL | 10 | 35 | 0 | 0 | 8,6 | 0,7 | 🔴 |
| Maisvollkornbrot | 100 | 214 | 7,1 | 1,8 | 41,5 | 3,5 | 🟡 |
| Maisvollkornbrot | 50 | 107 | 3,6 | 0,9 | 20,8 | 1,7 | 🟡 |
| Mais-Vollkornfladenbrot | 100 | 226 | 6,1 | 2,7 | 43,8 | 3,7 | 🟡 |
| Mais-Vollkornfladenbrot | 50 | 113 | 3,1 | 1,4 | 21,9 | 1,8 | 🟡 |
| Majoran | 100 | 46 | 2,1 | 1,1 | 6,9 | o. A. | 🟢 |
| Majoran, ½ TL | 1 | 0 | 0 | 0 | 0,1 | o. A. | 🟢 |
| Makkaroni, roh | 100 | 352 | 12,3 | 2,8 | 68,3 | 5,7 | 🟢 |
| Makkaroni, roh | 60 | 211 | 7,4 | 1,7 | 41 | 3,4 | 🟢 |
| Makkaroni, mit Tomatensoße | 100 | 138 | 5,3 | 5,1 | 17,5 | 1,5 | 🟢 |
| Makkaroni, mit Tomatensoße | 250 | 346 | 13,3 | 12,9 | 43,9 | 3,7 | 🟢 |
| Makkaroni, mit vier Käsesorten | 100 | 182 | 7,9 | 9,5 | 16,2 | 1,4 | 🟢 |

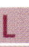

| Lebensmittel Angabe je 100 g/je Portion | Portion | Energie | Eiweiß | Fett | Kohlen-hydrate | Brot-einheit | GLYX-Ampel |
|---|---|---|---|---|---|---|---|
| | g | kcal | g | g | g | BE | |
| Makkaroni, mit vier Käsesorten | 250 | 456 | 19,7 | 23,8 | 40,4 | 3,4 | 🟢 |
| Makkaroniauflauf, mit Schinken | 100 | 155 | 8,7 | 7,1 | 14 | 1,2 | 🟢 |
| Makkaroniauflauf, mit Schinken | 350 | 544 | 30,5 | 24,9 | 49 | 4,1 | 🟢 |
| Makrele, Fischzuschnitt, frisch oder TK | 100 | 182 | 19 | 11,9 | + | (0) | ⚪ |
| Makrele, Fischzuschnitt, frisch oder TK | 150 | 273 | 28,5 | 17,9 | + | (0) | ⚪ |
| Makrele, geräuchert | 100 | 192 | 20 | 12,5 | + | (0) | ⚪ |
| Makrele, geräuchert | 75 | 144 | 15 | 9,4 | + | (0) | ⚪ |
| Makrele, gesalzen | 100 | 186 | 18,7 | 12,4 | + | (0) | ⚪ |
| Makrele, gesalzen | 75 | 139 | 14,1 | 9,3 | + | (0) | ⚪ |
| Makrele, Konserve in Öl, abgetropft | 100 | 196 | 17,4 | 14,2 | + | (0) | ⚪ |
| Makrele, Konserve in Öl, abgetropft | 60 | 118 | 10,4 | 8,5 | + | (0) | ⚪ |
| Makronen | 100 | 449 | 10,3 | 24,4 | 47 | 3,9 | 🟡 |
| Makronen | 50 | 224 | 5,2 | 12,2 | 23,5 | 2,0 | 🟡 |
| Makronenkuchen, aus Rührmasse | 100 / Port. | 430 | 7,5 | 25,7 | 42,4 | 3,5 | 🟡 |
| Makronentorte | 100 / Port. | 443 | 8,2 | 25,3 | 45,8 | 3,8 | 🟡 |
| Maltodextrin, *Alete* oder *Nestlé Beba* | 100 | 61 | 0 | 0 | 15 | 1,3 | 🟠 |
| Maltodextrin, *Alete* oder *Nestlé Beba*, 1 TL | 5 | 3 | 0 | 0 | 0,8 | 0,1 | 🟠 |
| Malzbier | 100 | 55 | 0,5 | 0 | 10,9 | 0,9 | 🟠 |
| Malzbier | 330 | 182 | 1,7 | 0 | 35,8 | 3,0 | 🟠 |
| Malzkaffee, trocken | 100 | 314 | 5,5 | 3,4 | 64,3 | 5,4 | 🟠 |
| Malzkaffee, trocken, 1 TL | 4 | 13 | 0,2 | 0,1 | 2,6 | 0,2 | 🟠 |
| Malzzucker | 100 | 399 | 0 | 0 | 99,8 | 8,3 | 🟠 |
| Malzzucker, 1 TL | 5 | 20 | 0 | 0 | 5 | 0,4 | 🟠 |
| Mandarine, frisch | 100 | 46 | 0,7 | 0,3 | 10,1 | 0,8 | 🟢 |
| Mandarine, frisch | 125 | 58 | 0,9 | 0,4 | 12,6 | 1,1 | 🟢 |
| Mandarine, Konserve, abgetropft | 100 | 79 | 0,6 | 0,3 | 18,5 | 1,5 | 🟠 |

| Lebensmittel Angabe je 100 g/je Portion | Portion | Energie | Eiweiß | Fett | Kohlenhydrate | Broteinheit | GLYX-Ampel |
|---|---|---|---|---|---|---|---|
| | g | kcal | g | g | g | BE | |
| Mandarine, Konserve, abgetropft | 125 | 98 | 0,7 | 0,3 | 23,1 | 1,9 | 🔴 |
| Mandarinen-Fruchtnektar | 100 | 64 | 0,3 | 0,1 | 14,7 | 1,2 | 🔴 |
| Mandarinen-Fruchtnektar | 150 | 96 | 0,5 | 0,2 | 22,1 | 1,8 | 🔴 |
| Mandarinen-Fruchtsaft | 100 | 44 | 0,7 | 0,3 | 9,5 | 0,8 | 🟡 |
| Mandarinen-Fruchtsaft | 150 | 66 | 1,1 | 0,5 | 14,3 | 1,2 | 🟡 |
| Mandel, süß, frisch | 100 | 577 | 18,7 | 54,1 | 3,7 | o. A. | 🟢 |
| Mandel, süß, frisch | 30 | 173 | 5,6 | 16,2 | 1,1 | o. A. | 🟢 |
| Mandel, süß, geröstet | 100 | 593 | 20,4 | 53,7 | 7 | o. A. | 🟢 |
| Mandel, süß, geröstet | 30 | 178 | 6,1 | 16,1 | 2,1 | o. A. | 🟢 |
| Mandel, süß, geröstet und gesalzen | 100 | 582 | 20 | 52,7 | 6,9 | o. A. | 🟢 |
| Mandel, süß, geröstet und gesalzen | 30 | 175 | 6 | 15,8 | 2,1 | o. A. | 🟢 |
| Mandellikör | 100 | 318 | 0 | 0 | 28,3 | 2,4 | * |
| Mandellikör | 20 | 64 | 0 | 0 | 5,7 | 0,5 | * |
| Mandelmakronen | 100 | 461 | 12,6 | 30,5 | 34,4 | 2,9 | 🟡 |
| Mandelmakronen | 50 | 230 | 6,3 | 15,2 | 17,2 | 1,4 | 🟡 |
| Mandelmilch, heiße | 100 | 104 | 3,8 | 6,1 | 8,4 | 0,7 | 🟢 |
| Mandelmilch, heiße | 200 | 208 | 7,6 | 12,2 | 16,8 | 1,4 | 🟢 |
| Mandelmus, gesalzen | 100 | 583 | 18,8 | 55 | 5,2 | o. A. | 🟢 |
| Mandelmus, gesalzen, 1 EL | 20 | 117 | 3,8 | 11 | 1 | o. A. | 🟢 |
| Mandelmus, pur | 100 | 664 | 15,1 | 59,1 | 19,7 | 1,6 | 🟢 |
| Mandelmus, pur | 25 | 166 | 3,8 | 14,8 | 4,9 | 0,4 | 🟢 |
| Mandelöl | 100 | 900 | 0 | 100 | 0 | 0 | 🟢 |
| Mandelöl, 1 EL | 10 | 90 | 0 | 10 | 0 | 0 | 🟢 |
| Mango, frisch | 100 | 60 | 0,6 | 0,5 | 12,8 | 1,1 | 🟢 |
| Mango, frisch | 125 | 75 | 0,8 | 0,6 | 16 | 1,3 | 🟢 |
| Mango, getrocknet | 100 | 278 | 2,9 | 2,2 | 61,6 | 5,1 | 🟢 |
| Mango, getrocknet | 25 | 69 | 0,7 | 0,5 | 15,4 | 1,3 | 🟢 |
| Mango, Konserve, abgetropft | 100 | 89 | 0,5 | 0,4 | 20,1 | 1,7 | 🔴 |
| Mango, Konserve, abgetropft | 125 | 111 | 0,6 | 0,5 | 25,1 | 2,1 | 🔴 |

M

| Lebensmittel Angabe je 100 g/je Portion | Portion | Energie | Eiweiß | Fett | Kohlen-hydrate | Brot-einheit | GLYX-Ampel |
|---|---|---|---|---|---|---|---|
| | g | kcal | g | g | g | BE | |
| Mango-Chutney | 100 | 136 | 0,7 | 0,3 | 32,5 | 2,7 | 🔴 |
| Mango-Chutney | 20 | 28 | 0,2 | 0,1 | 6,5 | 0,5 | 🔴 |
| Mangocreme | 100 / Port. | 116 | 3,4 | 4 | 16,7 | 1,4 | 🟡 |
| Mango-Fruchtnektar | 100 | 60 | 0,2 | 0,1 | 14,6 | 1,2 | 🔴 |
| Mango-Fruchtnektar | 150 | 91 | 0,3 | 0,2 | 21,9 | 1,8 | 🔴 |
| Mango-Fruchtsaft | 100 | 60 | 0,6 | 0,4 | 13,1 | 1,1 | 🟡 |
| Mango-Fruchtsaft | 150 | 88 | 0,9 | 0,6 | 19,7 | 1,6 | 🟡 |
| Mangold, frisch | 100 | 23 | 2,1 | 0,3 | 2,9 | 0,2 | 🟢 |
| Mangold, frisch | 200 | 46 | 4,3 | 0,6 | 5,8 | 0,5 | 🟢 |
| Mannit | 100 | 244 | 0 | 0 | 100 | 8,3 | 🟢 |
| Mannit, 1 TL | 5 | 12 | 0 | 0 | 5 | 0,4 | 🟢 |
| Maracuja (Passionsfrucht), frisch | 100 | 67 | 2,4 | 0,4 | 13,4 | 1,1 | 🟢 |
| Maracuja (Passionsfrucht), frisch | 125 | 84 | 3 | 0,5 | 16,8 | 1,4 | 🟢 |
| Maracuja-Fruchtnektar | 100 | 57 | 0,6 | 0,1 | 13,4 | 1,1 | 🔴 |
| Maracuja-Fruchtnektar | 150 | 86 | 0,9 | 0,2 | 20,1 | 1,7 | 🔴 |
| Maracuja-Fruchtsaft | 100 | 66 | 2,2 | 0,3 | 13,7 | 1,1 | 🟡 |
| Maracuja-Fruchtsaft | 150 | 100 | 3,3 | 0,5 | 20,6 | 1,7 | 🟡 |
| Maraschino | 100 | 318 | 0 | 0 | 28,3 | 2,4 | * |
| Maraschino | 20 | 64 | 0 | 0 | 5,7 | 0,5 | * |
| Margarine | 100 | 722 | 0,2 | 80 | 0,4 | (0) | ⚪ |
| Margarine, 1 TL | 5 | 36 | 0 | 4 | + | (0) | ⚪ |
| Margarine, halbfett | 100 | 368 | 1,6 | 40 | 0,4 | (0) | ⚪ |
| Margarine, halbfett, 1 TL | 5 | 18 | 0,1 | 2 | +*0 | (0) | ⚪ |
| Marillen-Fruchtaufstrich, Bio, *Sonnentor* | 100 | 138 | 0,6 | 0,1 | 31,9 | 2,7 | 🟡 |
| Marillen-Fruchtaufstrich, Bio, *Sonnentor* | 20 | 28 | 0,1 | 0 | 6,4 | 0,5 | 🟡 |
| Markklößchen | 100 | 420 | 8,4 | 33,1 | 23 | 1,9 | 🟡 |
| Markklößchen | 50 | 210 | 4,2 | 16,6 | 11,5 | 1,0 | 🟡 |
| Marmelade *(siehe Konfitüre)* | | | | | | | |

| Lebensmittel Angabe je 100 g/je Portion | Portion | Energie | Eiweiß | Fett | Kohlenhydrate | Broteinheit | GLYX-Ampel |
|---|---|---|---|---|---|---|---|
| | g | kcal | g | g | g | BE | |
| Marone, frisch | 100 | 173 | 2,5 | 1,9 | 36 | 3,0 | 🟢 |
| Marone, frisch | 60 | 104 | 1,5 | 1,1 | 21,6 | 1,8 | 🟢 |
| Marone, geröstet | 100 | 239 | 2,3 | 10,8 | 33 | 2,8 | 🟢 |
| Marone, geröstet | 60 | 143 | 1,4 | 6,5 | 19,8 | 1,7 | 🟢 |
| Maronencreme, süß | 100 | 266 | 1,5 | 1,1 | 61,5 | 5,1 | 🟠 |
| Maronencreme, süß, 1 EL | 20 | 53 | 0,3 | 0,2 | 12,3 | 1,0 | 🟠 |
| Maronenmehl | 100 | 177 | 2,5 | 2 | 36,9 | 3,1 | 🟠 |
| Maronenmehl, 1 EL | 20 | 35 | 0,5 | 0,4 | 7,4 | 0,6 | 🟠 |
| Maronenmus | 100 | 178 | 2,6 | 2 | 37,1 | 3,1 | 🟠 |
| Maronenmus, 1 EL | 20 | 36 | 0,5 | 0,4 | 7,4 | 0,6 | 🟠 |
| Marzipan (Konsummarzipan, 50 % Marzipan-Rohmasse) | 100 | 457 | 6,1 | 17,6 | 68,6 | 5,7 | 🟡 |
| Marzipan (Konsummarzipan, 50 % Marzipan-Rohmasse) | 10 | 46 | 0,6 | 1,8 | 6,9 | 0,6 | 🟡 |
| Marzipan-Krokant-Gebäck, aus Hefeteig | 100 | 381 | 8,3 | 21,8 | 38,2 | 3,2 | 🟡 |
| Marzipan-Krokant-Gebäck, aus Hefeteig | 50 | 191 | 4,1 | 10,9 | 19,1 | 1,6 | 🟡 |
| Marzipankartoffeln, *Niederegger* | 100 | 501 | 13,1 | 31,2 | 39,4 | 3,3 | 🟡 |
| Marzipankartoffeln, *Niederegger* | 20 | 100 | 2,6 | 6,2 | 7,9 | 0,7 | 🟡 |
| Marzipan-Nougat-Kugeln | 100 | 397 | 9,6 | 24,8 | 34,1 | 2,8 | 🟡 |
| Marzipan-Nougat-Kugeln, 1 St. | 20 | 79 | 1,9 | 5 | 6,8 | 0,6 | 🟡 |
| Marzipan-Plundergebäck | 100 | 376 | 7 | 21,2 | 39,2 | 3,3 | 🟡 |
| Marzipan-Plundergebäck | 70 | 263 | 4,9 | 14,8 | 27,5 | 2,3 | 🟡 |
| Marzipan-Rohmasse | 100 | 512 | 12,2 | 35,2 | 37,3 | 3,1 | 🟡 |
| Marzipan-Rohmasse, 1 EL | 15 | 77 | 1,8 | 5,3 | 5,6 | 0,5 | 🟡 |
| Marzipanstange, aus Rührmasse | 100 | 429 | 8,3 | 23,4 | 46,5 | 3,9 | 🟡 |
| Marzipanstange, aus Rührmasse | 50 | 214 | 4,2 | 11,7 | 23,2 | 1,9 | 🟡 |
| Mascarpone, *Exquisa* | 100 | 387 | 5 | 39 | 4 | 0,3 | ⚪ |
| Mascarpone, *Exquisa* | 30 | 116 | 1,5 | 11,7 | 1,2 | 0,1 | ⚪ |

M

| Lebensmittel Angabe je 100 g/je Portion | Portion | Energie | Eiweiß | Fett | Kohlen-hydrate | Brot-einheit | GLYX-Ampel |
|---|---|---|---|---|---|---|---|
| | g | kcal | g | g | g | BE | |
| Matjeshering, Fischzuschnitt, frisch oder TK | 100 | 274 | 18,2 | 22,6 | + | (0) | ○ |
| Matjeshering, Fischzuschnitt, frisch oder TK | 150 | 411 | 27,3 | 33,9 | + | (0) | ○ |
| Matjeshering, geräuchert | 100 | 286 | 19 | 23,6 | + | (0) | ○ |
| Matjeshering, geräuchert | 75 | 214 | 14,3 | 17,7 | + | (0) | ○ |
| Matjeshering, gesalzen | 100 | 282 | 18 | 23,6 | + | (0) | ○ |
| Matjeshering, gesalzen | 75 | 211 | 13,5 | 17,7 | + | (0) | ○ |
| Matjeshering, Konserve in Öl, abgetropft | 100 | 245 | 17,7 | 19,5 | + | (0) | ○ |
| Matjeshering, Konserve in Öl, abgetropft | 75 | 183 | 13,3 | 14,6 | + | (0) | ○ |
| Matjeshering, mit Zwiebeln | 100 | 254 | 16,2 | 21 | 0,6 | (0) | ○ |
| Matjeshering, mit Zwiebeln | 250 | 634 | 40,4 | 52,6 | 1,4 | (0) | ○ |
| Matjeshering, nach Hausfrauenart | 100 | 194 | 9,2 | 16,3 | 2,6 | (0) | ○ |
| Matjeshering, nach Hausfrauenart | 250 | 485 | 22,9 | 40,8 | 6,4 | (0) | ○ |
| Maultaschen, *Bofrost* | 100 | 231 | 8,6 | 8,8 | 29,4 | 2,5 | ● |
| Maultaschen, *Bofrost*, 3 St. | 180 | 416 | 15,5 | 15,8 | 52,9 | 4,4 | ● |
| Maultaschen, schwäbische Art | 100 | 146 | 8,3 | 5,5 | 15,5 | 1,3 | ● |
| Maultaschen, schwäbische Art, 3 St. | 180 | 263 | 14,9 | 9,9 | 27,9 | 2,3 | ● |
| Mayonnaise, 80 % Fett | 100 | 757 | 1,5 | 82,5 | 2 | (0) | ○ |
| Mayonnaise, 80 % Fett, 1 EL | 12 | 91 | 0,2 | 9,9 | 0,2 | (0) | ○ |
| Mayonnaise, Salatmayonnaise, 50 % Fett | 100 | 490 | 0,5 | 52 | 5 | (0) | ○ |
| Mayonnaise, Salatmayon-naise, 50 % Fett, 1 EL | 12 | 59 | 0,1 | 6,2 | 0,6 | (0) | ○ |
| Meeräsche, frisch | 100 | 117 | 19,4 | 4,3 | + | (0) | ○ |
| Meeräsche, frisch | 150 | 175 | 29 | 6,5 | + | (0) | ○ |
| Meeräsche, geräuchert | 100 | 123 | 20,5 | 4,6 | + | (0) | ○ |
| Meeräsche, geräuchert | 75 | 93 | 15,4 | 3,4 | + | (0) | ○ |
| Meeräsche, gesalzen | 100 | 110 | 17,9 | 4,2 | + | (0) | ○ |
| Meeräsche, gesalzen | 75 | 83 | 13,5 | 3,2 | + | (0) | ○ |

| Lebensmittel Angabe je 100 g/je Portion | Portion | Energie | Eiweiß | Fett | Kohlenhydrate | Broteinheit | GLYX-Ampel |
|---|---|---|---|---|---|---|---|
| | g | kcal | g | g | g | BE | |
| Meeräsche, Konserve, abgetropft | 100 | 115 | 19,1 | 4,2 | + | (0) | ○ |
| Meeräsche, Konserve, abgetropft | 65 | 75 | 12,4 | 2,8 | + | (0) | ○ |
| Meeräsche, TK | 100 | 117 | 19,4 | 4,3 | + | (0) | ○ |
| Meeräsche, TK | 150 | 175 | 29 | 6,5 | + | (0) | ○ |
| Meeresfrüchte-Cocktail, mit Balsamico | 100 | 129 | 10,1 | 8,9 | 2,1 | (0) | ○ |
| Meeresfrüchte-Cocktail, mit Balsamico | 150 | 193 | 15,1 | 13,4 | 3,2 | (0) | ○ |
| Meerforelle, frisch | 100 | 113 | 20 | 3,6 | + | (0) | ○ |
| Meerforelle, frisch | 150 | 170 | 30 | 5,4 | + | (0) | ○ |
| Meerforelle, geräuchert | 100 | 120 | 21,2 | 3,8 | + | (0) | ○ |
| Meerforelle, geräuchert | 75 | 90 | 15,9 | 2,9 | + | (0) | ○ |
| Meerrettich, frisch | 100 | 64 | 2,8 | 0,3 | 11,7 | o. A. | ● |
| Meerrettich, frisch, 1 EL | 20 | 13 | 0,6 | 0,1 | 2,3 | o. A. | ● |
| Meerrettichsoße | 100 | 111 | 2,8 | 8,1 | 6,7 | 0,6 | ● |
| Meerrettichsoße | 50 | 55 | 1,4 | 4 | 3,4 | 0,3 | ● |
| Mehrkornbrot | 100 | 219 | 5,9 | 1 | 45,7 | 3,8 | ● |
| Mehrkornbrot | 40 | 87 | 2,4 | 0,4 | 18,3 | 1,5 | ● |
| Mehrkornbrötchen | 100 | 231 | 6,3 | 1 | 48,3 | 4,0 | ● |
| Mehrkornbrötchen | 30 | 69 | 1,9 | 0,3 | 14,5 | 1,2 | ● |
| Mehrkornflocken | 100 | 307 | 9,5 | 1,7 | 62,4 | 5,2 | ● |
| Mehrkornflocken, 1 EL | 20 | 61 | 1,9 | 0,4 | 12,5 | 1,0 | ● |
| Melde, frisch | 100 | 25 | 2,2 | 0,3 | 3 | o. A. | ● |
| Melde, frisch | 60 | 15 | 1,3 | 0,2 | 1,8 | o. A. | ● |
| Melonensalat | 100 / Port. | 50 | 0,8 | 2,3 | 6,3 | 0,5 | ● |
| Mett, gehacktes, glutenfrei | 100 | 247 | 26,2 | 15,8 | 0,3 | (0) | ○ |
| Mett, gehacktes, glutenfrei | 125 | 309 | 32,8 | 19,8 | 0,3 | (0) | ○ |
| Mettwurst | 100 | 311 | 16,9 | 27,4 | 0,2 | (0) | ○ |
| Mettwurst | 30 | 93 | 5,1 | 8,2 | 0,1 | (0) | ○ |
| Mettwurst, Braunschweiger | 100 | 390 | 13,9 | 37,2 | + | (0) | ○ |

M

| Lebensmittel Angabe je 100 g/je Portion | Portion g | Energie kcal | Eiweiß g | Fett g | Kohlenhydrate g | Broteinheit BE | GLYX-Ampel |
|---|---|---|---|---|---|---|---|
| Mettwurst, Braunschweiger | 30 | 117 | 4,2 | 11,2 | + | (0) | ⚪ |
| Mexikanische Gemüsepfanne, *Bofrost* | 100 | 102 | 2,5 | 5,6 | 10,3 | 0,9 | 🟢 |
| Mexikanische Gemüsepfanne, *Bofrost* | 250 | 254 | 6,3 | 14 | 25,8 | 2,2 | 🟢 |
| Mexikanische Hackpfanne | 100 | 78 | 5,3 | 2,7 | 7,9 | 0,7 | 🟢 |
| Mexikanische Hackpfanne | 350 | 274 | 18,7 | 9,5 | 27,6 | 2,3 | 🟢 |
| Mexikanische Reispfanne, mit Shrimps | 100 | 75 | 3,5 | 2,8 | 8,9 | 0,7 | 🟡 |
| Mexikanische Reispfanne, mit Shrimps | 350 | 263 | 12,2 | 9,7 | 31 | 2,6 | 🟡 |
| Mexikanischer Bohneneintopf | 100 | 78 | 4,2 | 3 | 8,4 | 0,7 | 🟢 |
| Mexikanischer Bohneneintopf | 350 | 275 | 14,7 | 10,6 | 29,5 | 2,5 | 🟢 |
| Miesmuschel, frisch oder TK | 100 / Port. | 67 | 9,8 | 1,3 | 3,7 | (0) | ⚪ |
| Milch, 0,1 % Fett, entrahmt | 100 | 35 | 3,5 | 0,1 | 4,9 | 0,4 | 🟢 |
| Milch, 0,1 % Fett, entrahmt | 200 | 72 | 7 | 0,2 | 9,8 | 0,8 | 🟢 |
| Milch, 1,5 % Fett | 100 | 47 | 3,4 | 1,5 | 4,9 | 0,4 | 🟢 |
| Milch, 1,5 % Fett | 200 | 93 | 6,8 | 3 | 9,8 | 0,8 | 🟢 |
| Milch, 3,5 % Fett | 100 | 64 | 3,3 | 3,5 | 4,8 | 0,4 | 🟢 |
| Milch, 3,5 % Fett | 200 | 129 | 6,6 | 7 | 9,5 | 0,8 | 🟢 |
| Milch, Bananen- | 100 | 60 | 2,7 | 1 | 10,1 | 0,8 | 🟢 |
| Milch, Bananen- | 200 | 120 | 5,4 | 1,9 | 20,2 | 1,7 | 🟢 |
| Milch, 3,8 % Fett, laktosefrei, *MinusL* | 100 | 67 | 3,4 | 3,8 | 4,8 | 0,4 | 🟢 |
| Milch, 3,8 % Fett, laktosefrei, *MinusL* | 200 | 134 | 6,8 | 7,6 | 9,6 | 0,8 | 🟢 |
| Milch, haltbare, 1,5 % Fett, laktosefrei, *MinusL* | 100 | 46 | 3,3 | 1,5 | 4,7 | 0,4 | 🟢 |
| Milch, haltbare, 1,5 % Fett, laktosefrei, *MinusL* | 200 | 92 | 6,6 | 3 | 9,4 | 0,8 | 🟢 |
| Milch, haltbare, 3,8 % Fett, laktosefrei, *MinusL* | 100 | 67 | 3,4 | 3,8 | 4,8 | 0,4 | 🟢 |
| Milch, haltbare, 3,8 % Fett, laktosefrei, *MinusL* | 200 | 135 | 6,8 | 7,6 | 9,6 | 0,8 | 🟢 |
| Milch, Schoko-, laktosefrei, *MinusL* | 100 | 59 | 3,4 | 1,7 | 7,5 | 0,6 | 🟡 |

| Lebensmittel Angabe je 100 g/je Portion | Portion | Energie | Eiweiß | Fett | Kohlen-hydrate | Brot-einheit | GLYX-Ampel |
|---|---|---|---|---|---|---|---|
| | g | kcal | g | g | g | BE | |
| Milch, Schoko-, laktosefrei, *MinusL* | 200 | 118 | 6,8 | 3,4 | 15 | 1,3 | 🟡 |
| Milch, Vorzugs-, vollfett | 100 | 67 | 3,3 | 3,8 | 4,8 | 0,4 | 🟢 |
| Milch, Vorzugs-, vollfett | 200 | 134 | 6,6 | 7,6 | 9,6 | 0,8 | 🟢 |
| Milchreis | 100 | 129 | 4 | 2,9 | 21,4 | 1,8 | 🟡 |
| Milchreis | 250 | 322 | 9,9 | 7,2 | 53,4 | 4,5 | 🟡 |
| Milchreis, aus Vollkorn | 100 | 97 | 2 | 3,5 | 14,3 | 1,2 | 🟡 |
| Milchreis, aus Vollkorn | 250 | 243 | 4,9 | 8,8 | 35,7 | 3,0 | 🟡 |
| Milchreis, mit Früchten | 100 | 135 | 2,9 | 2 | 26 | 2,2 | 🟡 |
| Milchreis, mit Früchten | 250 | 339 | 7,1 | 5 | 64,9 | 5,4 | 🟡 |
| Milchreis, mit Zucker und Zimt | 100 | 130 | 4 | 3,3 | 20,8 | 1,7 | 🟡 |
| Milchreis, mit Zucker und Zimt | 250 | 325 | 10 | 8,1 | 52,1 | 4,3 | 🟡 |
| Milchspeiseeis | 100 | 85 | 2,3 | 2,4 | 13,2 | 1,1 | 🟡 |
| Milchspeiseeis | 75 | 64 | 1,7 | 1,8 | 9,9 | 0,8 | 🟡 |
| Milchzucker (Laktose) | 100 | 405 | 0 | 0 | 99,8 | 8,3 | 🟡 |
| Milchzucker (Laktose), 1 TL | 5 | 20 | 0 | 0 | 5 | 0,4 | 🟡 |
| Minestrone Primavera | 100 | 35 | 2,5 | 2 | 1,7 | o. A. | 🟢 |
| Minestrone Primavera | 250 | 88 | 6,3 | 5,1 | 4,2 | o. A. | 🟢 |
| Minestrone, Toskanische | 100 | 57 | 2,3 | 1,1 | 9,1 | 0,8 | 🟢 |
| Minestrone, Toskanische | 250 | 142 | 5,8 | 2,8 | 22,8 | 1,9 | 🟢 |
| Mirabelle, frisch | 100 | 64 | 0,7 | 0,2 | 14 | 1,2 | 🟢 |
| Mirabelle, frisch | 125 | 76 | 0,9 | 0,3 | 17,5 | 1,5 | 🟢 |
| Mirabelle, Konserve, abgetropft | 100 | 91 | 0,6 | 0,2 | 20,8 | 1,7 | 🔴 |
| Mirabelle, Konserve, abgetropft | 125 | 114 | 0,7 | 0,2 | 26 | 2,2 | 🔴 |
| Mirabellenkompott | 100 | 62 | 0,5 | 0,1 | 14,2 | 1,2 | 🔴 |
| Mirabellenkompott | 250 | 156 | 1,1 | 0,3 | 35,4 | 3,0 | 🔴 |
| Miso | 100 | 115 | 10,5 | 6,1 | 4,7 | o. A. | 🟢 |
| Miso, 1 EL | 20 | 23 | 2,1 | 1,2 | 0,9 | o. A. | 🟢 |
| Mixed Pickles | 100 | 32 | 1,3 | 0,3 | 6,1 | 0,5 | 🟡 |
| Mixed Pickles | 200 | 63 | 2,5 | 0,5 | 12,1 | 1,0 | 🟡 |

**M**

| Lebensmittel Angabe je 100 g/je Portion | Portion | Energie | Eiweiß | Fett | Kohlen-hydrate | Brot-einheit | GLYX-Ampel |
|---|---|---|---|---|---|---|---|
| | g | kcal | g | g | g | BE | |
| Mohn, entölt, entfettet | 100 | 186 | 34,3 | 2 | 7,1 | 0,6 | ⚪ |
| Mohn, entölt, entfettet, 1 EL | 20 | 37 | 6,9 | 0,4 | 1,4 | (0) | ⚪ |
| Mohn, frisch | 100 | 477 | 20,2 | 42,2 | 4,2 | 0,4 | ⚪ |
| Mohn, frisch, 2 EL | 20 | 95 | 4 | 8,4 | 0,8 | (0) | ⚪ |
| Mohnbuchteln | 100 / Port. | 279 | 8,4 | 11,7 | 34 | 2,8 | 🟡 |
| Mohn-Erdbeer-Torte | 100 / Port. | 198 | 5 | 11,2 | 19,1 | 1,6 | 🟡 |
| Mohn-Halbgefrorenes | 100 | 174 | 5,5 | 10,8 | 13,6 | 1,1 | 🟡 |
| Mohn-Halbgefrorenes | 50 | 87 | 2,7 | 5,4 | 6,8 | 0,6 | 🟡 |
| Mohnkuchen | 100 / Port. | 268 | 10,6 | 12,2 | 28,6 | 2,4 | 🟡 |
| Mohnkuchen, glutenfrei | 100 / Port. | 362 | 7,3 | 22,1 | 33,8 | 2,8 | 🟡 |
| Mohn-Napfkuchen | 100 / Port. | 388 | 9 | 24,8 | 32,5 | 2,7 | 🟡 |
| Mohnnudeln, Vollkorn- | 100 / Port. | 216 | 6,5 | 12,1 | 20,4 | 1,6 | 🔴 |
| Mohnöl | 100 | 900 | 0 | 100 | 0 | 0 | ⚪ |
| Mohnöl | 10 | 90 | 0 | 10 | 0 | 0 | ⚪ |
| Mohn-Rosinen-Strudel | 100 / Port. | 303 | 8,2 | 15,4 | 32,7 | 2,7 | 🟡 |
| Mohnstollen, aus Hefeteig, fettreich | 100 / Port. | 321 | 8,6 | 14,7 | 37,7 | 3,1 | 🟡 |
| Möhre, frisch oder TK | 100 | 26 | 1 | 0,2 | 4,8 | o. A. | 🟢 |
| Möhre, frisch oder TK | 200 | 52 | 2 | 0,4 | 9,6 | 0,8 | 🟢 |
| Möhre, getrocknet | 100 | 214 | 8,8 | 1,8 | 40,7 | 3,4 | 🟢 |
| Möhre, getrocknet | 25 | 54 | 2,2 | 0,5 | 10,2 | 0,9 | 🟢 |
| Möhre, Konserve, abgetropft | 100 | 21 | 0,9 | 0,2 | 3,8 | o. A. | 🟢 |
| Möhre, Konserve, abgetropft | 150 | 32 | 1,4 | 0,3 | 5,6 | 0,5 | 🟢 |
| Möhren-Apfel-Rohkost | 100 / Port. | 83 | 1,5 | 5,1 | 7,6 | 0,6 | 🟢 |
| Möhren-Kohlrabi-Rohkost | 100 / Port. | 73 | 1,5 | 5,2 | 4,7 | o. A. | 🟢 |
| Möhren-Mais-Salat | 100 / Port. | 130 | 4 | 9,4 | 7,4 | 0,6 | 🟡 |

| Lebensmittel Angabe je 100 g/je Portion | Portion | Energie | Eiweiß | Fett | Kohlenhydrate | Broteinheit | GLYX-Ampel |
|---|---|---|---|---|---|---|---|
| | g | kcal | g | g | g | BE | |
| Möhrensaft | 100 | 22 | 0,9 | 0,2 | 4 | o. A. | 🟢 |
| Möhrensaft | 200 | 43 | 1,7 | 0,3 | 8 | o. A. | 🟢 |
| Möhrensalat, süßsauer | 100 / Port. | 119 | 0,9 | 10,3 | 5,7 | o. A. | 🟢 |
| Möhrensuppe | 100 | 68 | 1,4 | 5,5 | 3,1 | o. A. | 🟢 |
| Möhrensuppe | 250 | 169 | 3,4 | 13,9 | 7,9 | o. A. | 🟢 |
| Mokka-Buttercremetorte, aus Biskuitmasse | 100 / Port. | 305 | 4,8 | 14,4 | 38,8 | 3,2 | 🔴 |
| Mokkacreme | 100 | 145 | 5,3 | 8,6 | 11,6 | 1,0 | 🔴 |
| Mokkacreme | 150 | 217 | 7,9 | 12,9 | 17,3 | 1,4 | 🔴 |
| Mokka-Sahne-Torte, aus Biskuitmasse | 100 / Port. | 306 | 3,6 | 20,4 | 27,5 | 2,3 | 🔴 |
| Molke, mit Früchten | 100 | 65 | 0,8 | 0,2 | 14,6 | 1,2 | 🟡 |
| Molke, mit Früchten | 200 | 130 | 1,6 | 0,5 | 29,2 | 2,4 | 🟡 |
| Molke, Sauermolke | 100 | 23 | 0,6 | 0,2 | 4,2 | 0,4 | 🟢 |
| Molke, Sauermolke | 200 | 46 | 1,2 | 0,4 | 8,4 | 0,7 | 🟢 |
| Molke, Süßmolke | 100 | 25 | 0,8 | 0,2 | 4,7 | 0,4 | 🟢 |
| Molke, Süßmolke | 200 | 50 | 1,6 | 0,5 | 9,4 | 0,8 | 🟢 |
| Molkenpulver | 100 | 326 | 10,9 | 1,1 | 68 | 5,7 | 🟢 |
| Molkenpulver, 1 EL | 10 | 33 | 1,1 | 0,1 | 6,8 | 0,6 | 🟢 |
| Moosbeere, frisch | 100 | 24 | 0,4 | 0,7 | 3,9 | 0,3 | 🟢 |
| Moosbeere, frisch | 125 | 30 | 0,5 | 0,9 | 4,9 | 0,4 | 🟢 |
| Morbier, 40 % Fett i. Tr. | 100 | 297 | 23,8 | 22,4 | + | (0) | 🔘 |
| Morbier, 40 % Fett i. Tr. | 30 | 89 | 7,1 | 6,7 | + | (0) | 🔘 |
| Morchel, frisch | 100 / Port. | 11 | 1,7 | 0,3 | 0,5 | o. A. | 🟢 |
| Morchel, getrocknet | 100 | 98 | 14,6 | 2,8 | 4,4 | o. A. | 🟢 |
| Morchel, getrocknet | 25 | 24 | 3,7 | 0,7 | 1,1 | o. A. | 🟢 |
| Morchel, Konserve, abgetropft | 100 / Port. | 11 | 1,6 | 0,3 | 0,5 | o. A. | 🟢 |
| Mornaysoße | 100 | 144 | 7,6 | 10,3 | 5,4 | 0,5 | 🟡 |
| Mornaysoße | 50 | 72 | 3,8 | 5,1 | 2,7 | 0,2 | 🟡 |
| Mortadella | 100 | 345 | 12,4 | 32,8 | + | (0) | 🔘 |

M

| Lebensmittel Angabe je 100 g/je Portion | Portion | Energie | Eiweiß | Fett | Kohlen-hydrate | Brot-einheit | GLYX-Ampel |
|---|---|---|---|---|---|---|---|
| | g | kcal | g | g | g | BE | |
| Mortadella | 30 | 103 | 3,7 | 9,8 | + | (0) | ⚪ |
| Mortadella, fettarm | 100 | 174 | 21 | 9,8 | 0,3 | (0) | ⚪ |
| Mortadella, fettarm | 30 | 52 | 6,3 | 3 | 0,1 | (0) | ⚪ |
| Moussaka (Auflauf mit Auberginen und Hackfleisch) | 100 | 139 | 3,5 | 11,4 | 5,8 | 0,5 | 🟢 |
| Moussaka (Auflauf mit Auberginen und Hackfleisch) | 300 | 417 | 10,5 | 34,2 | 17,4 | 1,5 | 🟢 |
| Moussaka, vegetarisch | 100 | 62 | 6 | 2 | 5 | 0,4 | 🟢 |
| Moussaka, vegetarisch | 300 | 186 | 18,1 | 5,9 | 15 | 1,3 | 🟢 |
| Mousse au chocolat | 100 | 295 | 6,5 | 22,9 | 14,9 | 1,2 | 🟡 |
| Mousse au chocolat | 150 | 442 | 9,8 | 34,4 | 22,4 | 1,9 | 🟡 |
| Mozzarella, 45 % Fett i. Tr. | 100 | 255 | 19 | 19,8 | + | (0) | ⚪ |
| Mozzarella, 45 % Fett i. Tr. | 50 | 127 | 9,5 | 9,9 | + | (0) | ⚪ |
| Muffins | 100 | 217 | 7 | 3,6 | 38,7 | 3,2 | 🟡 |
| Muffins | 60 | 130 | 4,2 | 2,1 | 23,2 | 1,9 | 🟡 |
| Muffins, mit Heidelbeeren | 100 | 281 | 5,9 | 10,8 | 39,6 | 3,3 | 🟡 |
| Muffins, mit Heidelbeeren | 60 | 169 | 3,5 | 6,5 | 23,7 | 2,0 | 🟡 |
| Muffins, mit Schokolade | 100 | 286 | 7,8 | 11,6 | 37,3 | 3,1 | 🟡 |
| Muffins, mit Schokolade | 60 | 172 | 4,7 | 6,9 | 22,4 | 1,9 | 🟡 |
| Muffins, Nuss-, glutenfrei | 100 | 401 | 4,4 | 24,9 | 40 | 3,3 | 🟡 |
| Muffins, Nuss-, glutenfrei | 50 | 200 | 2,2 | 12,5 | 20 | 1,7 | 🟡 |
| Multivitaminnektar, mit Süßstoff | 100 | 32 | 0,5 | 0,1 | 6,3 | 0,5 | 🔴 |
| Multivitaminnektar, mit Süßstoff | 150 | 43 | 0,8 | 0,2 | 9,5 | 0,8 | 🔴 |
| Multivitaminsaft | 100 | 54 | 0,7 | 0,2 | 11,3 | 0,9 | 🟡 |
| Multivitaminsaft | 150 | 75 | 1,1 | 0,3 | 17 | 1,4 | 🟡 |
| Münchner Weißwurst | 100 | 287 | 11,1 | 27 | + | (0) | ⚪ |
| Münchner Weißwurst | 125 | 359 | 13,9 | 33,8 | + | (0) | ⚪ |
| Mungobohnensalat | 100 / Port. | 119 | 7 | 4,2 | 12,9 | 1,1 | 🟢 |
| Mungobohnensprossen, frisch | 100 | 24 | 3,2 | 0,3 | 1,8 | o. A. | 🟢 |
| Mungobohnensprossen, frisch | 50 | 12 | 1,6 | 0,2 | 0,9 | o. A. | 🟢 |

| Lebensmittel Angabe je 100 g/je Portion | Portion | Energie | Eiweiß | Fett | Kohlenhydrate | Broteinheit | GLYX-Ampel |
|---|---|---|---|---|---|---|---|
| | g | kcal | g | g | g | BE | |
| Mürbeteig | 100 / Port. | 479 | 5,1 | 27,5 | 53,1 | 4,4 | 🟡 |
| Mürbeteig für Pasteten | 100 / Port. | 416 | 6,8 | 24,8 | 41,6 | 3,5 | 🟡 |
| Mürbeteigrolle, mit Äpfeln | 100 / Port. | 213 | 3,5 | 9,4 | 27,7 | 2,3 | 🟡 |
| Müsli, Ananas- | 100 | 76 | 4,3 | 2,2 | 9,2 | 0,8 | 🟡 |
| Müsli, Ananas- | 150 | 114 | 6,5 | 3,2 | 13,8 | 1,2 | 🟡 |
| Müsli, Apfel-, mit Milch | 100 | 86 | 3,1 | 2,8 | 11,7 | 1,0 | 🟡 |
| Müsli, Apfel-, mit Milch | 150 | 128 | 4,6 | 4,2 | 17,6 | 1,5 | 🟡 |
| Müsli, Bircher, *HOLO®* | 100 | 295 | 7,9 | 3,8 | 57,2 | 4,8 | 🟢 |
| Müsli, Bircher, *HOLO®* | 50 | 148 | 4 | 1,9 | 28,6 | 2,4 | 🟢 |
| Müsli, Dinkel- | 100 | 103 | 2,7 | 1,5 | 19 | 1,6 | 🟢 |
| Müsli, Dinkel- | 223 | 229 | 5,9 | 3,4 | 42,4 | 3,5 | 🟢 |
| Müsli, Dinkel-Früchte- | 100 | 104 | 3,1 | 3,4 | 14,5 | 1,2 | 🟢 |
| Müsli, Dinkel-Früchte- | 30 | 31 | 0,9 | 1 | 4,4 | 0,4 | 🟢 |
| Müsli, Früchte- | 100 | 335 | 9,9 | 6 | 60,3 | 5,0 | 🟢 |
| Müsli, Früchte-, 1 EL | 20 | 67 | 2 | 1,2 | 12,1 | 1,0 | 🟢 |
| Müsli, Hirse-, glutenfrei | 100 | 307 | 9,2 | 5,5 | 54,3 | 4,5 | 🟡 |
| Müsli, Hirse-, glutenfrei, 1 EL | 20 | 61 | 1,8 | 1,1 | 10,9 | 0,9 | 🟡 |
| Müsli, Hirseflocken- | 100 | 102 | 3,1 | 2,4 | 16,5 | 1,4 | 🟡 |
| Müsli, Hirseflocken- | 30 | 31 | 0,9 | 0,7 | 4,9 | 0,4 | 🟡 |
| Müsli, Knusper- | 100 | 123 | 4,3 | 4,9 | 14,8 | 1,2 | 🟠 |
| Müsli, Knusper-, 1 EL | 15 | 19 | 0,6 | 0,7 | 2,2 | 0,2 | 🟠 |
| Müsli, Schoko- | 100 | 390 | 9,8 | 11,8 | 60,4 | 5 | 🟠 |
| Müsli, Schoko-, 1 EL | 20 | 78 | 2 | 2,4 | 12,1 | 1 | 🟠 |
| Müsli, TP | 100 | 351 | 10,4 | 7,3 | 60 | 5,0 | 🟡 |
| Müsli, TP, 1 EL | 15 | 53 | 1,6 | 1,1 | 9 | 0,8 | 🟡 |
| Müsli-Drink | 100 | 75 | 1,2 | 3,8 | 8,8 | 0,7 | 🟡 |
| Müsli-Drink | 200 | 150 | 2,5 | 7,6 | 17,6 | 1,5 | 🟡 |
| Müslikeks, aus Vollkornteig | 100 | 441 | 8,1 | 23,6 | 49,2 | 4,1 | 🟡 |
| Müslikeks, aus Vollkornteig, 1 St. | 20 | 88 | 1,6 | 4,7 | 9,8 | 0,8 | 🟡 |

M

| Lebensmittel Angabe je 100 g/je Portion | Portion | Energie | Eiweiß | Fett | Kohlen-hydrate | Brot-einheit | GLYX-Ampel |
|---|---|---|---|---|---|---|---|
| | g | kcal | g | g | g | BE | |
| Müslikeks, glutenfrei | 100 | 429 | 9,5 | 18,6 | 54,9 | 4,6 | 🟡 |
| Müslikeks, glutenfrei, 1 St. | 20 | 86 | 1,9 | 3,7 | 11 | 0,9 | 🟡 |
| Müsliriegel | 100 | 398 | 7,5 | 18,9 | 49 | 4,1 | 🟡 |
| Müsliriegel | 25 | 100 | 1,9 | 4,7 | 12,3 | 1,0 | 🟡 |

**N**

| Lebensmittel Angabe je 100 g/je Portion | Portion | Energie | Eiweiß | Fett | Kohlen-hydrate | Brot-einheit | GLYX-Ampel |
|---|---|---|---|---|---|---|---|
| Napfkuchen (Gugelhupf), aus Hefeteig | 100 / Port. | 349 | 6,4 | 16,9 | 42,5 | 3,5 | 🟡 |
| Napfkuchen, aus Mürbeteig | 100 / Port. | 461 | 7,9 | 32,7 | 33,6 | 2,8 | 🟡 |
| Napfkuchen, aus Sandteig | 100 / Port. | 350 | 4,6 | 12,3 | 53,9 | 4,5 | 🟡 |
| Napfkuchen, mit Sultaninen und Korinthen, aus Rührteig | 100 / Port. | 361 | 6,3 | 15,8 | 47,3 | 3,9 | 🟡 |
| Napfkuchen, Quark-, aus Rührteig | 100 / Port. | 342 | 7,6 | 15 | 43,5 | 3,6 | 🟡 |
| Nasi Goreng, *Bofrost* | 100 | 119 | 7,8 | 5,4 | 9,7 | 0,8 | 🟡 |
| Nasi Goreng, *Bofrost* | 250 | 297 | 19,5 | 13,5 | 24,3 | 2 | 🟡 |
| Nasi Goreng, *Iglo* | 100 | 132 | 5,1 | 4,8 | 17 | 1,4 | 🟡 |
| Nasi Goreng, *Iglo* | 250 | 329 | 12,8 | 12 | 42,5 | 3,5 | 🟡 |
| Naturreis, Vollkorn, ungeschält | 100 | 349 | 7,2 | 2,2 | 74,1 | 6,2 | 🟢 |
| Naturreis, Vollkorn, ungeschält | 60 | 210 | 4,3 | 1,3 | 44,4 | 3,7 | 🟢 |
| Naturreispfanne, mit Brokkoli und Paprika | 100 | 80 | 2,6 | 1,8 | 13 | 1 | 🟡 |
| Naturreispfanne, mit Brokkoli und Paprika | 300 | 240 | 7,8 | 5,4 | 39 | 3,3 | 🟡 |
| Nektarine, frisch | 100 | 57 | 0,9 | 0,1 | 12,4 | 1 | 🟢 |
| Nektarine, frisch | 125 | 71 | 1,1 | 0,1 | 15,5 | 1,3 | 🟢 |
| Nektarine, Konserve, abgetropft | 100 | 86 | 0,8 | 0,1 | 19,9 | 1,7 | 🔴 |
| Nektarine, Konserve, abgetropft | 125 | 108 | 0,9 | 0,1 | 24,8 | 2,1 | 🔴 |
| Nektarinen-Fruchtnektar | 100 | 67 | 0,4 | 0 | 15,7 | 1,3 | 🔴 |
| Nektarinen-Fruchtnektar | 150 | 101 | 0,6 | 0 | 23,6 | 2 | 🔴 |
| Nektarinen-Fruchtsaft | 100 | 58 | 0,8 | 0,1 | 12,8 | 1,1 | 🟡 |
| Nektarinen-Fruchtsaft | 150 | 87 | 1,2 | 0,2 | 19,2 | 1,6 | 🟡 |

| Lebensmittel Angabe je 100 g/je Portion | Portion | Energie | Eiweiß | Fett | Kohlen-hydrate | Brot-einheit | GLYX-Ampel |
|---|---|---|---|---|---|---|---|
| | g | kcal | g | g | g | BE | |
| Nordseeschollenfilets, *Bofrost* | 100 | 68 | 15,5 | 0,7 | + | (0) | ○ |
| Nordseeschollenfilets, *Bofrost* | 150 | 102 | 23,3 | 1,1 | + | (0) | ○ |
| Norwegischer Räucherlachs, *Bofrost* | 100 | 190 | 19,9 | 12,1 | 0,3 | (0) | ○ |
| Norwegischer Räucherlachs, *Bofrost* | 75 | 143 | 14,9 | 9,1 | 0,2 | (0) | ○ |
| Nougat | 100 | 474 | 5,2 | 21,4 | 65 | 5,4 | ○ |
| Nougat | 25 | 119 | 1,3 | 5,3 | 16,3 | 1,4 | ○ |
| Nougatcreme | 100 | 395 | 8,4 | 31,6 | 20 | 1,7 | ○ |
| Nougatcreme | 20 | 79 | 1,7 | 6,3 | 4 | 0,3 | ○ |
| Nougat-Rohmasse | 100 | 511 | 8 | 32,9 | 46,3 | 3,9 | ○ |
| Nougat-Rohmasse | 25 | 128 | 2 | 8,2 | 11,6 | 1 | ○ |
| Nudeleintopf, mit Hackfleisch | 100 | 127 | 6,6 | 5,9 | 11,8 | 1 | ○ |
| Nudeleintopf, mit Hackfleisch | 250 | 318 | 16,5 | 14,8 | 29,5 | 2,5 | ○ |
| Nudeleintopf, mit Hühnerfleisch und Gemüse | 100 | 96 | 5,8 | 5,1 | 7 | 0,6 | ○ |
| Nudeleintopf, mit Hühnerfleisch und Gemüse | 250 | 241 | 14,4 | 12,7 | 17,4 | 1,5 | ○ |
| Nudeln *(siehe Teigwaren)* | | | | | | | |
| Nudelsalat | 100 / Port. | 127 | 3,6 | 4 | 18,8 | 1,6 | ○ |
| Nudelsalat, »dänische Art« | 100 / Port. | 127 | 5,6 | 6,8 | 10,8 | 0,9 | ○ |
| Nudelsalat, mit Äpfeln, Tomaten und Mayonnaise | 100 / Port. | 121 | 3,1 | 3,8 | 18,2 | 1,5 | ○ |
| Nudelsalat, mit buntem Gemüse und Mayonnaise | 100 / Port. | 158 | 3,1 | 10,9 | 12 | 1 | ○ |
| Nudelsuppe | 100 | 44 | 2,4 | 1,6 | 4,8 | 0,4 | ○ |
| Nudelsuppe | 250 | 109 | 6,1 | 4 | 12 | 1 | ○ |
| Nudelsuppe, mit Hühnerfleisch | 100 | 84 | 6 | 5,8 | 2,2 | 0,2 | ○ |
| Nudelsuppe, mit Hühnerfleisch | 250 | 210 | 15 | 14,4 | 5,4 | 0,5 | ○ |
| Nürnberger Rostbrat-würstchen, Bio, *Rewe* | 100 | 348 | 14 | 32 | 1 | (0) | ○ |
| Nürnberger Rostbrat-würstchen, Bio, *Rewe*, 3 St. | 60 | 209 | 8,4 | 19,2 | 0,6 | (0) | ○ |

M
N

| Lebensmittel Angabe je 100 g/je Portion | Portion | Energie | Eiweiß | Fett | Kohlen-hydrate | Brot-einheit | GLYX-Ampel |
|---|---|---|---|---|---|---|---|
| | g | kcal | g | g | g | BE | |
| Nürnberger Rostbrat-würstchen, *Linessa* | 100 | 264 | 15,5 | 22 | 1 | (0) | ⚪ |
| Nürnberger Rostbrat-würstchen, *Linessa*, 3 St. | 65 | 172 | 10,1 | 14,3 | 0,7 | (0) | ⚪ |
| Nuss-Frucht-Joghurt | 100 | 87 | 2,8 | 4,3 | 8,4 | 0,7 | 🟡 |
| Nuss-Frucht-Joghurt | 150 | 131 | 4,2 | 6,4 | 12,7 | 1 | 🟡 |
| Nuss-Muffins, glutenfrei | 100 | 401 | 4,4 | 24,9 | 40 | 3,3 | 🟡 |
| Nuss-Muffins, glutenfrei | 50 | 200 | 2,2 | 12,5 | 20 | 1,7 | 🟡 |
| Nussmus, glutenfrei | 100 | 652 | 12,3 | 63,2 | 10,8 | 0,9 | 🟡 |
| Nussmus, glutenfrei, 1 EL | 20 | 130 | 2,5 | 12,6 | 2,2 | 0,2 | 🟡 |
| Nussnougatcreme | 100 | 521 | 4,3 | 29,6 | 59,6 | 5 | 🟡 |
| Nussnougatcreme, 1 EL | 20 | 104 | 0,9 | 5,9 | 11,9 | 1 | 🟡 |
| Nussnougatcreme, glutenfrei | 100 | 521 | 4,3 | 29,6 | 59,6 | 5 | 🟡 |
| Nussnougatcreme, glutenfrei, 1 EL | 20 | 104 | 0,9 | 5,9 | 11,9 | 1 | 🟡 |
| Nussnougat-Eiscreme, *Bofrost* | 100 | 222 | 2,7 | 11,8 | 26,3 | 2,2 | 🟡 |
| Nussnougat-Eiscreme, *Bofrost* | 50 | 111 | 1,4 | 5,9 | 13,2 | 1,1 | 🟡 |
| Nuss-Nougat-Törtchen, aus Fertigmischung | 100 | 291 | 3,9 | 21 | 21,9 | 1,8 | 🟡 |
| Nuss-Nougat-Törtchen, aus Fertigmischung | 60 | 175 | 2,3 | 12,6 | 13,1 | 1,1 | 🟡 |
| Nussriegel | 100 | 477 | 8,9 | 34,3 | 34 | 2,8 | 🟡 |
| Nussriegel | 25 | 119 | 2,2 | 8,6 | 8,5 | 0,7 | 🟡 |

**O**

| Lebensmittel | Portion | Energie | Eiweiß | Fett | Kohlen-hydrate | Brot-einheit | GLYX-Ampel |
|---|---|---|---|---|---|---|---|
| Obstessig | 100 | 20 | 0,4 | 0 | 0,6 | (0) | ⚪ |
| Obstessig, 1 EL | 15 | 3 | 0,1 | 0 | 0,1 | (0) | ⚪ |
| Obstkuchen, aus Hefeteig, fettarm | 100 / Port. | 144 | 2,8 | 3,4 | 25 | 2,1 | 🟡 |
| Obstkuchen, aus Hefeteig, fettreich | 100 / Port. | 162 | 6 | 6 | 20,7 | 1,7 | 🟡 |
| Obstkuchen, aus Mürbeteig, fettreich | 100 / Port. | 229 | 2,8 | 8,9 | 34,2 | 2,9 | 🟡 |
| Obstkuchen, aus Mürbeteig, fettreich, mit Steinobst | 100 / Port. | 279 | 3,5 | 16,8 | 28,5 | 2,4 | 🟡 |
| Obstkuchen, aus Quarkölteig | 100 / Port. | 292 | 9,7 | 13 | 33,6 | 2,8 | 🟡 |

| Lebensmittel Angabe je 100 g/je Portion | Portion | Energie | Eiweiß | Fett | Kohlen-hydrate | Brot-einheit | GLYX-Ampel |
|---|---|---|---|---|---|---|---|
| | g | kcal | g | g | g | BE | |
| Obstkuchen, aus Rührteig | 100 / Port. | 214 | 3,4 | 9,6 | 28,4 | 2,4 | 🟡 |
| Obstpie, mit Teigboden und -deckel, aus Mürbeteig | 100 / Port. | 424 | 4 | 23,6 | 48,7 | 4,1 | 🟡 |
| Obsttörtchen, aus Mürbeteig | 100 / Port. | 198 | 2,1 | 10,2 | 24,5 | 2 | 🟡 |
| Obsttorte, aus Biskuitteig | 100 / Port. | 157 | 4 | 1,9 | 30,6 | 2,6 | 🟡 |
| Obsttorte, aus Mürbeteig | 100 / Port. | 198 | 2,1 | 10,2 | 24,5 | 2 | 🟡 |
| Obsttorte, aus Rührteig | 100 / Port. | 209 | 3,1 | 9,2 | 28,1 | 2,3 | 🟡 |
| Obstwein | 100 | 66 | + | 0 | 7,3 | 0,6 | * |
| Obstwein | 125 | 83 | + | 0 | 9,1 | 0,8 | * |
| Ochsenschwanz in Gelee | 100 | 180 | 20,8 | 10,5 | 0,6 | (0) | 🔘 |
| Ochsenschwanz in Gelee | 30 | 54 | 6,2 | 3,2 | 0,2 | (0) | 🔘 |
| Ochsenschwanz, frisch | 100 | 183 | 20,1 | 11,5 | + | (0) | 🔘 |
| Ochsenschwanz, frisch | 150 | 275 | 30,2 | 17,3 | + | (0) | 🔘 |
| Ochsenschwanzsuppe, gebunden, Konserve | 100 | 76 | 8,7 | 4 | 1,3 | (0) | 🔘 |
| Ochsenschwanzsuppe, gebunden, Konserve | 250 | 190 | 21,8 | 10 | 3,2 | (0) | 🔘 |
| Ochsenschwanzsuppe, gebunden, TP | 100 | 368 | 5 | 12 | 60 | 5 | 🟡 |
| Ochsenschwanzsuppe, gebunden, TP, für 250 ml | 22 | 83 | 1,1 | 2,7 | 13,5 | 1,1 | 🟡 |
| Ochsenschwanzsuppe, klar, mit Rindfleisch | 100 | 36 | 4 | 1,9 | 0,8 | (0) | 🔘 |
| Ochsenschwanzsuppe, klar, mit Rindfleisch | 250 | 91 | 10 | 4,7 | 2,1 | (0) | 🔘 |
| Ochsenschwanzsuppe, klar, TP | 100 | 126 | 14,8 | 6,7 | 1,7 | (0) | 🔘 |
| Ochsenschwanzsuppe, klar, TP, für 250 ml | 22 | 28 | 3,3 | 1,5 | 0,4 | (0) | 🔘 |
| Ofenkartoffel | 100 | 96 | 1,9 | 3,7 | 13,7 | 1,1 | 🔴 |
| Ofenkartoffel | 200 | 191 | 3,8 | 7,4 | 27,4 | 2,3 | 🔴 |
| Ofenkartoffel, mit Käsecreme | 100 | 130 | 4,9 | 8,5 | 8,1 | 0,7 | 🟡 |
| Ofenkartoffel, mit Käsecreme | 250 | 324 | 12,2 | 21,3 | 20,2 | 1,7 | 🟡 |
| Oliven, grün, gesäuert | 100 | 138 | 1,4 | 13,9 | 1,8 | o. A. | 🟢 |

N
O

| Lebensmittel Angabe je 100 g/je Portion | Portion | Energie | Eiweiß | Fett | Kohlen-hydrate | Brot-einheit | GLYX-Ampel |
|---|---|---|---|---|---|---|---|
| | g | kcal | g | g | g | BE | |
| Oliven, grün, gesäuert | 30 | 41 | 0,4 | 4,2 | 0,5 | o. A. | 🟢 |
| Oliven, schwarz | 100 | 353 | 2,2 | 35,8 | 4,9 | o. A. | ⚪ |
| Oliven, schwarz | 30 | 106 | 0,7 | 10,7 | 1,5 | o. A. | ⚪ |
| Olivenöl | 100 | 900 | 0 | 100 | 0 | 0 | ⚪ |
| Olivenöl | 10 | 90 | 0 | 10 | 0 | 0 | ⚪ |
| Olivenpaste | 100 | 275 | 14,7 | 24 | 0,8 | 0,1 | ⚪ |
| Olivenpaste | 30 | 83 | 4,4 | 7,2 | 0,2 | 0 | ⚪ |
| Omelett | 100 | 195 | 12,9 | 15,8 | 0,8 | (0) | ⚪ |
| Omelett | 140 | 273 | 18,1 | 22,1 | 1,2 | (0) | ⚪ |
| Omelett, Bauern- | 100 | 128 | 11,3 | 7,1 | 4,7 | 0,4 | ⚪ |
| Omelett, Bauern- | 250 | 320 | 28,2 | 17,7 | 11,7 | 1,0 | ⚪ |
| Omelett, Gemüse- | 100 | 106 | 4,7 | 4,1 | 12,3 | 1,0 | 🟢 |
| Omelett, Gemüse- | 250 | 266 | 11,9 | 10,3 | 30,8 | 2,6 | 🟢 |
| Omelett, Kräuter- | 100 | 133 | 10,8 | 9,2 | 2 | (0) | ⚪ |
| Omelett, Kräuter- | 125 | 166 | 13,5 | 11,4 | 2,6 | (0) | ⚪ |
| Omelett, Kräuter-Pilz- | 100 | 138 | 9,4 | 10,9 | 0,7 | o. A. | 🟢 |
| Omelett, Kräuter-Pilz- | 300 | 413 | 28,3 | 32,8 | 2,1 | o. A. | 🟢 |
| Omelett, mit Champignons | 100 | 161 | 9,9 | 12,8 | 1,9 | o. A. | 🟢 |
| Omelett, mit Champignons | 200 | 321 | 19,9 | 25,5 | 3,8 | o. A. | 🟢 |
| Omelett, mit Kartoffeln und Schinken | 100 | 130 | 4,9 | 6,9 | 12 | 1 | 🟢 |
| Omelett, mit Kartoffeln und Schinken | 150 | 196 | 7,3 | 10,4 | 17,9 | 1,5 | 🟢 |
| Omelett, mit Käse | 100 | 233 | 16,1 | 18,6 | 0,7 | (0) | ⚪ |
| Omelett, mit Käse | 125 | 291 | 20,1 | 23,3 | 0,8 | (0) | ⚪ |
| Omelett, Schaum-, mit Gemüse | 100 | 140 | 8,5 | 10,2 | 3,7 | o. A. | 🟢 |
| Omelett, Schaum-, mit Gemüse | 250 | 350 | 21,4 | 25,5 | 9,2 | o. A. | 🟢 |
| Omelett, Schaum-, mit Zitronensaft | 100 | 212 | 11,5 | 14,4 | 9,2 | 0,8 | 🟢 |
| Omelett, Schaum-, mit Zitronensaft | 125 | 265 | 14,3 | 18 | 11,5 | 1 | 🟢 |
| Omelett, Spinat- | 100 | 76 | 4,1 | 5,6 | 2,1 | o. A. | 🟢 |

| Lebensmittel Angabe je 100 g/je Portion | Portion | Energie | Eiweiß | Fett | Kohlen-hydrate | Brot-einheit | GLYX-Ampel |
|---|---|---|---|---|---|---|---|
| | g | kcal | g | g | g | BE | |
| Omelett, Spinat- | 250 | 191 | 10,3 | 14 | 5,1 | o. A. | 🟢 |
| Omelett, Zucchini- | 100 | 92 | 6 | 6,7 | 1,9 | o. A. | 🟢 |
| Omelett, Zucchini- | 250 | 230 | 15,1 | 16,8 | 4,9 | o. A. | 🟢 |
| Omelette soufflée, (Auflaufomelette) | 100 | 232 | 9,5 | 7,6 | 31,1 | 2,6 | 🟡 |
| Omelette soufflée, (Auflaufomelette) | 250 | 580 | 23,7 | 19 | 77,8 | 6,5 | 🟡 |
| Orange, frisch | 100 | 47 | 1 | 0,2 | 9,2 | 0,8 | 🟢 |
| Orange, frisch | 145 | 68 | 1,5 | 0,3 | 13,3 | 1,1 | 🟢 |
| Orange, kandiert | 100 | 259 | 0,4 | 0,1 | 62,9 | 5,2 | 🟠 |
| Orange, kandiert | 25 | 65 | 0,1 | 0 | 15,7 | 1,3 | 🟠 |
| Orangeat | 100 | 309 | 0,4 | 0,3 | 74,3 | 6,2 | 🟠 |
| Orangeat, 1 TL | 5 | 15 | 0 | 0 | 3,7 | 0,3 | 🟠 |
| Orangendessert | 100 | 136 | 1,8 | 9,6 | 10,1 | 0,8 | 🟡 |
| Orangendessert | 150 | 204 | 2,6 | 14,4 | 15,2 | 1,3 | 🟡 |
| Orangenflammeri | 100 | 139 | 3 | 2,8 | 24,7 | 2,1 | 🟠 |
| Orangenflammeri | 150 | 209 | 4,4 | 4,2 | 37 | 3,1 | 🟠 |
| Orangen-Fruchtnektar | 100 | 63 | 0,5 | 0,1 | 14,4 | 1,2 | 🟠 |
| Orangen-Fruchtnektar | 150 | 95 | 0,8 | 0,2 | 21,6 | 1,8 | 🟠 |
| Orangen-Fruchtnektar, mit Süßstoff | 100 | 22 | 0,5 | 0,1 | 4,4 | 0,4 | 🟡 |
| Orangen-Fruchtnektar, mit Süßstoff | 150 | 33 | 0,8 | 0,2 | 6,6 | 0,6 | 🟡 |
| Orangen-Fruchtsaft | 100 | 41 | 0,9 | 0,2 | 8,8 | 0,7 | 🟡 |
| Orangen-Fruchtsaft | 150 | 61 | 1,4 | 0,3 | 13,2 | 1,1 | 🟡 |
| Orangenjoghurt | 100 | 43 | 3,7 | 0,3 | 6,4 | 0,5 | 🟡 |
| Orangenjoghurt | 150 | 65 | 5,6 | 0,5 | 9,6 | 0,8 | 🟡 |
| Orangenkaltschale | 100 | 63 | 0,3 | 0,1 | 15,2 | 1,3 | 🟠 |
| Orangenkaltschale | 150 | 94 | 0,4 | 0,1 | 22,8 | 1,9 | 🟠 |
| Orangenlimonade *(Fanta)* | 100 | 29 | + | + | 7 | 0,6 | 🟠 |
| Orangenlimonade *(Fanta)* | 200 | 58 | + | + | 14 | 1,2 | 🟠 |
| Orangen-Möhren-Salat | 100 / Port. | 35 | 0,9 | 0,7 | 5,9 | 0,5 | 🟢 |

O

| Lebensmittel Angabe je 100 g/je Portion | Portion | Energie | Eiweiß | Fett | Kohlen-hydrate | Brot-einheit | GLYX-Ampel |
|---|---|---|---|---|---|---|---|
| | g | kcal | g | g | g | BE | |
| Orangenparfait | 100 / Port. | 158 | 3,7 | 11 | 10,7 | 0,9 | 🟡 |
| Orangenplätzchen aus Biskuitmasse | 100 | 378 | 5,7 | 3,2 | 80,1 | 6,7 | 🟡 |
| Orangenplätzchen aus Biskuitmasse, 1 St. | 10 | 38 | 0,6 | 0,3 | 8 | 0,7 | 🟡 |
| Orangenpunsch | 100 | 133 | 0,3 | 0,1 | 7,8 | 0,7 | 🔴 |
| Orangenpunsch | 200 | 266 | 0,6 | 0,1 | 15,5 | 1,3 | 🔴 |
| Orangensorbet | 100 | 129 | 0,2 | 0 | 32,1 | 2,7 | 🔴 |
| Orangensorbet | 75 | 97 | 0,2 | 0 | 24,1 | 2 | 🔴 |
| Orangensterne | 100 | 379 | 6,8 | 22,7 | 37,7 | 3,1 | 🟡 |
| Orangensterne | 50 | 190 | 3,4 | 11,4 | 18,8 | 1,6 | 🟡 |
| Orangen-Teepunsch | 100 | 23 | 0,3 | 0,1 | 4,7 | 0,4 | 🔴 |
| Orangen-Teepunsch | 200 | 45 | 0,5 | 0,2 | 9,3 | 0,8 | 🔴 |
| Oregano, frisch | 100 | 67 | 2,2 | 2 | 9,7 | o. A. | 🟢 |
| Oregano, frisch, 1 TL | 5 | 3 | 0,1 | 0,1 | 0,5 | o. A. | 🟢 |
| Oregano, Gewürz | 100 | 338 | 11 | 10,3 | 49,5 | o. A. | 🟢 |
| Oregano, Gewürz, ½ TL | 1 | 3 | 0,1 | 0,1 | 0,5 | o. A. | 🟢 |

**P**

| Lebensmittel Angabe je 100 g/je Portion | Portion | Energie | Eiweiß | Fett | Kohlen-hydrate | Brot-einheit | GLYX-Ampel |
|---|---|---|---|---|---|---|---|
| Paella | 100 | 172 | 10 | 9 | 12,9 | 1,1 | 🟡 |
| Paella | 250 | 430 | 25 | 22,5 | 32,3 | 2,7 | 🟡 |
| Paella, vegetarisch | 100 | 174 | 5,1 | 3 | 31,6 | 2,6 | 🟡 |
| Paella, vegetarisch | 300 | 520 | 15,2 | 8,9 | 94,7 | 7,9 | 🟡 |
| Palmenherz, Konserve, abgetropft | 100 | 30 | 2,3 | 0,1 | 4,7 | o. A. | 🟢 |
| Palmenherz, Konserve, abgetropft | 150 | 45 | 3,5 | 0,1 | 7,1 | o. A. | 🟢 |
| Palmkernfett | 100 | 894 | 0 | 99,3 | + | (0) | ⚪ |
| Palmkernfett, 1 EL | 20 | 179 | 0 | 19,9 | + | (0) | ⚪ |
| Palmöl | 100 | 900 | 0 | 100 | 0 | 0 | ⚪ |
| Palmöl | 10 | 90 | 0 | 10 | 0 | 0 | ⚪ |
| Pampelmuse, frisch | 100 | 41 | 0,8 | 0 | 9,4 | 0,8 | 🟢 |
| Pampelmuse, frisch | 250 | 103 | 1,9 | 0,1 | 23,6 | 2 | 🟢 |

| Lebensmittel Angabe je 100 g/je Portion | Portion | Energie | Eiweiß | Fett | Kohlen-hydrate | Brot-einheit | GLYX-Ampel |
|---|---|---|---|---|---|---|---|
| | g | kcal | g | g | g | BE | |
| Pampelmusen-Fruchtnektar | 100 | 62 | 0,4 | 0 | 14,4 | 1,2 | 🔴 |
| Pampelmusen-Fruchtnektar | 150 | 93 | 0,6 | 0 | 21,6 | 1,8 | 🔴 |
| Pampelmusen-Fruchtsaft | 100 | 38 | 0,7 | 0 | 8,9 | 0,7 | 🟡 |
| Pampelmusen-Fruchtsaft | 150 | 58 | 1,1 | 0 | 13,4 | 1,1 | 🟡 |
| Pan Carré, glutenfrei, *Dr. Schär* | 100 | 218 | 2,9 | 5 | 39,7 | 3,3 | 🔴 |
| Pan Carré, glutenfrei, *Dr. Schär*, 1 Scheibe | 20 | 44 | 0,6 | 1 | 7,9 | 0,7 | 🔴 |
| Paniermehl | 100 | 353 | 10,1 | 2,1 | 73,5 | 6,1 | 🔴 |
| Paniermehl, 1 EL | 12 | 43 | 1,2 | 0,3 | 8,8 | 0,7 | 🔴 |
| Paniermehl, glutenfrei | 100 | 373 | 7,1 | 6,9 | 69,6 | 5,8 | 🔴 |
| Paniermehl, glutenfrei, 1 EL | 12 | 45 | 0,9 | 0,8 | 8,4 | 0,7 | 🔴 |
| Panini, glutenfrei, *Dr. Schär* | 100 | 241 | 3,2 | 5,5 | 44,2 | 3,7 | 🔴 |
| Panini, glutenfrei, *Dr. Schär* | 55 | 133 | 1,7 | 3 | 24,3 | 2 | 🔴 |
| Papaya, frisch | 100 | 32 | 0,5 | 0,1 | 7,1 | 0,6 | 🟢 |
| Papaya, frisch | 125 | 40 | 0,6 | 0,1 | 8,9 | 0,7 | 🟢 |
| Papaya, Konserve, abgetropft | 100 | 60 | 0,4 | 0,1 | 14,1 | 1,2 | 🔴 |
| Papaya, Konserve, abgetropft | 125 | 75 | 0,5 | 0,1 | 17,6 | 1,5 | 🔴 |
| Paprika, Gewürz | 100 | 317 | 14,8 | 13 | 34,9 | o. A. | 🟢 |
| Paprika, Gewürz, ½ TL | 1 | 3 | 0,1 | | 0,3 | o. A. | 🟢 |
| Paprika, gelb, frisch | 100 | 30 | 1,2 | 0,3 | 5,3 | o. A. | 🟢 |
| Paprika, gelb, frisch | 150 | 45 | 1,8 | 0,5 | 8 | o. A. | 🟢 |
| Paprika, grün, frisch | 100 | 20 | 1,2 | 0,3 | 2,9 | o. A. | 🟢 |
| Paprika, grün, frisch | 150 | 30 | 1,8 | 0,5 | 4,4 | o. A. | 🟢 |
| Paprika, rot, frisch | 100 | 37 | 1,3 | 0,5 | 6,4 | o. A. | 🟢 |
| Paprika, rot, frisch | 150 | 55 | 2 | 0,8 | 9,6 | o. A. | 🟢 |
| Paprika-Gurken-Gemüse | 100 | 22 | 1,4 | 0,4 | 2,9 | o. A. | 🟢 |
| Paprika-Gurken-Gemüse | 250 | 55 | 3,4 | 1,1 | 7,3 | o. A. | 🟢 |
| Paprikaschote, gefüllt, mit Hackfleisch | 100 | 77 | 5,7 | 3 | 6,7 | 0,6 | 🟡 |
| Paprikaschote, gefüllt, mit Hackfleisch | 300 | 230 | 17 | 8,9 | 20,2 | 1,7 | 🟡 |

O
P

| Lebensmittel Angabe je 100 g/je Portion | Portion | Energie | Eiweiß | Fett | Kohlen-hydrate | Brot-einheit | GLYX-Ampel |
|---|---|---|---|---|---|---|---|
| | g | kcal | g | g | g | BE | |
| Paprikaschoten, gefüllt, mit Hackfleisch und Reis | 100 | 98 | 5,7 | 5,7 | 5,7 | 0,5 | 🟡 |
| Paprikaschoten, gefüllt, mit Hackfleisch und Reis | 300 | 293 | 17,2 | 17,2 | 17 | 1,4 | 🟡 |
| Paprika-Tomaten-Gemüse | 100 | 29 | 1,9 | 0,5 | 3,8 | o. A. | 🟢 |
| Paprika-Tomaten-Gemüse | 250 | 73 | 4,8 | 1,4 | 9,5 | o. A. | 🟢 |
| Paprika-Tomaten-Salat mit Essigmarinade | 100 | 64 | 0,9 | 5,4 | 2,6 | o. A. | 🟢 |
| Paprika-Tomaten-Salat mit Essigmarinade | 200 | 127 | 1,9 | 10,8 | 5,3 | o. A. | 🟢 |
| Paranuss, frisch | 100 | 670 | 13,6 | 66,8 | 3,6 | 0,3 | 🟢 |
| Paranuss, frisch, 2 St. | 15 | 100 | 2 | 10 | 0,5 | 0 | 🟢 |
| Paranuss, geröstet | 100 | 691 | 12,4 | 69,8 | 3,2 | 0,3 | 🟢 |
| Paranuss, geröstet | 60 | 414 | 7,4 | 41,9 | 1,9 | 0,2 | 🟢 |
| Paranuss, geröstet und gesalzen | 100 | 677 | 12,1 | 68,4 | 3,2 | 0,3 | 🟢 |
| Paranuss, geröstet und gesalzen | 60 | 407 | 7,3 | 41,1 | 1,9 | 0,2 | 🟢 |
| Parmesan, 37 % Fett i. Tr. | 100 | 375 | 35,6 | 25,8 | 0,1 | 0 | ⚪ |
| Parmesan, 37 % Fett i. Tr. | 30 | 113 | 10,7 | 7,7 | + | 0 | ⚪ |
| Pastinake, frisch | 100 | 22 | 1,3 | 0,4 | 2,9 | 0,2 | 🔴 |
| Pastinake, frisch | 150 | 33 | 2 | 0,6 | 4,4 | 0,4 | 🔴 |
| Pastinake, TK | 100 | 23 | 1,4 | 0,4 | 2,9 | 0,2 | 🔴 |
| Pastinake, TK | 150 | 34 | 2,1 | 0,6 | 4,4 | 0,4 | 🔴 |
| Penne, glutenfrei, roh, *Dr. Schär* | 100 | 361 | 7,7 | 1,7 | 78,7 | 6,6 | 🟡 |
| Penne, glutenfrei, roh, *Dr. Schär* | 60 | 216 | 4,6 | 1 | 47,2 | 3,9 | 🟡 |
| Peperonisalat mit Olivenöl und Knoblauch | 100 | 105 | 1,1 | 9,8 | 3 | o. A. | 🟢 |
| Peperonisalat mit Olivenöl und Knoblauch | 150 | 157 | 1,6 | 14,7 | 4,5 | o. A. | 🟢 |
| Perlgraupeneintopf | 100 | 81 | 5,8 | 2,1 | 9,8 | 0,8 | 🟡 |
| Perlgraupeneintopf | 250 | 203 | 14,5 | 5,3 | 24,5 | 2 | 🟡 |
| Perlhuhn, Fleisch mit Haut, frisch | 100 | 146 | 20,1 | 7,3 | + | 0 | ⚪ |

| Lebensmittel Angabe je 100 g/je Portion | Portion | Energie | Eiweiß | Fett | Kohlen-hydrate | Brot-einheit | GLYX-Ampel |
|---|---|---|---|---|---|---|---|
| | g | kcal | g | g | g | BE | |
| Perlhuhn, Fleisch mit Haut, frisch | 150 | 219 | 30,2 | 11 | + | 0 | ⚪ |
| Perlwein | 100 / Port. | 79 | 0,2 | 0 | 3,5 | 0,3 | * |
| Perlzwiebel, frisch | 100 | 75 | 1,5 | 0,2 | 16,5 | o. A. | 🟢 |
| Perlzwiebel, frisch, 1 St. | 15 | 11 | 0,2 | 0 | 2,5 | o. A. | 🟢 |
| Perlzwiebel, Konserve, abgetropft | 100 | 62 | 1,4 | 0,2 | 13,2 | o. A. | 🟢 |
| Perlzwiebel, Konserve, abgetropft, 1 St. | 15 | 9 | 0,2 | 0 | 2 | o. A. | 🟢 |
| Persipan | 100 | 457 | 6,5 | 13,2 | 77,3 | 6,4 | 🟡 |
| Persipan, 1 EL | 15 | 69 | 1 | 2 | 11,6 | 1 | 🟡 |
| Petersilienblatt, frisch | 100 | 53 | 4,4 | 0,4 | 7,4 | o. A. | 🟢 |
| Petersilienblatt, frisch, 1 TL | 3 | 2 | 0,1 | 0 | 0,2 | o. A. | 🟢 |
| Petersilienblatt, getrocknet | 100 | 253 | 22,7 | 2,1 | 35,9 | o. A. | 🟢 |
| Petersilienblatt, getrocknet | 25 | 63 | 5,7 | 0,5 | 9 | o. A. | 🟢 |
| Petersilienblatt, TK | 100 | 54 | 4,6 | 0,4 | 7,3 | o. A. | 🟢 |
| Petersilienblatt, TK | 150 | 80 | 7 | 0,6 | 11 | o. A. | 🟢 |
| Petersiliencremesuppe | 100 | 37 | 1,1 | 2,2 | 3 | 0,3 | 🟢 |
| Petersiliencremesuppe | 250 | 93 | 2,8 | 5,5 | 7,5 | 0,6 | 🟢 |
| Petersilienkartoffeln | 100 | 65 | 2 | 0,1 | 14 | 1,2 | 🟠 |
| Petersilienkartoffeln | 250 | 163 | 5 | 0,3 | 35,1 | 2,9 | 🟠 |
| Petersilien-Mais-Salat mit Schinken | 100 / Port. | 71 | 3,4 | 1,7 | 9,8 | 0,8 | 🟡 |
| Petersilienwurzel, frisch | 100 | 37 | 2,9 | 0,5 | 5,4 | o. A. | 🟢 |
| Petersilienwurzel, frisch | 30 | 11 | 0,9 | 0,1 | 1,6 | o. A. | 🟢 |
| Pfälzer Saumagen | 100 | 158 | 16,9 | 6,8 | 6,9 | 0,6 | ⚪ |
| Pfälzer Saumagen | 30 | 47 | 5,1 | 2 | 2,1 | 0,2 | ⚪ |
| Pfälzer Weißbrot, *Hammermühle* | 100 | 247 | 0,8 | 4 | 51 | 4,3 | 🟠 |
| Pfälzer Weißbrot, *Hammermühle* | 50 | 124 | 0,4 | 2 | 25,5 | 2,1 | 🟠 |
| Pfannengemüse mit Schweinefleisch | 100 | 64 | 5,6 | 1,6 | 6,8 | 0,6 | 🟢 |

P

| Lebensmittel Angabe je 100 g/je Portion | Portion | Energie | Eiweiß | Fett | Kohlenhydrate | Broteinheit | GLYX-Ampel |
|---|---|---|---|---|---|---|---|
| | g | kcal | g | g | g | BE | |
| Pfannengemüse mit Schweinefleisch | 350 | 226 | 19,7 | 5,8 | 23,7 | 2,0 | 🟢 |
| Pfannkuchen | 100 | 171 | 6,2 | 6,2 | 22,6 | 1,9 | 🟡 |
| Pfannkuchen | 250 | 429 | 15,6 | 15,4 | 56,4 | 4,7 | 🟡 |
| Pfannkuchen (Berliner) aus Hefeteig | 100 | 322 | 8,4 | 12,8 | 43,1 | 3,6 | 🟡 |
| Pfannkuchen (Berliner) aus Hefeteig | 60 | 193 | 5,1 | 7,7 | 25,9 | 2,2 | 🟡 |
| Pfannkuchen mit Pilzen | 100 | 130 | 6,5 | 6,8 | 10,8 | 0,9 | 🟡 |
| Pfannkuchen mit Pilzen | 250 | 326 | 16,2 | 17 | 26,9 | 2,2 | 🟡 |
| Pfannkuchen mit Quark | 100 | 217 | 7,5 | 9,6 | 24,8 | 2,1 | 🟡 |
| Pfannkuchen mit Quark | 250 | 542 | 18,7 | 24 | 62,1 | 5,2 | 🟡 |
| Pfeffer | 100 | 285 | 10,9 | 3,3 | 52 | o. A. | ⚪ |
| Pfeffer, ½ TL | 1 | 3 | 0,1 | 0 | 0,5 | o. A. | ⚪ |
| Pfeffer, schwarz | 100 | 285 | 10,9 | 3,3 | 52 | o. A. | ⚪ |
| Pfeffer, schwarz, ½ TL | 1 | 3 | 0,1 | 0 | 0,5 | o. A. | ⚪ |
| Pfeffer, weiß | 100 | 322 | 10,4 | 2,1 | 64,3 | o. A. | ⚪ |
| Pfeffer, weiß, ½ TL | 1 | 3 | 0,1 | 0 | 0,6 | o. A. | ⚪ |
| Pfefferkörner, grün | 100 | 117 | 3,8 | 0,8 | 23,3 | o. A. | ⚪ |
| Pfefferkörner, grün, ½ TL | 1 | 1 | 0 | 0 | 0,2 | o. A. | ⚪ |
| Pfefferkuchen | 100 / Port. | 380 | 6,6 | 9,4 | 66,4 | 5,5 | 🔴 |
| Pfefferkuchen | 50 | 190 | 3,3 | 4,7 | 33,2 | 2,8 | 🔴 |
| Pfefferminzbonbon | 100 | 406 | 0,5 | 0,7 | 98 | 8,2 | 🔴 |
| Pfefferminzbonbon, 1 St. | 5 | 20 | 0 | 0 | 4,9 | 0,4 | 🔴 |
| Pfefferminzbruch | 100 | 362 | 0,1 | 0 | 90,4 | 7,5 | 🔴 |
| Pfefferminzbruch | 20 | 72 | 0 | 0 | 18,1 | 1,5 | 🔴 |
| Pfefferminze | 100 | 44 | 3,8 | 0,7 | 5,3 | 0,4 | 🟢 |
| Pfefferminze, ½ TL | 1 | 0 | 0 | 0 | 0,1 | 0 | 🟢 |
| Pfefferminztee trocken | 100 | 349 | 12,1 | 4,3 | 65,5 | 5,5 | 🟢 |
| Pfefferminztee trocken, 1 TL | 2 | 7 | 0,2 | 0,1 | 1,3 | 0,1 | 🟢 |
| Pfeffernüsse | 100 | 396 | 7,2 | 5,2 | 78,7 | 6,6 | 🔴 |
| Pfeffernüsse, 1 St. | 5 | 20 | 0,4 | 0,3 | 3,9 | 0,3 | 🔴 |

| Lebensmittel Angabe je 100 g/je Portion | Portion | Energie | Eiweiß | Fett | Kohlen-hydrate | Brot-einheit | GLYX-Ampel |
|---|---|---|---|---|---|---|---|
| | g | kcal | g | g | g | BE | |
| Pfefferschote, grün, frisch | 100 | 38 | 1,3 | 0,2 | 7,3 | o. A. | 🟢 |
| Pfefferschote, grün, frisch, 1 St. | 2 | 1 | 0 | 0 | 0,2 | o. A. | 🟢 |
| Pfefferschote, grün, getrocknet | 100 | 254 | 9,5 | 1,5 | 50,7 | o. A. | 🟢 |
| Pfefferschote, grün, getrocknet, 1 St. | 2 | 5 | 0,2 | 0 | 1 | o. A. | 🟢 |
| Pfefferschote, Konserve, abgetropft | 100 | 31 | 1,5 | 0,2 | 5,5 | o. A. | 🟢 |
| Pfefferschote, Konserve, abgetropft | 50 | 16 | 0,8 | 0,1 | 2,8 | o. A. | 🟢 |
| Pfefferschote, rot, frisch | 100 | 28 | 1,8 | 0,3 | 4,2 | o. A. | 🟢 |
| Pfefferschote, rot, frisch, 1 St. | 2 | 1 | 0 | 0 | 0,1 | o. A. | 🟢 |
| Pferd, Fleisch | 100 | 115 | 21,4 | 3 | 0,4 | 0 | ⚪ |
| Pferd, Fleisch | 150 | 172 | 32,1 | 4,5 | 0,6 | 0,1 | ⚪ |
| Pfifferling, frisch | 100 | 11 | 1,6 | 0,5 | 0,2 | o. A. | 🟢 |
| Pfifferling, frisch | 150 | 17 | 2,4 | 0,8 | 0,3 | o. A. | 🟢 |
| Pfifferling, getrocknet | 100 | 120 | 16,4 | 5,2 | 2,1 | o. A. | 🟢 |
| Pfifferling, getrocknet | 25 | 30 | 4,1 | 1,3 | 0,5 | o. A. | 🟢 |
| Pfifferling, Konserve, abgetropft | 100 | 11 | 1,5 | 0,5 | 0,2 | o. A. | 🟢 |
| Pfifferling, Konserve, abgetropft | 150 | 16 | 2,2 | 0,7 | 0,3 | o. A. | 🟢 |
| Pfifferling, TK | 100 | 14 | 1,9 | 0,6 | 0,3 | o. A. | 🟢 |
| Pfifferling, TK | 150 | 21 | 2,9 | 0,9 | 0,4 | o. A. | 🟢 |
| Pfirsich Melba | 100 | 178 | 1,4 | 6 | 29,3 | 2,4 | 🟡 |
| Pfirsich Melba | 150 | 268 | 2,1 | 9 | 43,9 | 3,7 | 🟡 |
| Pfirsich, frisch | 100 | 41 | 0,8 | 0,1 | 8,9 | 0,7 | 🟢 |
| Pfirsich, frisch | 125 | 51 | 1 | 0,1 | 11,1 | 0,9 | 🟢 |
| Pfirsich, getrocknet | 100 | 242 | 4,9 | 0,6 | 54,3 | 4,5 | 🟢 |
| Pfirsich, getrocknet | 25 | 61 | 1,2 | 0,2 | 13,6 | 1,1 | 🟢 |
| Pfirsich, Konserve, abgetropft | 100 | 76 | 0,7 | 0,1 | 17,8 | 1,5 | 🔴 |
| Pfirsich, Konserve, abgetropft | 125 | 96 | 0,8 | 0,1 | 22,3 | 1,9 | 🔴 |
| Pfirsich, TK | 100 | 43 | 0,8 | 0,1 | 9,3 | 0,8 | 🟢 |

P

| Lebensmittel Angabe je 100 g/je Portion | Portion | Energie | Eiweiß | Fett | Kohlenhydrate | Brot-einheit | GLYX-Ampel |
|---|---|---|---|---|---|---|---|
| | g | kcal | g | g | g | BE | |
| Pfirsich, TK | 125 | 53 | 1,1 | 0,1 | 11,6 | 1 | 🟢 |
| Pfirsich-Fruchtnektar | 100 | 60 | 0,3 | 0 | 14,3 | 1,2 | 🟠 |
| Pfirsich-Fruchtnektar | 150 | 90 | 0,5 | 0 | 21,5 | 1,8 | 🟠 |
| Pfirsich-Fruchtsaft | 100 | 43 | 0,7 | 0,1 | 9,5 | 0,8 | 🟡 |
| Pfirsich-Fruchtsaft | 150 | 65 | 1,1 | 0,2 | 14,3 | 1,2 | 🟡 |
| Pfirsichkaltschale | 100 | 40 | 0,3 | 0,1 | 9,3 | 0,8 | 🟠 |
| Pfirsichkaltschale | 150 | 60 | 0,5 | 0,1 | 13,9 | 1,2 | 🟠 |
| Pfirsichkompott | 100 | 62 | 0,6 | 0,1 | 14,4 | 1,2 | 🟠 |
| Pfirsichkompott | 150 | 92 | 0,9 | 0,1 | 21,6 | 1,8 | 🟠 |
| Pfirsichsorbet | 100 | 62 | 1 | 1,2 | 11,4 | 1 | 🟠 |
| Pfirsichsorbet | 75 | 46 | 0,8 | 0,9 | 8,6 | 0,7 | 🟠 |
| Pflastersteine | 100 | 386 | 5,1 | 8,3 | 71,8 | 6 | 🟠 |
| Pflastersteine, 1 St. | 12 | 46 | 0,6 | 1 | 8,6 | 0,7 | 🟠 |
| Pflaume, frisch | 100 | 47 | 0,6 | 0,2 | 10,2 | 0,9 | 🟢 |
| Pflaume, frisch | 125 | 59 | 0,8 | 0,3 | 12,8 | 1,1 | 🟢 |
| Pflaume, getrocknet | 100 | 249 | 3,3 | 1,1 | 56,5 | 4,7 | 🟢 |
| Pflaume, getrocknet | 25 | 62 | 0,8 | 0,3 | 14,1 | 1,2 | 🟢 |
| Pflaume, Konserve, abgetropft | 100 | 78 | 0,5 | 0,2 | 18,6 | 1,6 | 🟠 |
| Pflaume, Konserve, abgetropft | 125 | 97 | 0,6 | 0,2 | 23,2 | 1,9 | 🟠 |
| Pflaume, TK | 100 | 49 | 0,6 | 0,2 | 10,7 | 0,9 | 🟢 |
| Pflaume, TK | 125 | 62 | 0,8 | 0,3 | 13,3 | 1,1 | 🟢 |
| Pflaumenchutney | 100 | 78 | 0,5 | 0,2 | 17,7 | 1,5 | 🟠 |
| Pflaumenchutney | 50 | 39 | 0,3 | 0,1 | 8,9 | 0,7 | 🟠 |
| Pflaumen-Fruchtnektar | 100 | 55 | 0,2 | 0,1 | 13,2 | 1,1 | 🟠 |
| Pflaumen-Fruchtnektar | 150 | 83 | 0,3 | 0,2 | 19,8 | 1,7 | 🟠 |
| Pflaumen-Fruchtsaft | 100 | 49 | 0,6 | 0,2 | 10,7 | 0,9 | 🟡 |
| Pflaumen-Fruchtsaft | 150 | 74 | 0,9 | 0,3 | 16,1 | 1,4 | 🟡 |
| Pflaumenkompott | 100 | 59 | 0,4 | 0,2 | 13,4 | 1,1 | 🟠 |
| Pflaumenkompott | 150 | 88 | 0,7 | 0,2 | 20 | 1,7 | 🟠 |

| Lebensmittel Angabe je 100 g/je Portion | Portion | Energie | Eiweiß | Fett | Kohlen-hydrate | Brot-einheit | GLYX-Ampel |
|---|---|---|---|---|---|---|---|
| | g | kcal | g | g | g | BE | |
| Pflaumenkuchen mit Nuss | 100 / Port. | 162 | 2,6 | 9,4 | 16,5 | 1,4 | 🟡 |
| Pflaumenkuchen mit Streusel | 100 / Port. | 172 | 3,4 | 9,6 | 18 | 1,5 | 🟡 |
| Pflaumenmus | 100 | 195 | 0,9 | 0,2 | 48 | 4 | 🔴 |
| Pflaumenmus | 25 | 49 | 0,2 | 0,1 | 12 | 1 | 🔴 |
| Pflaumenmus ohne Zucker | 100 | 61 | 0,9 | 0,3 | 12,9 | 1,1 | 🟢 |
| Pflaumenmus ohne Zucker | 25 | 15 | 0,2 | 0,1 | 3,2 | 0,3 | 🟢 |
| Pflaumenparfait | 100 | 146 | 2,4 | 9,1 | 12,8 | 1,1 | 🟡 |
| Pflaumenparfait | 75 | 110 | 1,8 | 6,8 | 9,6 | 0,8 | 🟡 |
| Pflaumen-Streuselkuchen aus Fertigmischung | 100 / Port. | 212 | 2,2 | 13,3 | 20,7 | 1,7 | 🟡 |
| Physalis (Kapstachelbeere), frisch | 100 | 76 | 2,3 | 1,1 | 13,3 | 1,1 | 🟢 |
| Physalis (Kapstachelbeere), frisch | 125 | 95 | 2,9 | 1,4 | 16,6 | 1,4 | 🟢 |
| Physalis, Konserve, abgetropft | 100 | 102 | 1,9 | 0,9 | 20,5 | 1,7 | 🔴 |
| Physalis, Konserve, abgetropft | 125 | 127 | 2,4 | 1,2 | 25,6 | 2,1 | 🔴 |
| Pichelsteiner | 100 | 62 | 3,5 | 1,8 | 7,6 | 0,6 | 🟡 |
| Pichelsteiner | 250 | 156 | 8,8 | 4,6 | 19 | 1,6 | 🟡 |
| Pilzpfanne | 100 | 67 | 2,5 | 2,1 | 9,5 | 0,8 | 🟢 |
| Pilzpfanne | 300 | 202 | 7,5 | 6,3 | 28,4 | 2,4 | 🟢 |
| Pilzpfanne »Stroganoff« | 100 | 120 | 5,6 | 3,5 | 16,3 | 1,4 | 🟢 |
| Pilzpfanne »Stroganoff« | 300 | 359 | 16,8 | 10,4 | 48,9 | 4,1 | 🟢 |
| Pilzpiroggen | 100 | 196 | 5,8 | 8,9 | 23 | 1,9 | 🟡 |
| Pilzpiroggen | 300 | 587 | 17,3 | 26,7 | 69,1 | 5,8 | 🟡 |
| Pilzragout | 100 | 68 | 2,7 | 6,2 | 0,7 | 0,1 | 🟢 |
| Pilzragout | 300 | 204 | 8,1 | 18,4 | 2 | 0,2 | 🟢 |
| Pilz-Spinat-Lasagne | 100 | 80 | 5,5 | 2 | 10,1 | 0,8 | 🟢 |
| Pilz-Spinat-Lasagne | 300 | 240 | 16,4 | 5,9 | 30,3 | 2,5 | 🟢 |
| Pilztarte | 100 | 199 | 5 | 14,1 | 13,2 | 1,1 | 🟡 |
| Pilztarte | 300 | 596 | 14,9 | 42,2 | 39,7 | 3,3 | 🟡 |
| Pinienkern, frisch | 100 | 582 | 24 | 50,7 | 7,3 | 0,6 | 🟢 |

P

| Lebensmittel Angabe je 100 g/je Portion | Portion | Energie | Eiweiß | Fett | Kohlen- hydrate | Brot- einheit | GLYX-Ampel |
|---|---|---|---|---|---|---|---|
| | g | kcal | g | g | g | BE | |
| Pinienkern, frisch, 1 EL | 15 | 87 | 3,6 | 7,6 | 1,1 | 0,1 | 🟢 |
| Pistazie | 100 | 574 | 17,6 | 51,6 | 11,6 | 1 | 🟢 |
| Pistazie, 1 EL | 15 | 86 | 2,7 | 7,7 | 1,7 | 0,1 | 🟢 |
| Pizza al formaggio, mit Käse | 100 | 284 | 14 | 13 | 27,6 | 2,3 | 🟡 |
| Pizza al formaggio, mit Käse | 300 | 853 | 42 | 39 | 82,7 | 6,9 | 🟡 |
| Pizza ai funghi ,mit Pilzen | 100 | 208 | 5,3 | 9,1 | 26,2 | 2,2 | 🟡 |
| Pizza ai funghi, mit Pilzen | 300 | 624 | 15,8 | 27,4 | 78,5 | 6,5 | 🟡 |
| Pizza frutti di mare, mit Muscheln | 100 | 168 | 8 | 4 | 24,6 | 2,1 | 🟡 |
| Pizza frutti di mare, mit Muscheln | 300 | 504 | 24 | 12 | 73,9 | 6,2 | 🟡 |
| Pizza Margherita, mit Tomaten, Mozzarella, Basilikum | 100 | 256 | 8,1 | 5,3 | 44 | 3,7 | 🟡 |
| Pizza Margherita, mit Tomaten, Mozzarella, Basilikum | 300 | 767 | 24,3 | 15,8 | 131,8 | 11 | 🟡 |
| Pizza napoletana | 100 | 247 | 8,1 | 11,7 | 27 | 2,3 | 🟡 |
| Pizza napoletana | 300 | 740 | 24,3 | 35,1 | 81 | 6,8 | 🟡 |
| Pizza quattro stagioni, mit Schinken, Pilzen, Artischocken | 100 | 214 | 7,9 | 5,1 | 34,1 | 2,8 | 🟡 |
| Pizza quattro stagioni, mit Schinken, Pilzen, Artischocken | 300 | 641 | 23,6 | 15,3 | 102,3 | 8,5 | 🟡 |
| Pizza salami | 100 | 264 | 8,2 | 14 | 26,3 | 2,2 | 🟡 |
| Pizza salami | 300 | 793 | 24,6 | 42 | 78,8 | 6,6 | 🟡 |
| Pizza siciliana, mit Anchovis, Oliven | 100 | 171 | 8,3 | 9 | 14,2 | 1,2 | 🟡 |
| Pizza siciliana, mit Anchovis, Oliven | 300 | 514 | 24,9 | 26,9 | 42,6 | 3,6 | 🟡 |
| Pizza tonno, mit Thunfisch, Sardellen, Oliven | 100 | 201 | 5,3 | 10,2 | 21,9 | 1,8 | 🟡 |
| Pizza tonno, mit Thunfisch, Sardellen, Oliven | 300 | 604 | 15,8 | 30,5 | 65,8 | 5,5 | 🟡 |
| Pizzaboden, glutenfrei, *Dr. Schär* | 100 | 251 | 3 | 1 | 57,4 | 4,8 | 🟡 |
| Pizzaboden, glutenfrei, *Dr. Schär*, 1 St. | 150 | 375 | 4,5 | 1,4 | 86,1 | 7,2 | 🟡 |
| Pizzateig | 100 | 249 | 6,9 | 7,6 | 37,8 | 3,2 | 🟡 |

| Lebensmittel Angabe je 100 g/je Portion | Portion | Energie | Eiweiß | Fett | Kohlen-hydrate | Brot-einheit | GLYX-Ampel |
|---|---|---|---|---|---|---|---|
| | g | kcal | g | g | g | BE | |
| Pizzateig | 180 | 447 | 12,3 | 13,6 | 68,1 | 5,7 | 🟡 |
| Pizzateig, glutenfrei | 100 | 122 | 5,1 | 5,7 | 12,6 | 1,1 | 🟡 |
| Pizzateig, glutenfrei | 300 | 366 | 15,2 | 17,2 | 37,7 | 3,1 | 🟡 |
| Plätzchen aus Baisermasse | 100 | 376 | 8,8 | 0,8 | 83,3 | 6,9 | 🟠 |
| Plätzchen aus Baisermasse | 25 | 94 | 2,2 | 0,2 | 20,8 | 1,7 | 🟠 |
| Plätzchen aus Biskuitmasse | 100 | 414 | 12,2 | 8,3 | 71,8 | 6 | 🟡 |
| Plätzchen aus Biskuitmasse | 25 | 104 | 3 | 2,1 | 18 | 1,5 | 🟡 |
| Plätzchen aus Hefeteig | 100 | 307 | 6,7 | 8,4 | 50,7 | 4,2 | 🟡 |
| Plätzchen aus Hefeteig | 25 | 77 | 1,7 | 2,1 | 12,7 | 1,1 | 🟡 |
| Plätzchen aus Mürbeteig | 100 | 489 | 7,8 | 25,6 | 56,8 | 4,7 | 🟡 |
| Plätzchen aus Mürbeteig | 25 | 122 | 2 | 6,4 | 14,2 | 1,2 | 🟡 |
| Plätzchen aus Plunderteig | 100 | 376 | 7 | 21,2 | 39,2 | 3,3 | 🟡 |
| Plätzchen aus Plunderteig | 25 | 94 | 1,8 | 5,3 | 9,8 | 0,8 | 🟡 |
| Plätzchen aus Rührteig | 100 | 310 | 5,3 | 8,8 | 52,5 | 4,4 | 🟡 |
| Plätzchen aus Rührteig | 25 | 77 | 1,3 | 2,2 | 13,1 | 1,1 | 🟡 |
| Plätzchen aus Sandteig | 100 | 461 | 4,3 | 23 | 59,2 | 4,9 | 🟡 |
| Plätzchen aus Sandteig | 25 | 115 | 1,1 | 5,8 | 14,8 | 1,2 | 🟡 |
| Plockwurst | 100 | 437 | 25,6 | 37 | 0,3 | 0 | ⚪ |
| Plockwurst | 30 | 131 | 7,7 | 11,1 | 0,1 | 0 | ⚪ |
| Plumpudding | 100 / Port. | 264 | 4,9 | 12,5 | 32,3 | 2,7 | 🟡 |
| Plunder-Kranz aus Hefeteig | 100 / Port. | 388 | 6,3 | 22,3 | 40,5 | 3,4 | 🟡 |
| Polenta | 100 | 84 | 1,6 | 3 | 12,5 | 1 | 🟡 |
| Polenta | 300 | 252 | 4,9 | 9,1 | 37,4 | 3 | 🟡 |
| Polenta, Maisgrieß, TP | 100 | 339 | 8,8 | 1,1 | 73,5 | 2,2 | 🟡 |
| Polenta, Maisgrieß, TP | 60 | 203 | 5,3 | 0,7 | 44,1 | 6,6 | 🟡 |
| Polenta mit Gemüse | 100 | 97 | 4,7 | 4,4 | 9,7 | 1,2 | 🟡 |
| Polenta mit Gemüse | 300 | 292 | 14,2 | 13,1 | 29,2 | 3,6 | 🟡 |
| Polenta mit Tomatensoße | 100 | 79 | 1,9 | 2,3 | 12,6 | 1,8 | 🟡 |
| Polenta mit Tomatensoße | 300 | 237 | 5,7 | 7 | 37,8 | 5,5 | 🟡 |
| Polentabrei | 100 | 63 | 1,9 | 2,3 | 8,7 | 4,8 | 🟡 |

P

| Lebensmittel Angabe je 100 g/je Portion | Portion | Energie | Eiweiß | Fett | Kohlen-hydrate | Brot-einheit | GLYX-Ampel |
|---|---|---|---|---|---|---|---|
| | g | kcal | g | g | g | BE | |
| Polentabrei | 300 | 190 | 5,6 | 6,9 | 26,1 | 7,2 | 🟡 |
| Polenta-Gemüseauflauf | 100 | 90 | 3 | 3,3 | 11,9 | 3,2 | 🟡 |
| Polenta-Gemüseauflauf | 300 | 271 | 9,1 | 10 | 35,6 | 5,7 | 🟡 |
| Polenta-Pilz-Schnitten | 100 | 90 | 3 | 3,8 | 11 | 1,1 | 🟡 |
| Polenta-Pilz-Schnitten | 300 | 271 | 8,9 | 11,3 | 33 | 2,6 | 🟡 |
| Polenta-Pizza, glutenfrei | 100 | 71 | 3,4 | 2,6 | 8,4 | 0,6 | 🟡 |
| Polenta-Pizza, glutenfrei | 250 | 177 | 8,4 | 6,4 | 21 | 1,6 | 🟡 |
| Polentaschnitten | 100 | 101 | 4,1 | 4,6 | 10,8 | 0,9 | 🟡 |
| Polentaschnitten | 300 | 303 | 12,3 | 13,7 | 32,3 | 2,7 | 🟡 |
| Polentaschnitten, überbacken | 100 | 77 | 3,3 | 2,1 | 11,1 | 0,9 | 🟡 |
| Polentaschnitten, überbacken | 300 | 232 | 10 | 6,2 | 33,4 | 2,6 | 🟡 |
| Polnische Bratwurst | 100 | 303 | 19,6 | 25,2 | 0,3 | 0 | ⚪ |
| Polnische Bratwurst | 125 | 379 | 24,4 | 31,5 | 0,3 | 0 | ⚪ |
| Pommes frites | 100 | 124 | 2,3 | 5,1 | 16,6 | 1,4 | 🔴 |
| Pommes frites | 150 | 186 | 3,4 | 7,6 | 24,9 | 2,1 | 🔴 |
| Popcorn | 100 | 369 | 12,7 | 5 | 68 | 5,7 | 🔴 |
| Popcorn | 50 | 185 | 6,4 | 2,5 | 34 | 2,8 | 🔴 |
| Popcorn, glutenfrei | 100 | 369 | 12,7 | 5 | 67,2 | 5,6 | 🔴 |
| Popcorn, glutenfrei | 50 | 184 | 6,4 | 2,5 | 33,6 | 2,8 | 🔴 |
| Porree, frisch | 100 | 26 | 2,2 | 0,3 | 3,2 | o. A. | 🟢 |
| Porree, frisch | 200 | 51 | 4,5 | 0,7 | 6,4 | o. A. | 🟢 |
| Porree, TK | 100 | 28 | 2,5 | 0,4 | 3,5 | o. A. | 🟢 |
| Porree, TK | 200 | 56 | 4,9 | 0,8 | 7,1 | o. A. | 🟢 |
| Porree-Möhren-Gemüse | 100 | 48 | 2,7 | 1,6 | 5,5 | o. A. | 🟢 |
| Porree-Möhren-Gemüse | 300 | 143 | 8,1 | 4,7 | 16,5 | o. A. | 🟢 |
| Porridge | 100 | 107 | 2 | 4,7 | 13,8 | 1,2 | 🟢 |
| Porridge | 250 | 267 | 4,9 | 11,7 | 34,6 | 2,9 | 🟢 |
| Porridge mit Trockenpflaumen | 100 | 146 | 3 | 4,9 | 22,2 | 1,9 | 🟢 |
| Porridge mit Trockenpflaumen | 250 | 366 | 7,4 | 12,2 | 55,4 | 4,6 | 🟢 |
| Portulak, frisch | 100 | 27 | 1,5 | 0,3 | 4,3 | o. A. | 🟢 |
| Portulak, frisch | 50 | 14 | 0,7 | 0,2 | 2,1 | o. A. | 🟢 |

| Lebensmittel Angabe je 100 g/je Portion | Portion g | Energie kcal | Eiweiß g | Fett g | Kohlen-hydrate g | Brot-einheit BE | GLYX-Ampel |
|---|---|---|---|---|---|---|---|
| Portulak, getrocknet | 100 | 243 | 14,3 | 3,3 | 39,1 | o. A. | 🟢 |
| Portulak, getrocknet, 1 TL | 5 | 13 | 0,7 | 0,2 | 2 | o. A. | 🟢 |
| Portwein | 100 | 153 | 0,2 | 0 | 12 | 1 | ⭑ |
| Portwein | 50 | 77 | 0,1 | 0 | 6 | 0,5 | ⭑ |
| Praline, gefüllt mit Alkohol | 100 | 387 | 1,4 | 6,1 | 68,7 | 5,7 | 🟠 |
| Praline, gefüllt mit Alkohol, 1 St. | 12 | 46 | 0,2 | 0,7 | 8,3 | 0,7 | 🟠 |
| Praline, gefüllt mit Fruchtcreme | 100 | 348 | 1,4 | 6,2 | 70,8 | 5,9 | 🟠 |
| Praline, gefüllt mit Fruchtcreme, 1 St. | 12 | 42 | 0,2 | 0,8 | 8,5 | 0,7 | 🟠 |
| Praline, gefüllt mit Marzipan | 100 | 502 | 10,5 | 32,5 | 42,5 | 3,5 | 🟡 |
| Praline, gefüllt mit Marzipan, 1 St. | 12 | 60 | 1,3 | 3,9 | 5,1 | 0,4 | 🟡 |
| Praline, gefüllt mit Nüssen | 100 | 455 | 6,7 | 16,3 | 70 | 5,8 | 🟡 |
| Praline, gefüllt mit Nüssen, 1 St. | 12 | 55 | 0,8 | 2 | 8,4 | 0,7 | 🟡 |
| Praline, gefüllt mit Trüffel | 100 | 519 | 4,3 | 32,2 | 53,5 | 4,5 | 🟡 |
| Praline, gefüllt mit Trüffel, 1 St. | 12 | 62 | 0,5 | 3,9 | 6,4 | 0,5 | 🟡 |
| Preiselbeere, frisch | 100 | 31 | 0,3 | 0,5 | 6,2 | 0,6 | 🟢 |
| Preiselbeere, frisch | 125 | 38 | 0,4 | 0,6 | 7,8 | 0,8 | 🟢 |
| Preiselbeere, Konserve, ungesüßt | 100 | 34 | 0,7 | 0,6 | 6,5 | 0,5 | 🟡 |
| Preiselbeere, Konserve, ungesüßt | 125 | 43 | 0,9 | 0,8 | 8,1 | 0,7 | 🟡 |
| Preiselbeere, TK | 100 | 35 | 0,3 | 0,5 | 7,4 | 0,6 | 🟡 |
| Preiselbeere, TK | 125 | 45 | 0,4 | 0,7 | 9,3 | 0,8 | 🟡 |
| Presskopf | 100 | 285 | 18 | 23,8 | 0,3 | (0) | ⚪ |
| Presskopf | 30 | 85 | 5,4 | 7,1 | 0,1 | (0) | ⚪ |
| Presswurst | 100 | 176 | 19,1 | 11,1 | 0,1 | (0) | ⚪ |
| Presswurst | 30 | 53 | 5,7 | 3,3 | 0 | (0) | ⚪ |
| Printe | 100 | 465 | 8,1 | 21,3 | 60,2 | 5 | 🟡 |
| Printe, 1 St. | 20 | 93 | 1,6 | 4,3 | 12 | 1 | 🟡 |
| Prinzregententorte aus Rührteig | 100 / Port. | 386 | 4,2 | 25,9 | 34,5 | 2,9 | 🟡 |

P

| Lebensmittel Angabe je 100 g/je Portion | Portion | Energie | Eiweiß | Fett | Kohlen-hydrate | Brot-einheit | GLYX-Ampel |
|---|---|---|---|---|---|---|---|
| | g | kcal | g | g | g | BE | |
| Provolone | 100 | 365 | 26,3 | 28,9 | + | (0) | ○ |
| Provolone | 30 | 110 | 7,9 | 8,7 | + | (0) | ○ |
| Pudding, »englische Art« | 100 | 239 | 6,5 | 11,7 | 26,6 | 2,2 | ○ |
| Pudding, »englische Art« | 150 | 359 | 9,7 | 17,6 | 39,9 | 3,3 | ○ |
| Pudding, glutenfrei | 100 | 126 | 3,1 | 3,2 | 20,9 | 1,7 | ○ |
| Pudding, glutenfrei | 150 | 190 | 4,7 | 4,8 | 31,4 | 2,6 | ○ |
| Pudding, Schokoladen- | 100 | 299 | 8 | 16 | 30,8 | 2,6 | ○ |
| Pudding, Schokoladen- | 150 | 449 | 11,9 | 24 | 46,3 | 3,9 | ○ |
| Pudding, Schokoladen-, mit Vanillesoße | 100 | 130 | 3,1 | 3,3 | 21,6 | 1,8 | ○ |
| Pudding, Schokoladen-, mit Vanillesoße | 150 | 195 | 4,6 | 5 | 32,4 | 2,7 | ○ |
| Pudding, Schokomilch-, laktosefrei, *MinusL* | 100 | 126 | 3,2 | 5 | 16,7 | 1,4 | ○ |
| Pudding, Schokomilch-, laktosefrei, *MinusL* | 125 | 157 | 4 | 6,3 | 20,9 | 1,7 | ○ |
| Pudding, Vanille- | 100 | 115 | 3,4 | 1,6 | 21,1 | 1,8 | ○ |
| Pudding, Vanille- | 150 | 172 | 5,1 | 2,4 | 31,6 | 2,6 | ○ |
| Pudding, Vanille-, laktosefrei | 100 | 97 | 2,9 | 3,2 | 14,2 | 1,2 | ○ |
| Pudding, Vanille-, laktosefrei | 125 | 121 | 3,6 | 4 | 17,8 | 1,5 | ○ |
| Pudding, Vanille-, mit Erdbeermus | 100 | 138 | 5,3 | 6,7 | 13,5 | 1,1 | ○ |
| Pudding, Vanille-, mit Erdbeermus | 150 | 207 | 8 | 10,1 | 20,3 | 1,7 | ○ |
| Puddingpulver | 100 | 377 | 0,6 | 0,7 | 92 | 7,7 | ● |
| Puddingpulver, 1 EL | 10 | 38 | 0,1 | 0,1 | 9,2 | 0,8 | ● |
| Puddingpulver, glutenfrei | 100 | 377 | 0,6 | 0,7 | 92 | 7,7 | ● |
| Puddingpulver, glutenfrei, 1 EL | 10 | 38 | 0,1 | 0,1 | 9,2 | 0,8 | ● |
| Pumpernickel | 100 | 188 | 6,5 | 1 | 37,6 | 3,1 | ○ |
| Pumpernickel | 30 | 56 | 2 | 0,3 | 11,3 | 0,9 | ○ |
| Pute, Brust, frisch | 100 | 107 | 24,1 | 1 | + | (0) | ○ |
| Pute, Brust, frisch | 150 | 160 | 36,2 | 1,5 | + | (0) | ○ |
| Pute, Fleisch mit Haut, frisch | 100 | 216 | 20,6 | 15 | + | (0) | ○ |
| Pute, Fleisch mit Haut, frisch | 150 | 324 | 30,9 | 22,5 | + | (0) | ○ |

| Lebensmittel<br>Angabe je 100 g/je Portion | Portion | Energie | Eiweiß | Fett | Kohlen-hydrate | Brot-einheit | GLYX-Ampel |
|---|---|---|---|---|---|---|---|
| | g | kcal | g | g | g | BE | |
| Pute, Flügel, frisch | 100 | 191 | 20,2 | 12,3 | + | (0) | ⚪ |
| Pute, Flügel, frisch | 150 | 286 | 30,3 | 18,5 | + | (0) | ⚪ |
| Pute, frisch | 100 | 216 | 20,6 | 15 | + | (0) | ⚪ |
| Pute, frisch | 150 | 324 | 30,9 | 22,5 | + | (0) | ⚪ |
| Pute, Schenkel, frisch | 100 | 155 | 18,9 | 8,8 | + | (0) | ⚪ |
| Pute, Schenkel, frisch | 150 | 232 | 28,4 | 13,2 | + | (0) | ⚪ |
| Pute, TK | 100 | 216 | 20,6 | 15 | + | (0) | ⚪ |
| Pute, TK | 150 | 324 | 30,9 | 22,5 | + | (0) | ⚪ |
| Putenbrust, geräuchert | 100 | 105 | 24,1 | 1 | + | (0) | ⚪ |
| Putenbrust, geräuchert | 30 | 32 | 7,2 | 0,3 | + | (0) | ⚪ |
| Putenbrustsandwich | 100 | 168 | 10,4 | 5,7 | 18,5 | 1,5 | 🟡 |
| Putenbrustsandwich | 250 | 421 | 26 | 14,2 | 46,3 | 3,9 | 🟡 |
| Putenburger | 100 | 101 | 9,4 | 1 | 13,6 | 1,1 | 🟡 |
| Putenburger | 250 | 251 | 23,5 | 2,4 | 33,9 | 2,8 | 🟡 |
| Puten-Gemüse-Ragout | 100 | 71 | 6,7 | 3 | 4,2 | 0,4 | 🟡 |
| Puten-Gemüse-Ragout | 300 | 214 | 20 | 9,1 | 12,6 | 1,1 | 🟡 |
| Putengulasch mit Reis, glutenfrei | 100 | 81 | 5,2 | 3,3 | 7,3 | 0,6 | 🟡 |
| Putengulasch mit Reis, glutenfrei | 300 | 242 | 15,6 | 10 | 21,8 | 1,8 | 🟡 |
| Putenschnitzel im Cornflakesmantel | 100 | 263 | 15 | 15,4 | 16,4 | 1,4 | 🟡 |
| Putenschnitzel im Cornflakesmantel | 150 | 395 | 22,5 | 23,1 | 24,5 | 2 | 🟡 |
| Putenschnitzel, natur, glutenfrei | 100 | 68 | 10,5 | 1,6 | 2,8 | (0) | ⚪ |
| Putenschnitzel, natur, glutenfrei | 150 | 102 | 15,8 | 2,4 | 4,1 | (0) | ⚪ |
| Pyrenäenkäse, 50 % Fett i. Tr. | 100 | 356 | 22,3 | 29,6 | + | (0) | ⚪ |
| Pyrenäenkäse, 50 % Fett i. Tr. | 30 | 107 | 6,7 | 8,9 | + | (0) | ⚪ |

P
Q

**Q**

| | | | | | | | |
|---|---|---|---|---|---|---|---|
| Quark, laktosefrei, Magerstufe, *MinusL* | 100 | 62 | 12,5 | 0,3 | 2,2 | 0,2 | ⚪ |
| Quark, laktosefrei, Magerstufe, *MinusL* | 125 | 78 | 15,6 | 0,4 | 2,8 | 0,2 | ⚪ |

| Lebensmittel Angabe je 100 g/je Portion | Portion | Energie | Eiweiß | Fett | Kohlenhydrate | Broteinheit | GLYX-Ampel |
|---|---|---|---|---|---|---|---|
| | g | kcal | g | g | g | BE | |
| Quark, 20 % Fett i. Tr. | 100 | 109 | 12,5 | 5,1 | 2,7 | (0) | ○ |
| Quark, 20 % Fett i. Tr. | 125 | 136 | 15,6 | 6,4 | 3,4 | (0) | ○ |
| Quark, 40 % Fett i. Tr. | 100 | 160 | 11,1 | 11,4 | 2,6 | (0) | ○ |
| Quark, 40 % Fett i. Tr. | 125 | 199 | 13,9 | 14,3 | 3,3 | (0) | ○ |
| Quark, Magerquark | 100 | 72 | 13,5 | 0,3 | 3,2 | (0) | ○ |
| Quark, Magerquark | 125 | 90 | 16,9 | 0,4 | 4 | (0) | ○ |
| Quark, 10% Fett i. Tr., mit Früchten, Viertelfettstufe | 100 | 106 | 5,3 | 1,4 | 17,4 | 1,5 | ○ |
| Quark, 10% Fett i. Tr., mit Früchten, Viertelfettstufe | 125 | 132 | 6,6 | 1,8 | 21,8 | 1,8 | ○ |
| Quark, 20% Fett i. Tr., mit Früchten, Halbfettstufe | 100 | 113 | 5 | 2,3 | 17,3 | 1,4 | ○ |
| Quark, 20% Fett i. Tr., mit Früchten, Halbfettstufe | 125 | 141 | 6,2 | 2,9 | 21,7 | 1,8 | ○ |
| Quark, 40% Fett i. Tr., mit Früchten, Fettstufe | 100 | 129 | 4,3 | 4,6 | 17,2 | 1,4 | ○ |
| Quark, 40% Fett i. Tr., mit Früchten, Fettstufe | 125 | 161 | 5,3 | 5,7 | 21,5 | 1,8 | ○ |
| Quark mit Früchten, Doppelrahmstufe | 100 | 158 | 3,5 | 8,3 | 17 | 1,4 | ○ |
| Quark mit Früchten, Doppelrahmstufe | 125 | 197 | 4,4 | 10,3 | 21,3 | 1,8 | ○ |
| Quark mit Früchten, Magerstufe | 100 | 103 | 6 | 0,7 | 17,5 | 1,5 | ○ |
| Quark mit Früchten, Magerstufe | 125 | 129 | 7,5 | 0,9 | 21,9 | 1,8 | ○ |
| Quark, 40% Fett i. Tr., mit Kräutern, Fettstufe | 100 | 145 | 8,8 | 10 | 4,6 | 0,4 | ○ |
| Quark, 40% Fett i. Tr., mit Kräutern, Fettstufe | 125 | 181 | 11,0 | 12,5 | 5,8 | 0,5 | ○ |
| Quark-Apfel-Torte | 100 / Port. | 170 | 7,2 | 5,4 | 22,4 | 1,9 | ○ |
| Quarkblätterteig | 100 / Port. | 414 | 8,5 | 30 | 28 | 2,3 | ○ |
| Quark-Napfkuchen aus Rührmasse | 100 / Port. | 342 | 7,6 | 15 | 43,5 | 3,6 | ○ |
| Quarkstollen aus Rührmasse | 100 / Port. | 357 | 6,7 | 16,2 | 46,1 | 3,8 | ○ |
| Quarkstrudel | 100 / Port. | 224 | 9,5 | 8 | 27,9 | 2,3 | ○ |

| Lebensmittel Angabe je 100 g/je Portion | Portion | Energie | Eiweiß | Fett | Kohlen-hydrate | Brot-einheit | GLYX-Ampel |
|---|---|---|---|---|---|---|---|
| | g | kcal | g | g | g | BE | |
| Quarktasche aus Quarkölteig | 100 / Port. | 292 | 9,7 | 13 | 33,6 | 2,8 | 🟡 |
| Quiche Lorraine, glutenfrei | 100 | 265 | 13,6 | 17,8 | 12,7 | 1,1 | 🟢 |
| Quiche Lorraine, glutenfrei | 250 | 661 | 34 | 44,4 | 31,6 | 2,6 | 🟢 |
| Quiche, Gemüse- | 100 | 234 | 6,5 | 16,6 | 14,8 | 1,2 | 🟢 |
| Quiche, Gemüse- | 250 | 584 | 16,2 | 41,5 | 36,9 | 3,1 | 🟢 |
| Quiche, Gemüse-, glutenfrei | 100 | 204 | 5,6 | 15,6 | 10,6 | 0,9 | 🟢 |
| Quiche, Gemüse-, glutenfrei | 250 | 510 | 14 | 38,9 | 26,5 | 2,2 | 🟢 |
| Quinoa | 100 | 347 | 13,8 | 5 | 60,8 | 6 | 🟢 |
| Quinoa, 1 EL | 15 | 52 | 2,1 | 0,8 | 9,1 | 0,9 | 🟢 |
| Quinoa-Lauch-Auflauf | 100 | 124 | 5,3 | 6,2 | 11,5 | 1,0 | 🟢 |
| Quinoa-Lauch-Auflauf | 250 | 310 | 13,3 | 15,6 | 28,8 | 2,4 | 🟢 |
| Quinoasalat | 100 / Port. | 88 | 2,7 | 3,4 | 11,4 | 1 | 🟢 |
| Quitte, frisch | 100 | 35 | 0,4 | 0,5 | 7,3 | 0,6 | 🟢 |
| Quitte, frisch | 125 | 44 | 0,5 | 0,6 | 9,1 | 0,8 | 🟢 |
| Quittenkompott | 100 | 38 | 0,2 | 0,2 | 8,3 | 0,7 | 🟠 |
| Quittenkompott | 125 | 48 | 0,3 | 0,3 | 10,4 | 0,9 | 🟠 |
| **R** | | | | | | | |
| Raclette, 48 % Fett i. Tr. | 100 | 343 | 22,7 | 28 | + | (0) | ⚪ |
| Raclette, 48 % Fett i. Tr. | 30 | 103 | 6,8 | 8,4 | + | (0) | ⚪ |
| Radicchio in Gorgonzolasoße | 100 / Port. | 134 | 6,3 | 11,2 | 2 | o. A. | 🟢 |
| Radicchio mit Cocktailsoße | 100 / Port. | 63 | 1,7 | 3,4 | 6,3 | o. A. | 🟢 |
| Radicchio, frisch | 100 | 14 | 1,2 | 0,2 | 1,5 | o. A. | 🟢 |
| Radicchio, frisch | 50 | 7 | 0,6 | 0,1 | 0,8 | o. A. | 🟢 |
| Radicchio-Mango-Salat | 100 / Port. | 151 | 4,6 | 12,2 | 5,8 | 0,5 | 🟢 |
| Radicchiosalat, mit Äpfeln und Salatöl | 100 / Port. | 75 | 0,7 | 4,5 | 8 | 0,7 | 🟢 |
| Radicchiosalat, mit Sonnenblumenöl | 100 / Port. | 84 | 1,1 | 7,9 | 2 | o. A. | 🟢 |
| Radieschen, frisch | 100 | 15 | 1,1 | 0,1 | 2,1 | o. A. | 🟢 |

Q
R

| Lebensmittel Angabe je 100 g/je Portion | Portion | Energie | Eiweiß | Fett | Kohlen-hydrate | Brot-einheit | GLYX-Ampel |
|---|---|---|---|---|---|---|---|
| | g | kcal | g | g | g | BE | |
| Radieschen, frisch | 80 | 12 | 0,8 | 0,1 | 1,7 | o. A. | 🟢 |
| Radieschen, »Weiße Eiszapfen«, frisch | 100 / Port. | 14 | 1,1 | 0,1 | 1,9 | o. A. | 🟢 |
| Ragout fin, Konserve | 100 | 133 | 14,9 | 7,4 | 1,9 | 0,2 | ⚪ |
| Ragout fin, Konserve | 150 | 200 | 22,4 | 11 | 2,8 | 0,2 | ⚪ |
| Ragout fin, vom Fisch | 100 | 138 | 9,6 | 8,9 | 4,8 | 0,4 | ⚪ |
| Ragout fin, vom Fisch | 150 | 207 | 14,4 | 13,4 | 7,2 | 0,6 | ⚪ |
| Rahmspinat | 100 | 79 | 2,4 | 7,1 | 1,3 | o. A. | 🟢 |
| Rahmspinat | 200 | 159 | 4,9 | 14,2 | 2,6 | o. A. | 🟢 |
| Rahmwirsingkohl | 100 | 72 | 2,9 | 5,5 | 2,9 | o. A. | 🟢 |
| Rahmwirsingkohl | 200 | 145 | 5,7 | 11 | 5,8 | o. A. | 🟢 |
| Rapsöl | 100 | 900 | 0 | 100 | 0 | 0 | ⚪ |
| Rapsöl, 1 EL | 10 | 90 | 0 | 10 | 0 | 0 | ⚪ |
| Ratatouille | 100 | 49 | 1,3 | 3,5 | 3 | o. A. | 🟢 |
| Ratatouille | 200 | 99 | 2,7 | 7 | 6 | o. A. | 🟢 |
| Rauchfleisch | 100 | 129 | 16,9 | 6,4 | 0,9 | 0,1 | ⚪ |
| Rauchfleisch | 30 | 39 | 5,1 | 1,9 | 0,3 | 0 | ⚪ |
| Ravioli, mit Spinatfüllung | 100 | 231 | 7,8 | 14,2 | 18,1 | 1,4 | 🟡 |
| Ravioli, mit Spinatfüllung | 150 | 347 | 11,6 | 21,3 | 27,1 | 2,1 | 🟡 |
| Ravioli, mit Tomatensoße | 100 | 95 | 1,1 | 3,1 | 15,4 | 1,1 | 🟡 |
| Ravioli, mit Tomatensoße | 250 | 238 | 2,8 | 7,7 | 38,5 | 2,8 | 🟡 |
| Rebhuhn, frisch oder TK | 100 | 222 | 35 | 9 | + | (0) | ⚪ |
| Rebhuhn, frisch oder TK | 150 | 332 | 52,5 | 13,5 | + | (0) | ⚪ |
| Regenbogenforelle, frisch oder TK | 100 | 113 | 20,6 | 3,4 | + | (0) | ⚪ |
| Regenbogenforelle, frisch oder TK | 150 | 170 | 30,8 | 5 | + | (0) | ⚪ |
| Regenbogenforelle, geräuchert | 100 | 120 | 21,8 | 3,6 | + | (0) | ⚪ |
| Regenbogenforelle, geräuchert | 75 | 90 | 16,3 | 2,7 | + | (0) | ⚪ |
| Regenbogenforelle, gesalzen | 100 | 115 | 20,5 | 3,5 | + | (0) | ⚪ |
| Regenbogenforelle, gesalzen | 75 | 86 | 15,4 | 2,7 | + | (0) | ⚪ |
| Reh, Fleisch, mager, frisch oder TK | 100 | 98 | 21,4 | 1,3 | + | (0) | ⚪ |

| Lebensmittel Angabe je 100 g/je Portion | Portion | Energie | Eiweiß | Fett | Kohlenhydrate | Broteinheit | GLYX-Ampel |
|---|---|---|---|---|---|---|---|
| | g | kcal | g | g | g | BE | |
| Reh, Fleisch, mager, frisch oder TK | 150 | 147 | 32,1 | 1,9 | + | (0) | ○ |
| Reh, Fleisch, mittelfett bis fett, frisch oder TK | 100 | 122 | 22,4 | 3,6 | + | (0) | ○ |
| Reh, Fleisch, mittelfett bis fett, frisch oder TK | 150 | 183 | 33,6 | 5,3 | + | (0) | ○ |
| Rehrücken aus Rührteig | 100 | 427 | 7,2 | 23,8 | 46 | 3,8 | ○ |
| Rehrücken aus Rührteig | 70 | 287 | 5,5 | 17,3 | 27,5 | 2,3 | ○ |
| Reibekäse, 45 % Fett i. Tr. | 100 | 386 | 28,9 | 30 | + | (0) | ○ |
| Reibekäse, 45 % Fett i. Tr. | 30 | 116 | 8,7 | 9 | + | (0) | ○ |
| Reibekuchen, »rheinisch« | 100 | 145 | 3,6 | 7,4 | 15,5 | 1,3 | ○ |
| Reibekuchen, »rheinisch« | 200 | 289 | 7,1 | 14,9 | 31 | 2,6 | ○ |
| Reibeküchli, mit Fruchtmus, milch- und eifrei | 100 | 89 | 1,2 | 2,6 | 15,1 | 1,3 | ● |
| Reibeküchli, mit Fruchtmus, milch- und eifrei | 200 | 178 | 2,3 | 5,2 | 30,2 | 2,5 | ● |
| Reis, geschält | 100 | 343 | 6,8 | 0,6 | 77,7 | 6,5 | ● |
| Reis, geschält | 60 | 206 | 4,1 | 0,4 | 46,6 | 3,9 | ● |
| Reis, parboiled | 100 | 346 | 6,5 | 0,5 | 78,9 | 6,6 | ● |
| Reis, parboiled | 60 | 208 | 3,9 | 0,3 | 47,3 | 4 | ● |
| Reis, ungeschält | 100 | 345 | 7,2 | 2,2 | 74,1 | 6,2 | ● |
| Reis, ungeschält | 60 | 207 | 4,3 | 1,3 | 44,5 | 3,7 | ● |
| Reisbrot | 100 | 235 | 7,2 | 1,7 | 47 | 3,9 | ● |
| Reisbrot | 45 | 106 | 3,2 | 0,8 | 21,1 | 1,8 | ● |
| Reisbrötchen | 100 | 247 | 7,6 | 1,8 | 49,4 | 4,1 | ● |
| Reisbrötchen | 45 | 111 | 3,4 | 0,8 | 22,3 | 1,9 | ● |
| Reiscrispies | 100 | 377 | 6,1 | 0,9 | 84,9 | 7,1 | ● |
| Reiscrispies | 50 | 189 | 3,1 | 0,5 | 42,4 | 3,5 | ● |
| Reisdrink | 100 | 50 | 0,1 | 1,2 | 9,5 | 0,8 | ● |
| Reisdrink | 200 | 99 | 0,2 | 2,4 | 19 | 1,6 | ● |
| Reismehl | 100 | 348 | 6,7 | 0,7 | 77,6 | 6,5 | ● |
| Reismehl, 1 EL | 15 | 52 | 1 | 0,1 | 11,6 | 1 | ● |
| Reisnudeln, Vermicelli, TP | 100 | 349 | 7,8 | 0 | 79,3 | 6,6 | ● |

R

| Lebensmittel Angabe je 100 g/je Portion | Portion g | Energie kcal | Eiweiß g | Fett g | Kohlen-hydrate g | Brot-einheit BE | GLYX-Ampel |
|---|---|---|---|---|---|---|---|
| Reisnudeln, Vermicelli, TP | 50 | 177 | 3,9 | 0 | 39,7 | 3,3 | 🔴 |
| Reisstärke | 100 | 348 | 0,8 | 0 | 84,8 | 7,1 | 🔴 |
| Reisstärke, 1 EL | 15 | 52 | 0,1 | 0 | 12,7 | 1,1 | 🔴 |
| Reisvollkornbrot, glutenfrei | 100 | 216 | 6,6 | 1,2 | 44,1 | 3,7 | 🟡 |
| Reisvollkornbrot, glutenfrei | 50 | 108 | 3,3 | 0,6 | 22,1 | 1,8 | 🟡 |
| Reiswaffel | 100 | 390 | 7,5 | 2,3 | 83,5 | 7 | 🔴 |
| Reiswaffel, 1 St. | 7 | 27 | 0,5 | 0,2 | 5,9 | 0,5 | 🔴 |
| Reizker, Edel-, frisch | 100 | 14 | 1,9 | 0,7 | 0,1 | o. A. | 🟢 |
| Reizker, Edel-, frisch | 200 | 28 | 3,8 | 1,3 | 0,2 | o. A. | 🟢 |
| Reizker, Edel-, getrocknet | 100 | 127 | 17,1 | 6 | 0,9 | o. A. | 🟢 |
| Reizker, Edel-, getrocknet | 25 | 32 | 4,3 | 1,5 | 0,2 | o. A. | 🟢 |
| Reizker, Edel-, Konserve, abgetropft | 100 | 13 | 1,8 | 0,6 | 0,1 | o. A. | 🟢 |
| Reizker, Edel-, Konserve, abgetropft | 200 | 27 | 3,6 | 1,3 | 0,2 | o. A. | 🟢 |
| Remoulade, 65% Fett | 100 | 650 | 1,1 | 65 | 15,2 | 1,3 | ⚪ |
| Remoulade, 65% Fett | 25 | 163 | 0,3 | 16,3 | 3,8 | 0,3 | ⚪ |
| Renke, frisch, Fischzuschnitt | 100 | 102 | 18 | 3,2 | + | (0) | ⚪ |
| Renke, frisch, Fischzuschnitt | 150 | 152 | 27 | 4,8 | + | (0) | ⚪ |
| Renke, geräuchert | 100 | 108 | 19,1 | 3,4 | + | (0) | ⚪ |
| Renke, geräuchert | 75 | 81 | 14,3 | 2,6 | + | (0) | ⚪ |
| Renke, gesalzen | 75 | 77 | 13,4 | 2,5 | + | (0) | ⚪ |
| Renke, gesalzen | 100 | 102 | 17,9 | 3,4 | + | (0) | ⚪ |
| Renke, Konserve in Öl, abgetropft | 100 | 155 | 15,7 | 10,3 | + | (0) | ⚪ |
| Renke, Konserve in Öl, abgetropft | 75 | 116 | 11,8 | 7,7 | + | (0) | ⚪ |
| Renke, Konserve, abgetropft | 100 | 100 | 17,8 | 3,2 | + | (0) | ⚪ |
| Renke, Konserve, abgetropft | 75 | 75 | 13,3 | 2,4 | + | (0) | ⚪ |
| Renke, TK | 100 | 102 | 18 | 3,2 | + | (0) | ⚪ |
| Renke, TK | 150 | 152 | 27 | 4,8 | + | (0) | ⚪ |
| Rettich, frisch | 100 | 14 | 1,1 | 0,2 | 1,9 | o. A. | 🟢 |

| Lebensmittel Angabe je 100 g/je Portion | Portion g | Energie kcal | Eiweiß g | Fett g | Kohlen-hydrate g | Brot-einheit BE | GLYX-Ampel |
|---|---|---|---|---|---|---|---|
| Rettich, frisch | 200 | 27 | 2,1 | 0,3 | 3,8 | o. A. | 🟢 |
| Rettichgemüsesaft | 100 | 11 | 0,9 | 0,1 | 1,6 | o. A. | 🟢 |
| Rettichgemüsesaft | 200 | 23 | 1,8 | 0,3 | 3,1 | o. A. | 🟢 |
| Rettichtrunk | 100 | 5 | 0,4 | 0,1 | 0,6 | o. A. | 🟢 |
| Rettichtrunk | 200 | 9 | 0,7 | 0,1 | 1,2 | o. A. | 🟢 |
| Rhabarber, frisch | 100 | 9 | 0,6 | 0,1 | 1,4 | o. A. | 🟢 |
| Rhabarber, frisch | 150 | 13 | 0,9 | 0,2 | 2 | o. A. | 🟢 |
| Rhabarber, TK | 100 | 9 | 0,6 | 0,1 | 1,4 | o. A. | 🟢 |
| Rhabarber, TK | 150 | 14 | 0,9 | 0,2 | 2,1 | o. A. | 🟢 |
| Rhabarber-Fruchtnektar | 100 | 52 | 0,1 | 0 | 12,4 | 1 | 🔴 |
| Rhabarber-Fruchtnektar | 150 | 78 | 0,2 | 0 | 18,6 | 1,6 | 🔴 |
| Rhabarber-Fruchtsaft | 100 | 41 | 0,5 | 0,1 | 9,6 | 0,8 | 🟡 |
| Rhabarber-Fruchtsaft | 150 | 62 | 0,8 | 0,1 | 14,4 | 1,2 | 🟡 |
| Rhabarberkompott | 100 | 103 | 0,5 | 0,1 | 25 | 2,1 | 🔴 |
| Rhabarberkompott | 150 | 154 | 0,7 | 0,1 | 37,5 | 3,1 | 🔴 |
| Rhabarberkuchen mit Baiser | 100 | 181 | 2,4 | 9,7 | 20,4 | 1,7 | 🔴 |
| Rhabarberkuchen mit Baiser | 150 | 272 | 3,5 | 14,6 | 30,6 | 2,6 | 🔴 |
| Ricotta, 15 % Fett i. Tr. | 100 | 122 | 20 | 4 | 1,5 | 0,1 | ⚪ |
| Ricotta, 15 % Fett i. Tr. | 30 | 37 | 6 | 1,2 | 0,5 | 0 | ⚪ |
| Ricotta, 45 % Fett i. Tr. | 100 | 165 | 8 | 13 | 4 | 0,3 | ⚪ |
| Ricotta, 45 % Fett i. Tr. | 30 | 50 | 2,4 | 3,9 | 1,2 | 0,1 | ⚪ |
| Rind, Ochsenschwanz, frisch | 100 | 183 | 20,1 | 11,5 | + | (0) | ⚪ |
| Rind, Ochsenschwanz, frisch | 150 | 275 | 30,2 | 17,3 | + | (0) | ⚪ |
| Rind, Tatar (Schabefleisch) | 100 | 112 | 21,2 | 3 | + | (0) | ⚪ |
| Rind, Tatar (Schabefleisch) | 150 | 168 | 31,8 | 4,5 | + | (0) | ⚪ |
| Rinderbrust (Spannrippe), frisch | 100 | 264 | 17,2 | 21,7 | + | (0) | ⚪ |
| Rinderbrust (Spannrippe), frisch | 150 | 397 | 25,8 | 32,6 | + | (0) | ⚪ |
| Rinderbug (Schulter), frisch | 100 | 129 | 20,2 | 5,3 | + | (0) | ⚪ |
| Rinderbug (Schulter), frisch | 150 | 193 | 30,3 | 8 | + | (0) | ⚪ |

R

| Lebensmittel Angabe je 100 g/je Portion | Portion | Energie | Eiweiß | Fett | Kohlen-hydrate | Brot-einheit | GLYX-Ampel |
|---|---|---|---|---|---|---|---|
| | g | kcal | g | g | g | BE | |
| Rinderfiletsteak (Lende), frisch | 100 | 121 | 21,2 | 4 | + | (0) | ⚪ |
| Rinderfiletsteak (Lende), frisch | 150 | 182 | 31,8 | 6 | + | (0) | ⚪ |
| Rinderhackfleisch, frisch | 100 | 216 | 22,5 | 14 | + | (0) | ⚪ |
| Rinderhackfleisch, frisch | 150 | 324 | 33,8 | 21 | + | (0) | ⚪ |
| Rinderherz, frisch | 100 / Port. | 97 | 17,5 | 2,7 | 0,6 | (0) | ⚪ |
| Rinderhirn, frisch | 100 / Port. | 127 | 9,6 | 9,6 | 0,8 | (0) | ⚪ |
| Rinderhüftsteak, frisch | 100 | 108 | 21,5 | 2,4 | + | (0) | ⚪ |
| Rinderhüftsteak, frisch | 150 | 162 | 32,3 | 3,6 | + | (0) | ⚪ |
| Rinderkeule, frisch | 100 | 148 | 21 | 7,1 | + | (0) | ⚪ |
| Rinderkeule, frisch | 150 | 222 | 31,5 | 10,7 | + | (0) | ⚪ |
| Rinderkotelett, frisch | 100 | 160 | 19 | 9,3 | + | (0) | ⚪ |
| Rinderkotelett, frisch | 150 | 239 | 28,5 | 14 | + | (0) | ⚪ |
| Rinderkutteln (Magen), frisch | 100 / Port. | 94 | 14,6 | 4 | + | (0) | ⚪ |
| Rinderleber, frisch | 100 / Port. | 139 | 20,5 | 3,9 | 5,3 | 0,4 | ⚪ |
| Rinderlunge, frisch | 100 / Port. | 94 | 17,4 | 2,6 | + | (0) | ⚪ |
| Rinderniere, frisch | 100 / Port. | 96 | 15,7 | 3,3 | 0,9 | (0) | ⚪ |
| Rinderroulade, frisch | 100 | 121 | 20,6 | 4,3 | + | (0) | ⚪ |
| Rinderroulade, frisch | 150 | 182 | 30,9 | 6,4 | + | (0) | ⚪ |
| Rindertalg | 100 | 896 | + | 99,5 | + | (0) | ⚪ |
| Rindertalg | 10 | 90 | + | 10 | + | (0) | ⚪ |
| Rinderzunge, frisch | 100 / Port. | 195 | 16 | 13 | 3,7 | 0,3 | ⚪ |
| Rindfleischsülze | 100 | 141 | 26,4 | 3,7 | 0,2 | (0) | ⚪ |
| Rindfleischsülze | 30 | 42 | 7,9 | 1,1 | 0,1 | (0) | ⚪ |
| Rindfleischsuppe, mit Nudeln, TP | 100 | 203 | 13,8 | 7,1 | 20,8 | 1,7 | 🟡 |
| Rindfleischsuppe, mit Nudeln, TP | 50 | 102 | 6,9 | 3,5 | 10,4 | 0,9 | 🟡 |
| Rinderrücken (Roastbeef), frisch | 100 | 130 | 22,5 | 4,5 | + | (0) | ⚪ |

| Lebensmittel Angabe je 100 g/je Portion | Portion | Energie | Eiweiß | Fett | Kohlen-hydrate | Brot-einheit | GLYX-Ampel |
|---|---|---|---|---|---|---|---|
| | g | kcal | g | g | g | BE | |
| Rinderrücken (Roastbeef), frisch | 150 | 196 | 33,7 | 6,7 | + | (0) | 🔘 |
| Risi-Pisi (Erbsenreis) | 100 | 91 | 2,5 | 1,1 | 17,5 | 1,5 | 🔴 |
| Risi-Pisi (Erbsenreis) | 250 | 227 | 6,2 | 2,7 | 43,8 | 3,7 | 🔴 |
| Risi-Pisi, mit Shrimps | 100 | 115 | 6 | 1,9 | 18 | 1,5 | 🔴 |
| Risi-Pisi, mit Shrimps | 250 | 287 | 15,1 | 4,8 | 45 | 3,8 | 🔴 |
| Risotto ai funghi | 100 | 85 | 2,1 | 5,3 | 7,4 | 0,6 | 🟡 |
| Risotto ai funghi | 250 | 213 | 5,2 | 13,2 | 18,6 | 1,4 | 🟡 |
| Risotto, mit Butter und Parmesankäse | 100 | 204 | 6,7 | 9,8 | 22,2 | 1,9 | 🔴 |
| Risotto, mit Butter und Parmesankäse | 250 | 511 | 16,7 | 24,6 | 55,5 | 4,6 | 🔴 |
| Risotto, mit Hühnchen | 100 | 174 | 7 | 1 | 34,3 | 2,9 | 🔴 |
| Risotto, mit Hühnchen | 250 | 436 | 17,5 | 2,6 | 85,6 | 7,1 | 🔴 |
| Risotto, mit Möhrenstreifen | 100 | 77 | 1,3 | 3,3 | 10,4 | 0,8 | 🔴 |
| Risotto, mit Möhrenstreifen | 250 | 192 | 3,3 | 8,2 | 25,9 | 2 | 🔴 |
| Risotto, mit Pfifferlingen | 100 | 73 | 2,6 | 2,8 | 9,2 | 0,8 | 🔴 |
| Risotto, mit Pfifferlingen | 250 | 181 | 6,4 | 6,9 | 23 | 1,9 | 🔴 |
| Rodon-Kuchen, aus Rührteig | 100 | 359 | 5,6 | 16,9 | 45,4 | 3,8 | 🟡 |
| Rodon-Kuchen, aus Rührteig | 70 | 251 | 3,9 | 11,8 | 31,8 | 2,7 | 🟡 |
| Roggenbrot | 100 | 211 | 6 | 0,9 | 43,8 | 3,7 | 🔴 |
| Roggenbrot | 50 | 105 | 3 | 0,5 | 21,9 | 1,8 | 🔴 |
| Roggenbrot mit Schrotanteilen | 100 | 209 | 6,2 | 0,9 | 43,3 | 3,6 | 🔴 |
| Roggenbrot mit Schrotanteilen | 50 | 105 | 3,1 | 0,5 | 21,7 | 1,8 | 🔴 |
| Roggenbrötchen | 100 | 223 | 7,3 | 6,3 | 33,8 | 2,6 | 🔴 |
| Roggenbrötchen | 50 | 112 | 3,7 | 3,2 | 16,9 | 1,3 | 🔴 |
| Roggenflocken | 100 | 295 | 9 | 1,7 | 60,1 | 5 | 🟡 |
| Roggenflocken | 20 | 59 | 1,8 | 0,3 | 12 | 1 | 🟡 |
| Roggenknäckebrot | 100 | 331 | 9,6 | 1,5 | 69,7 | 5,8 | 🟡 |
| Roggenknäckebrot, 1 St. | 15 | 49 | 1,4 | 0,2 | 10,5 | 0,9 | 🟡 |
| Roggenknäckebrot mit Schrotanteilen | 100 | 333 | 9,8 | 1,5 | 69 | 5,8 | 🟡 |

R

| Lebensmittel Angabe je 100 g/je Portion | Portion | Energie | Eiweiß | Fett | Kohlen-hydrate | Brot-einheit | GLYX-Ampel |
|---|---|---|---|---|---|---|---|
| | g | kcal | g | g | g | BE | |
| Roggenknäckebrot mit Schrotanteilen, 1 St. | 15 | 50 | 1,5 | 0,2 | 10,4 | 0,9 | 🟡 |
| Roggenmehl, Type 815 | 100 | 319 | 6,4 | 1 | 71 | 5,9 | 🔴 |
| Roggenmehl, Type 815, 1 EL | 15 | 49 | 1 | 0,2 | 10,7 | 0,9 | 🔴 |
| Roggenmehl, Type 997 | 100 | 316 | 6,9 | 1,1 | 68,6 | 5,7 | 🔴 |
| Roggenmehl, Type 997, 1 EL | 15 | 47 | 1 | 0,2 | 10,3 | 0,9 | 🔴 |
| Roggenmehl, Type 1150 | 100 | 318 | 8,3 | 1,3 | 67,2 | 5,6 | 🟡 |
| Roggenmehl, Type 1150, 1 EL | 15 | 48 | 1,3 | 0,2 | 10,1 | 0,8 | 🟡 |
| Roggenmehl, Type 1370 | 100 | 317 | 8,3 | 1,4 | 66,7 | 5,6 | 🟡 |
| Roggenmehl, Type 1370, 1 EL | 15 | 48 | 1,3 | 0,2 | 10 | 0,8 | 🟡 |
| Roggenmehl, Type 1590 | 100 | 310 | 9,2 | 1,4 | 64,1 | 5,3 | 🟡 |
| Roggenmehl, Type 1590, 1 EL | 15 | 46 | 1,4 | 0,2 | 9,6 | 0,8 | 🟡 |
| Roggenmehl, Type 1740 | 100 | 305 | 9 | 1,5 | 63,1 | 5,3 | 🟡 |
| Roggenmehl, Type 1740, 1 EL | 15 | 46 | 1,4 | 0,2 | 9,5 | 0,8 | 🟡 |
| Roggentoastbrot | 100 | 247 | 7,2 | 3,5 | 46,1 | 3,8 | 🔴 |
| Roggentoastbrot | 50 | 124 | 3,6 | 1,8 | 23 | 1,9 | 🔴 |
| Roggenvollkornbrot | 100 | 188 | 6,5 | 1 | 37,6 | 3,1 | 🟡 |
| Roggenvollkornbrot | 50 | 94 | 3,2 | 0,5 | 18,8 | 1,6 | 🟡 |
| Roggenvollkornbrötchen | 100 | 197 | 6,7 | 1 | 39,5 | 3,3 | 🟡 |
| Roggenvollkornbrötchen | 50 | 98 | 3,4 | 0,5 | 19,7 | 1,7 | 🟡 |
| Roggenvollkornmehl | 100 | 294 | 9 | 1,7 | 59,7 | 5 | 🟡 |
| Roggenvollkornmehl, 1 EL | 15 | 44 | 1,4 | 0,3 | 9 | 0,8 | 🟡 |
| Rohrnudeln | 100 / Port. | 286 | 7,2 | 8,8 | 44,1 | 3,7 | 🔴 |
| Rohwurst | 100 | 375 | 17,4 | 33,8 | 0,2 | 0 | ⚪ |
| Rohwurst | 30 | 112 | 5,2 | 10,1 | 0,1 | 0 | ⚪ |
| Rollmops, Matjes | 100 / Port. | 188 | 14,1 | 13,4 | 2,8 | 0,2 | ⚪ |
| Romadur, 20 % Fett i. Tr. | 100 | 187 | 26,4 | 9 | + | (0) | ⚪ |
| Romadur, 20 % Fett i. Tr. | 30 | 56 | 7,9 | 2,7 | + | (0) | ⚪ |
| Romadur, 30 % Fett i. Tr. | 100 | 226 | 24,8 | 14,1 | + | (0) | ⚪ |
| Romadur, 30 % Fett i. Tr. | 30 | 68 | 7,4 | 4,2 | + | (0) | ⚪ |

| Lebensmittel Angabe je 100 g/je Portion | Portion g | Energie kcal | Eiweiß g | Fett g | Kohlen-hydrate g | Brot-einheit BE | GLYX-Ampel |
|---|---|---|---|---|---|---|---|
| Rosinen | 100 | 298 | 2,5 | 0,6 | 66,2 | 5,5 | 🟡 |
| Rosinen, 1 EL | 20 | 60 | 0,5 | 0,1 | 13,2 | 1,1 | 🟡 |
| Rosinenbrot, glutenfrei | 100 | 273 | 1 | 5 | 55 | 4,6 | 🟠 |
| Rosinenbrot, glutenfrei | 40 | 109 | 0,4 | 2 | 22 | 1,8 | 🟠 |
| Rosinenbrötchen | 100 | 270 | 7,6 | 6,7 | 44,7 | 3,4 | 🟠 |
| Rosinenbrötchen | 50 | 135 | 3,8 | 3,4 | 22,4 | 1,7 | 🟠 |
| Rosinenkuchen aus Rührteig | 100 / Port. | 306 | 6,3 | 8,5 | 49,8 | 4,2 | 🟡 |
| Rosinen-Napfkuchen | 100 / Port. | 283 | 7,7 | 14,9 | 29,1 | 2,3 | 🟡 |
| Rosinenschnecken | 100 | 337 | 9 | 19,1 | 31,9 | 2,4 | 🟡 |
| Rosinenschnecken | 65 | 219 | 5,9 | 12,4 | 20,8 | 1,6 | 🟡 |
| Rucola (Rauke) | 100 | 24 | 2,6 | + | 2,1 | o. A. | 🟢 |
| Rucola (Rauke) | 50 | 12 | 1,3 | + | 1,1 | o. A. | 🟢 |
| Russisch Brot | 100 | 376 | 8,8 | 0,8 | 83,3 | 6,9 | 🟠 |
| Russisch Brot | 25 | 94 | 2,2 | 0,2 | 20,8 | 1,7 | 🟠 |
| Russische Eier | 100 | 202 | 14,1 | 14,9 | 3 | 0,3 | ⚪ |
| Russische Eier, 1 St. | 60 | 121 | 8,5 | 9 | 1,8 | 0,2 | ⚪ |

**S**

| Lebensmittel Angabe je 100 g/je Portion | Portion g | Energie kcal | Eiweiß g | Fett g | Kohlen-hydrate g | Brot-einheit BE | GLYX-Ampel |
|---|---|---|---|---|---|---|---|
| Salatsoße, Joghurt- | 100 | 136 | 2,9 | 10,8 | 6,3 | 0,5 | 🟢 |
| Salatsoße, Joghurt- | 50 | 68 | 1,5 | 5,4 | 3,2 | 0,3 | 🟢 |
| Salatsoße, Joghurt-Kräuter-Soße | 100 | 68 | 6 | 2,6 | 4,4 | 0,4 | 🟢 |
| Salatsoße, Joghurt-Kräuter-Soße | 50 | 34 | 3 | 1,3 | 2,2 | 0,2 | 🟢 |
| Sachertorte | 100 / Port. | 337 | 5,8 | 14,5 | 45,7 | 3,8 | 🟡 |
| Safloröl (Distelöl) | 100 | 900 | 0 | 100 | 0 | 0 | ⚪ |
| Safloröl (Distelöl), 1 EL | 10 | 90 | 0 | 10 | 0 | 0 | ⚪ |
| Saft-Tee-Bowle | 100 | 45 | 0,4 | 0,1 | 10,7 | 0,9 | 🟠 |
| Saft-Tee-Bowle | 200 | 91 | 0,9 | 0,2 | 21,3 | 1,8 | 🟠 |
| Sago | 100 | 336 | 0,6 | 0,1 | 83,1 | 6,9 | 🟠 |
| Sago, 1 EL | 10 | 34 | 0,1 | 0 | 8,3 | 0,7 | 🟠 |

R
S

| Lebensmittel Angabe je 100 g/je Portion | Portion | Energie | Eiweiß | Fett | Kohlenhydrate | Broteinheit | GLYX-Ampel |
|---|---|---|---|---|---|---|---|
| | g | kcal | g | g | g | BE | |
| Sahne, saure, 10 % Fett | 100 | 117 | 3,1 | 10 | 3,3 | 0,3 | ⚪ |
| Sahne, saure, 10 % Fett, 1 EL | 15 | 17 | 0,5 | 1,5 | 0,5 | 0 | ⚪ |
| Sahne, saure, 30 % Fett | 100 | 288 | 2,5 | 30 | 2,4 | 0,2 | ⚪ |
| Sahne, saure, 30 % Fett, 1 EL | 15 | 43 | 0,4 | 4,5 | 0,4 | 0 | ⚪ |
| Sahne, Schlag-, 10 % Fett | 100 | 118 | 3,2 | 10 | 4,1 | 0,3 | ⚪ |
| Sahne, Schlag-, 10 % Fett, 1 EL | 15 | 18 | 0,5 | 1,5 | 0,6 | 0,1 | ⚪ |
| Sahne, Schlag-, 30 % Fett | 100 | 293 | 2,5 | 30 | 3,2 | 0,3 | ⚪ |
| Sahne, Schlag-, 30 % Fett, 1 EL | 15 | 44 | 0,4 | 4,5 | 0,5 | 0 | 🟢 |
| Sahnejoghurt | 100 | 116 | 3 | 7,5 | 8,7 | 0,7 | 🟢 |
| Sahnejoghurt | 150 | 174 | 4,5 | 11,3 | 13 | 1,1 | 🟢 |
| Sahnekaramellen | 100 | 355 | 0,4 | 3,6 | 79,3 | 6,6 | 🔴 |
| Sahnekaramellen, 1 St. | 5 | 18 | 0 | 0,2 | 4 | 0,3 | 🔴 |
| Sahnepulver | 100 | 577 | 21,6 | 42 | 28,3 | 2,4 | ⚪ |
| Sahnepulver, 1 EL | 10 | 58 | 2,2 | 4,2 | 2,8 | 0,2 | ⚪ |
| Sahneschokoladeneis | 100 | 258 | 4,2 | 17,2 | 22 | 1,8 | 🟡 |
| Sahneschokoladeneis | 50 | 129 | 2,1 | 8,6 | 11 | 0,9 | 🟡 |
| Sahnevanilleeis | 100 | 326 | 2 | 26,7 | 16,4 | 1,4 | 🟡 |
| Sahnevanilleeis | 50 | 163 | 1 | 13,4 | 8,2 | 0,7 | 🟡 |
| Sahnevanilleeis, mit heißer Schokoladensoße | 100 | 266 | 4 | 19,2 | 19,7 | 1,6 | 🟡 |
| Sahnevanilleeis, mit heißer Schokoladensoße | 75 | 200 | 3 | 14,4 | 14,8 | 1,2 | 🟡 |
| Salami, deutsche Art | 100 | 365 | 19,8 | 32,1 | 0,2 | (0) | ⚪ |
| Salami, deutsche Art | 30 | 110 | 6 | 9,6 | 0,1 | (0) | ⚪ |
| Salami, glutenfrei | 100 | 360 | 19,7 | 30,8 | 1,9 | (0) | ⚪ |
| Salami, glutenfrei | 30 | 108 | 5,9 | 9,2 | 0,6 | (0) | ⚪ |
| Salami, italienische Art | 100 | 331 | 21 | 27,7 | 0,3 | (0) | ⚪ |
| Salami, italienische Art | 30 | 99 | 6,3 | 8,3 | 0,1 | (0) | ⚪ |
| Salami, ungarische Art | 100 | 366 | 19,8 | 32,1 | 0,3 | (0) | ⚪ |
| Salami, ungarische Art | 30 | 110 | 6 | 9,6 | 0,1 | (0) | ⚪ |

| Lebensmittel Angabe je 100 g/je Portion | Portion | Energie | Eiweiß | Fett | Kohlenhydrate | Brot-einheit | GLYX-Ampel |
|---|---|---|---|---|---|---|---|
| | g | kcal | g | g | g | BE | |
| Salatmayonnaise, 50 % Fett | 100 | 490 | 0,5 | 52 | 5 | (0) | 🔵 |
| Salatmayonnaise, 50 % Fett, 1 EL | 20 | 98 | 0,1 | 10,4 | 1 | (0) | 🔵 |
| Salatsoße, »italienisch« | 100 | 513 | 0,3 | 56,4 | 1 | (0) | 🔵 |
| Salatsoße, »italienisch« | 50 | 257 | 0,2 | 28,2 | 0,5 | (0) | 🔵 |
| Salbei, frisch | 100 | 54 | 1,7 | 2,1 | 6,9 | o. A. | 🟢 |
| Salbei, frisch, ½ TL | 1 | 1 | 0 | 0 | 0,1 | o. A. | 🟢 |
| Salzburger Nockerl | 100 | 211 | 9,2 | 11,5 | 17,7 | 1,5 | 🟡 |
| Salzburger Nockerl | 200 | 421 | 18,4 | 22,9 | 35,4 | 2,9 | 🟡 |
| Salz-Dill-Gurke, milchsauer | 100 | 8 | 0,4 | 0,1 | 1,3 | 0,1 | 🟢 |
| Salz-Dill-Gurke, milchsauer | 200 | 16 | 0,7 | 0,2 | 2,6 | 0,2 | 🟢 |
| Salzkartoffeln | 100 | 66 | 2 | 0,1 | 14,2 | 1,2 | 🔴 |
| Salzkartoffeln | 250 | 164 | 4,9 | 0,3 | 35,5 | 3 | 🔴 |
| Salzstangen | 100 | 347 | 9,7 | 0,5 | 76 | 6,3 | 🔴 |
| Salzstangen | 50 | 173 | 4,5 | 0,3 | 37,7 | 3,1 | 🔴 |
| Salzstangen, glutenfrei | 100 | 378 | 1,5 | 27,4 | 31,8 | 2,6 | 🔴 |
| Salzstangen, glutenfrei | 50 | 189 | 0,8 | 13,7 | 15,9 | 1,3 | 🔴 |
| Sanddornbeere, frisch | 100 | 90 | 1,4 | 7,1 | 5,2 | 0,4 | 🟢 |
| Sanddornbeere, frisch | 150 | 136 | 2,1 | 10,7 | 7,8 | 0,7 | 🟢 |
| Sanddornbeeren-Fruchtsaft | 100 | 84 | 1,3 | 5,9 | 6,3 | 0,5 | 🟡 |
| Sanddornbeeren-Fruchtsaft | 150 | 126 | 2 | 8,9 | 9,5 | 0,8 | 🟡 |
| Sandkuchen | 100 / Port. | 440 | 5,3 | 26,8 | 44,6 | 3,7 | 🟡 |
| Sandwaffel | 100 | 522 | 9,1 | 33,7 | 45,2 | 3,8 | 🟡 |
| Sandwaffel | 50 | 261 | 4,6 | 16,9 | 22,6 | 1,9 | 🟡 |
| Sandwich, mit Geflügelsalat | 100 | 241 | 7,6 | 6,8 | 36,9 | 3,1 | 🟡 |
| Sandwich, mit Geflügelsalat | 200 | 482 | 15,1 | 13,6 | 73,8 | 6,2 | 🟡 |
| Sandwich, mit Krabbensalat | 100 | 225 | 7 | 5,9 | 36 | 3 | 🟡 |
| Sandwich, mit Krabbensalat | 200 | 450 | 14 | 11,8 | 72 | 6 | 🟡 |
| Sandwich, mit Rinderfilet | 100 | 182 | 16,5 | 9,2 | 8,3 | 0,7 | 🟡 |
| Sandwich, mit Rinderfilet | 200 | 363 | 33 | 18,3 | 16,5 | 1,4 | 🟡 |

S

| Lebensmittel Angabe je 100 g/je Portion | Portion | Energie | Eiweiß | Fett | Kohlen-hydrate | Brot-einheit | GLYX-Ampel |
|---|---|---|---|---|---|---|---|
| | g | kcal | g | g | g | BE | |
| Sardelle, frisch | 100 | 102 | 20,1 | 2,3 | + | (0) | ○ |
| Sardelle, frisch | 150 | 153 | 30,2 | 3,5 | + | (0) | ○ |
| Sardelle, geräuchert | 100 | 108 | 21,3 | 2,4 | + | (0) | ○ |
| Sardelle, geräuchert | 75 | 81 | 16 | 1,8 | + | (0) | ○ |
| Sardelle, gesalzen | 100 | 95 | 18,5 | 2,2 | + | (0) | ○ |
| Sardelle, gesalzen | 75 | 71 | 13,9 | 1,7 | + | (0) | ○ |
| Sardelle, Konserve, abgetropft | 100 | 101 | 19,8 | 2,3 | + | (0) | ○ |
| Sardelle, Konserve, abgetropft | 75 | 75 | 14,9 | 1,7 | + | (0) | ○ |
| Sardelle, TK | 100 | 102 | 20,1 | 2,3 | + | (0) | ○ |
| Sardelle, TK | 150 | 153 | 30,2 | 3,5 | + | (0) | ○ |
| Sardellenfilet, TK | 100 | 102 | 20,1 | 2,3 | + | (0) | ○ |
| Sardellenfilet, TK | 150 | 153 | 30,2 | 3,5 | + | (0) | ○ |
| Sardellenpaste | 100 | 195 | 15,4 | 11,3 | 8,2 | 0,7 | ○ |
| Sardellenpaste, 1 EL | 10 | 20 | 1,5 | 1,1 | 0,8 | (0) | ○ |
| Sardine, frisch, Fischzuschnitt | 100 | 119 | 19,4 | 4,5 | + | (0) | ○ |
| Sardine, frisch, Fischzuschnitt | 150 | 178 | 29,1 | 6,8 | + | (0) | ○ |
| Sardine, geräuchert | 100 | 126 | 20,5 | 4,8 | + | (0) | ○ |
| Sardine, geräuchert | 75 | 94 | 15,4 | 3,6 | + | (0) | ○ |
| Sardine, gesalzen | 100 | 112 | 17,9 | 4,4 | + | (0) | ○ |
| Sardine, gesalzen | 75 | 84 | 13,4 | 3,3 | + | (0) | ○ |
| Sardine, Konserve in Öl, abgetropft | 100 | 166 | 17 | 10,9 | + | (0) | ○ |
| Sardine, Konserve in Öl, abgetropft | 75 | 124 | 12,8 | 8,2 | + | (0) | ○ |
| Sardine, Konserve, abgetropft | 100 | 117 | 19,1 | 4,5 | + | (0) | ○ |
| Sardine, Konserve, abgetropft | 75 | 88 | 14,4 | 3,4 | + | (0) | ○ |
| Sardine, TK | 100 | 119 | 19,4 | 4,5 | + | (0) | ○ |
| Sardine, TK | 150 | 178 | 29,1 | 6,8 | + | (0) | ○ |
| Satsuma, frisch | 100 | 41 | 0,8 | 0 | 9,4 | 0,8 | ● |
| Satsuma, frisch | 150 | 62 | 1,1 | 0,1 | 14,2 | 1,2 | ● |
| Saubohnen, reif, frisch | 100 | 234 | 26,1 | 1,8 | 27,3 | 2,3 | ● |

| Lebensmittel Angabe je 100 g/je Portion | Portion | Energie | Eiweiß | Fett | Kohlen-hydrate | Brot-einheit | GLYX-Ampel |
|---|---|---|---|---|---|---|---|
| | g | kcal | g | g | g | BE | |
| Saubohnen, reif, frisch | 50 | 117 | 13,1 | 0,9 | 13,7 | 1,1 | 🟢 |
| Saubohnen, reif, Konserve | 100 | 58 | 6,5 | 0,5 | 6,8 | 0,6 | 🟢 |
| Saubohnen, reif, Konserve | 50 | 29 | 3,3 | 0,2 | 3,4 | 0,3 | 🟢 |
| Saubohnen, reif, Mehl | 100 | 255 | 28,5 | 2 | 29,8 | 2,5 | 🟢 |
| Saubohnen, reif, Mehl, 1 EL | 20 | 51 | 5,7 | 0,4 | 6 | 0,5 | 🟢 |
| Sauerkraut, abgetropft, frisch | 100 | 12 | 1,5 | 0,3 | 0,8 | o. A. | 🟢 |
| Sauerkraut, abgetropft, frisch | 200 | 23 | 3 | 0,6 | 1,5 | o. A. | 🟢 |
| Sauerkraut, Konserve, abgetropft | 100 | 11 | 1,4 | 0,3 | 0,6 | o. A. | 🟢 |
| Sauerkraut, Konserve, abgetropft | 200 | 21 | 2,8 | 0,6 | 1,2 | o. A. | 🟢 |
| Sauerkrautsaft | 100 | 10 | 1,3 | 0,3 | 0,6 | o. A. | 🟢 |
| Sauerkrautsaft | 200 | 20 | 2,6 | 0,5 | 1,3 | o. A. | 🟢 |
| Sauerkrauttrunk | 100 | 6 | 0,5 | 0,1 | 0,3 | o. A. | 🟢 |
| Sauerkrauttrunk | 200 | 12 | 1 | 0,2 | 0,5 | o. A. | 🟢 |
| Schafskäse | 100 | 236 | 17 | 18,8 | + | (0) | ⚪ |
| Schafskäse | 30 | 71 | 5,1 | 5,6 | + | (0) | ⚪ |
| Schafsmilch | 100 | 96 | 7 | 5,5 | 4,7 | 0,4 | 🟢 |
| Schafsmilch | 200 | 193 | 14 | 11 | 9,4 | 0,8 | 🟢 |
| Schalotte, frisch | 100 | 22 | 1,5 | 0,2 | 3,3 | o. A. | 🟢 |
| Schalotte, frisch | 30 | 7 | 0,5 | 0,1 | 1 | o. A. | 🟢 |
| Schaschlik-Grillsoße | 100 | 75 | 2,9 | 2,2 | 10,1 | 0,8 | 🟠 |
| Schaschlik-Grillsoße, 1 EL | 20 | 15 | 0,6 | 0,5 | 2 | 0,2 | 🟠 |
| Schaumdessert, instant, mit Vanillegeschmack | 100 | 377 | 0,6 | 0,7 | 92 | 7,7 | 🟠 |
| Schaumdessert, instant, mit Vanillegeschmack, 1 TL | 10 | 38 | 0,1 | 0,1 | 9,2 | 0,8 | 🟠 |
| Scheibletten, Schmelzkäse, *Kraft Velveta* | 100 | 271 | 17,2 | 19,7 | 6,3 | 0,5 | ⚪ |
| Scheibletten, Schmelzkäse, *Kraft Velveta*, 1 St. | 20 | 54 | 3,4 | 3,9 | 1,3 | 0,1 | ⚪ |
| Scheibletten-Toast, leicht, *Kraft Velveta* | 100 | 199 | 20 | 10,5 | 6,1 | 0,5 | ⚪ |
| Scheibletten-Toast, leicht, *Kraft Velveta*, 1 St. | 20 | 40 | 4 | 2,1 | 1,2 | 0,1 | ⚪ |

S

| Lebensmittel Angabe je 100 g/je Portion | Portion | Energie | Eiweiß | Fett | Kohlen-hydrate | Brot-einheit | GLYX-Ampel |
|---|---|---|---|---|---|---|---|
| | g | kcal | g | g | g | BE | |
| Schellfisch, frisch, Fischzuschnitt | 100 | 78 | 17,9 | 0,6 | + | (0) | ○ |
| Schellfisch, frisch, Fischzuschnitt | 150 | 117 | 26,9 | 0,9 | + | (0) | ○ |
| Schellfisch, geräuchert | 100 | 83 | 19 | 0,7 | + | (0) | ○ |
| Schellfisch, geräuchert | 75 | 62 | 14,3 | 0,5 | + | (0) | ○ |
| Schellfisch, gesalzen | 100 | 72 | 16,4 | 0,6 | + | (0) | ○ |
| Schellfisch, gesalzen | 75 | 54 | 12,3 | 0,4 | + | (0) | ○ |
| Schellfisch, Konserve in Öl, abgetropft | 100 | 144 | 15,4 | 9,2 | + | (0) | ○ |
| Schellfisch, Konserve in Öl, abgetropft | 75 | 108 | 11,5 | 6,9 | + | (0) | ○ |
| Schellfisch, Konserve, abgetropft | 100 | 77 | 17,7 | 0,6 | + | (0) | ○ |
| Schellfisch, Konserve, abgetropft | 75 | 58 | 13,2 | 0,5 | + | (0) | ○ |
| Schellfisch, TK | 100 | 78 | 17,9 | 0,6 | + | (0) | ○ |
| Schellfisch, TK | 150 | 117 | 26,9 | 0,9 | + | (0) | ○ |
| Schillerlocke (Dornhai) | 100 | 154 | 18,5 | 8,9 | + | (0) | ○ |
| Schillerlocke (Dornhai) | 75 | 115 | 13,9 | 6,7 | + | (0) | ○ |
| Schinken- und Plockwurst, roh | 100 | 437 | 25,6 | 37 | 0,3 | (0) | ○ |
| Schinken- und Plockwurst, roh | 30 | 131 | 7,7 | 11,1 | 0,1 | (0) | ○ |
| Schinken, Burgunder, in Aspik | 100 | 120 | 24,3 | 2,3 | 0,2 | (0) | ○ |
| Schinken, Burgunder, in Aspik | 30 | 36 | 7,3 | 0,7 | 0,1 | (0) | ○ |
| Schinken, gekocht | 100 | 175 | 29,9 | 6,1 | + | (0) | ○ |
| Schinken, gekocht | 30 | 53 | 9 | 1,8 | + | (0) | ○ |
| Schinken, roh | 100 | 136 | 21,2 | 5,6 | + | (0) | ○ |
| Schinken, roh | 30 | 41 | 6,4 | 1,7 | + | (0) | ○ |
| Schinken-Käsepastete | 100 | 268 | 21,3 | 20,3 | 0,5 | (0) | ○ |
| Schinken-Käsepastete | 30 | 81 | 6,4 | 6,1 | 0,1 | (0) | ○ |
| Schinkenmettwurst | 100 | 356 | 17,7 | 32 | 0,2 | (0) | ○ |
| Schinkenmettwurst | 30 | 107 | 5,3 | 9,6 | 0,1 | (0) | ○ |
| Schinkenplockwurst | 100 | 401 | 28,1 | 31,9 | 0,3 | (0) | ○ |

| Lebensmittel Angabe je 100 g/je Portion | Portion | Energie | Eiweiß | Fett | Kohlen-hydrate | Brot-einheit | GLYX-Ampel |
|---|---|---|---|---|---|---|---|
| | g | kcal | g | g | g | BE | |
| Schinkenplockwurst | 30 | 120 | 8,4 | 9,6 | 0,1 | (0) | ○ |
| Schinkenplockwurst, luftgetrocknet, roh | 100 | 401 | 28,1 | 31,9 | 0,3 | (0) | ○ |
| Schinkenplockwurst, luftgetrocknet, roh | 30 | 120 | 8,4 | 9,6 | 0,1 | (0) | ○ |
| Schinkenpresskopf | 100 | 210 | 17,4 | 15,6 | 0,3 | (0) | ○ |
| Schinkenpresskopf | 30 | 63 | 5,2 | 4,7 | 0,1 | (0) | ○ |
| Schinkenröllchen in Aspik | 100 | 109 | 17,6 | 3,6 | 1,4 | (0) | ○ |
| Schinkenröllchen in Aspik | 30 | 33 | 5,3 | 1,1 | 0,4 | (0) | ○ |
| Schinkenroulade | 100 | 278 | 20,3 | 22,1 | 0,2 | (0) | ○ |
| Schinkenroulade | 30 | 84 | 6,1 | 6,6 | 0,1 | (0) | ○ |
| Schinkensalami | 100 | 348 | 20,6 | 29,8 | 0,2 | (0) | ○ |
| Schinkensalami | 30 | 104 | 6,2 | 8,9 | 0,1 | (0) | ○ |
| Schinkenwurst, grob | 100 | 293 | 17 | 25,2 | 0,2 | (0) | ○ |
| Schinkenwurst, grob | 30 | 88 | 5,1 | 7,6 | 0,1 | (0) | ○ |
| Schinkenwurst, Krakauer Art, roh | 100 | 304 | 16,8 | 26,6 | 0,2 | (0) | ○ |
| Schinkenwurst, Krakauer Art, roh | 30 | 91 | 5 | 8 | 0,1 | (0) | ○ |
| Schinkenwurst, roh | 100 | 293 | 17,3 | 25,1 | 0,3 | (0) | ○ |
| Schinkenwurst, roh | 30 | 88 | 5,2 | 7,5 | 0,1 | (0) | ○ |
| Schlackwurst | 100 | 397 | 16,4 | 36,5 | 0,6 | (0) | ○ |
| Schlackwurst | 30 | 119 | 4,9 | 10,9 | 0,2 | (0) | ○ |
| Schlagsahne, laktosefrei, *MinusL* | 100 | 293 | 2,3 | 30 | 3,4 | (0) | ○ |
| Schlagsahne, laktosefrei, *MinusL*, 1 EL | 20 | 59 | 0,5 | 6 | 0,7 | (0) | ○ |
| Schlagsahne, 30 % Fett | 100 | 293 | 2,5 | 30 | 3,2 | (0) | ○ |
| Schlagsahne, 30 % Fett, 1 EL | 20 | 58 | 0,5 | 6 | 0,6 | (0) | ○ |
| Schlehen-Fruchtsaft | 100 | 63 | 0,7 | 0,9 | 13,1 | 1,1 | ● |
| Schlehen-Fruchtsaft | 150 | 96 | 1,1 | 1,4 | 19,7 | 1,6 | ● |
| Schmalz, Gänse- | 100 | 900 | + | 100 | + | (0) | ○ |
| Schmalz, Gänse-, 1 EL | 10 | 90 | + | 10 | + | (0) | ○ |
| Schmalz, Schweine- | 100 | 898 | 0,1 | 99,7 | + | (0) | ○ |

S

| Lebensmittel Angabe je 100 g/je Portion | Portion | Energie | Eiweiß | Fett | Kohlen-hydrate | Brot-einheit | GLYX-Ampel |
|---|---|---|---|---|---|---|---|
| | g | kcal | g | g | g | BE | |
| Schmalz, Schweine-, 1 EL | 10 | 90 | 0 | 10 | + | (0) | ○ |
| Schmalz, vegetarisches | 100 | 741 | 2 | 79,7 | 3,8 | (0) | ○ |
| Schmalz, vegetarisches, 1 EL | 10 | 74 | 0,2 | 8 | 0,4 | (0) | ○ |
| Schmalz, vegetarisches, mit Kräutern | 100 | 741 | 2 | 79,7 | 3,8 | (0) | ○ |
| Schmalz, vegetarisches, mit Kräutern, 1 EL | 10 | 74 | 0,2 | 8 | 0,4 | (0) | ○ |
| Schmand | 100 | 288 | 2,5 | 30 | 2,4 | (0) | ○ |
| Schmand, 1 EL | 20 | 58 | 0,5 | 6 | 0,5 | (0) | ○ |
| Schmand, *MinusL* | 100 | 253 | 4,6 | 24 | 5,4 | (0) | ○ |
| Schmand, *MinusL*, 1 EL | 20 | 51 | 0,9 | 4,8 | 1,1 | (0) | ○ |
| Schmand, 20 % Fett | 100 | 205 | 2,8 | 20 | 3,6 | (0) | ○ |
| Schmand, 20 % Fett, 1 EL | 20 | 41 | 0,6 | 4 | 0,7 | (0) | ○ |
| Schmelzkäse, 10 % Fett i. Tr. | 100 | 128 | 18 | 3,6 | 5,3 | (0) | ○ |
| Schmelzkäse, 10 % Fett i. Tr. | 30 | 38 | 5,4 | 1,1 | 1,6 | (0) | ○ |
| Schmelzkäse, 20 % Fett i. Tr. | 100 | 189 | 17 | 10 | 7,5 | (0) | ○ |
| Schmelzkäse, 20 % Fett i. Tr. | 30 | 57 | 5,1 | 3 | 2,3 | (0) | ○ |
| Schmelzkäse, 30 % Fett i. Tr. | 100 | 209 | 15 | 14 | 5,7 | (0) | ○ |
| Schmelzkäse, 30 % Fett i. Tr. | 30 | 63 | 4,5 | 4,2 | 1,7 | (0) | ○ |
| Schmelzkäse, 45 % Fett i. Tr. | 100 | 288 | 15,7 | 22,3 | 6,3 | (0) | ○ |
| Schmelzkäse, 45 % Fett i. Tr. | 30 | 86 | 4,7 | 6,7 | 1,9 | (0) | ○ |
| Schmelzkäse, 60 % Fett i. Tr. | 100 | 336 | 10,3 | 31,5 | 3,4 | (0) | ○ |
| Schmelzkäse, 60 % Fett i. Tr. | 30 | 101 | 3,1 | 9,5 | 1 | (0) | ○ |
| Schmelzkäse, streichfähig, 70 % Fett i. Tr. | 100 | 366 | 8,2 | 35,5 | 4,4 | (0) | ○ |
| Schmelzkäse, streichfähig, 70 % Fett i. Tr. | 30 | 110 | 2,5 | 10,7 | 1,3 | (0) | ○ |
| Schmelzkäsezubereitung, 20 % Fett i. Tr. | 100 | 189 | 17 | 10 | 7,5 | (0) | ○ |
| Schmelzkäsezubereitung, 20 % Fett i. Tr. | 30 | 57 | 5,1 | 3 | 2,3 | (0) | ○ |
| Schmelzkäsezubereitung, 45 % Fett i. Tr. | 100 | 278 | 15,8 | 21,6 | 5,3 | (0) | ○ |
| Schmelzkäsezubereitung, 45 % Fett i. Tr. | 30 | 83 | 4,7 | 6,5 | 1,6 | (0) | ○ |

| Lebensmittel Angabe je 100 g/je Portion | Portion | Energie | Eiweiß | Fett | Kohlen-hydrate | Brot-einheit | GLYX-Ampel |
|---|---|---|---|---|---|---|---|
| | g | kcal | g | g | g | BE | |
| Schmelzkäsezubereitung, 60 % Fett i. Tr. | 100 | 333 | 12 | 31 | 2 | (0) | ◯ |
| Schmelzkäsezubereitung, 60 % Fett i. Tr. | 30 | 100 | 3,6 | 9,3 | 0,6 | (0) | ◯ |
| Schmelzkäsezubereitung, 70 % Fett i. Tr. | 100 | 383 | 9 | 37,6 | 3 | (0) | ◯ |
| Schmelzkäsezubereitung, 70 % Fett i. Tr. | 30 | 115 | 2,7 | 11,3 | 0,9 | (0) | ◯ |
| Schnecken, frisch | 100 | 64 | 12,8 | 0,4 | 2 | (0) | ◯ |
| Schnecken, frisch | 50 | 32 | 6,4 | 0,2 | 1 | (0) | ◯ |
| Schneeklößchen, süße Suppeneinlage | 100 | 177 | 7 | 0,1 | 36,4 | 3 | 🔴 |
| Schneeklößchen, süße Suppeneinlage | 30 | 53 | 2,1 | 0 | 10,9 | 0,9 | 🔴 |
| Schnittlauch, frisch | 100 | 27 | 3,6 | 0,6 | 1,6 | o. A. | 🟢 |
| Schnittlauch, frisch, 1 EL | 5 | 1 | 0,2 | 0 | 0,1 | o. A. | 🟢 |
| Schnittlauch, getrocknet | 100 | 180 | 25 | 4,2 | 10,6 | o. A. | 🟢 |
| Schnittlauch, getrocknet, ½ TL | 1 | 2 | 0,3 | 0 | 0,1 | o. A. | 🟢 |
| Schnittlauch, TK | 100 | 27 | 3,6 | 0,6 | 1,6 | o. A. | 🟢 |
| Schnittlauch, TK, 1 EL | 5 | 1 | 0,2 | 0 | 0,1 | o. A. | 🟢 |
| Schnitzel, Kalb, frisch | 100 | 113 | 21 | 3,1 | + | (0) | ◯ |
| Schnitzel, Kalb, frisch | 150 | 169 | 31,5 | 4,6 | + | (0) | ◯ |
| Schnitzel, Pute, natur, glutenfrei | 100 | 68 | 10,5 | 1,6 | 2,8 | (0) | ◯ |
| Schnitzel, Pute, natur, glutenfrei | 150 | 102 | 15,8 | 2,4 | 4,1 | (0) | ◯ |
| Schnitzel, Schwein, frisch | 100 | 107 | 22,2 | 1,9 | + | (0) | ◯ |
| Schnitzel, Schwein, frisch | 150 | 161 | 33,3 | 2,9 | + | (0) | ◯ |
| Schoko-Eierlikör-Kränzchen aus Mürbeteig | 100 | 447 | 6,3 | 29,7 | 38,5 | 3,2 | 🟡 |
| Schoko-Eierlikör-Kränzchen aus Mürbeteig | 50 | 224 | 3,2 | 14,9 | 19,2 | 1,6 | 🟡 |
| Schokoflammeri, glutenfrei | 100 | 150 | 2,9 | 7,1 | 18,3 | 1,5 | 🟡 |
| Schokoflammeri, glutenfrei | 150 | 224 | 4,3 | 10,7 | 27,5 | 2,3 | 🟡 |
| Schokokeks, glutenfrei | 100 | 433 | 6,5 | 15,4 | 66,3 | 5,5 | 🟡 |
| Schokokeks, glutenfrei, 1 St. | 20 | 87 | 1,3 | 3,1 | 13,3 | 1,1 | 🟡 |

S

| Lebensmittel Angabe je 100 g/je Portion | Portion | Energie | Eiweiß | Fett | Kohlenhydrate | Broteinheit | GLYX-Ampel |
|---|---|---|---|---|---|---|---|
| | g | kcal | g | g | g | BE | |
| Schokolade, Bitter- | 100 | 394 | 10,9 | 18,5 | 45,9 | 3,8 | 🟢 |
| Schokolade, Bitter- | 20 | 79 | 2,2 | 3,7 | 9,2 | 0,8 | 🟢 |
| Schokolade, gefüllt mit Kaffee | 100 | 321 | 1,5 | 5,8 | 64,9 | 5,4 | 🔴 |
| Schokolade, gefüllt mit Kaffee | 20 | 64 | 0,3 | 1,2 | 13 | 1,1 | 🔴 |
| Schokolade, gefüllt mit Marzipan | 100 | 502 | 10,5 | 32,5 | 42,5 | 3,5 | 🟡 |
| Schokolade, gefüllt mit Marzipan | 20 | 100 | 2,1 | 6,5 | 8,5 | 0,7 | 🟡 |
| Schokolade, gefüllt mit Nüssen | 100 | 436 | 2,9 | 12,8 | 76,4 | 6,4 | 🟡 |
| Schokolade, gefüllt mit Nüssen | 20 | 87 | 0,6 | 2,6 | 15,3 | 1,3 | 🟡 |
| Schokolade, gefüllt mit Trauben-Nuss | 100 | 436 | 2,9 | 12,8 | 76,4 | 6,4 | 🟡 |
| Schokolade, gefüllt mit Trauben-Nuss | 20 | 87 | 0,6 | 2,6 | 15,3 | 1,3 | 🟡 |
| Schokolade, gefüllt mit Trüffel | 100 | 519 | 4,3 | 32,2 | 53,5 | 4,5 | 🟡 |
| Schokolade, gefüllt mit Trüffel | 20 | 104 | 0,9 | 6,4 | 10,7 | 0,9 | 🟡 |
| Schokolade, glutenfrei | 100 | 477 | 4,4 | 23,3 | 62,3 | 5,2 | 🟡 |
| Schokolade, glutenfrei | 20 | 95 | 0,9 | 4,7 | 12,5 | 1 | 🟡 |
| Schokolade, Milch- | 100 | 536 | 9,2 | 31,5 | 54,1 | 4,5 | 🟡 |
| Schokolade, Milch- | 20 | 107 | 1,8 | 6,3 | 10,8 | 0,9 | 🟡 |
| Schokolade, Sahnemilch- | 100 | 492 | 5,6 | 24,6 | 61,9 | 5,2 | 🟡 |
| Schokolade, Sahnemilch- | 20 | 98 | 1,1 | 4,9 | 12,4 | 1 | 🟡 |
| Schokoladen-Buttercremetorte aus Biskuitmasse | 100 / Port. | 315 | 5,7 | 17,9 | 32,9 | 2,7 | 🟡 |
| Schokoladenflammeri | 100 | 71 | 2,5 | 2,2 | 10,3 | 0,9 | 🟡 |
| Schokoladenflammeri | 150 | 107 | 3,7 | 3,2 | 15,5 | 1,3 | 🟡 |
| Schokoladenguss | 100 | 453 | 9 | 21,1 | 56,4 | 4,7 | 🟡 |
| Schokoladenguss, 1 EL | 20 | 91 | 1,8 | 4,2 | 11,3 | 0,9 | 🟡 |
| Schokoladenhäufchen | 100 | 441 | 8,6 | 16,6 | 63,7 | 5,3 | 🟡 |
| Schokoladenhäufchen, 1 EL | 20 | 88 | 1,7 | 3,3 | 12,7 | 1,1 | 🟡 |
| Schokoladen-Honigkuchen | 100 | 373 | 5,5 | 5,7 | 75 | 6,3 | 🔴 |
| Schokoladen-Honigkuchen | 50 | 187 | 2,8 | 2,9 | 37,5 | 3,1 | 🔴 |

| Lebensmittel Angabe je 100 g/je Portion | Portion | Energie | Eiweiß | Fett | Kohlen-hydrate | Brot-einheit | GLYX-Ampel |
|---|---|---|---|---|---|---|---|
| | g | kcal | g | g | g | BE | |
| Schokoladen-Kirsch-Torte aus Rührteig | 100 / Port. | 256 | 4,6 | 16,5 | 22 | 1,8 | 🟡 |
| Schokoladenkuchen aus Rührteig | 100 / Port. | 359 | 6,9 | 18,3 | 41 | 3,4 | 🟡 |
| Schokoladen-Napfkuchen | 100 / Port. | 384 | 8,4 | 25,3 | 31,1 | 2,6 | 🟡 |
| Schokoladen-Nuss-Torte aus Rührteig | 100 / Port. | 412 | 5,9 | 25,2 | 40,8 | 3,4 | 🟡 |
| Schokoladenpulver | 100 | 385 | 6,3 | 7,8 | 71,3 | 5,9 | 🟡 |
| Schokoladenpulver, 1 TL | 4 | 15 | 0,3 | 0,3 | 2,9 | 0,2 | 🟡 |
| Schokoladen-Sahne-Torte, aus Biskuitmasse | 100 / Port. | 323 | 5,1 | 22,6 | 25,3 | 2,1 | 🟡 |
| Schokoladensoße | 100 | 153 | 4,4 | 8,3 | 15,1 | 1,3 | 🟡 |
| Schokoladensoße | 50 | 77 | 2,2 | 4,1 | 7,6 | 0,6 | 🟡 |
| Schokoladensoße, aus TP | 100 | 161 | 4,1 | 7,7 | 18,6 | 1,6 | 🟡 |
| Schokoladensoße, aus TP | 50 | 80 | 2,1 | 3,8 | 9,3 | 0,8 | 🟡 |
| Schokoladenstreuselflocken | 100 | 442 | 6,3 | 19,8 | 59,4 | 5 | 🟡 |
| Schokoladenstreuselflocken, 2 EL | 20 | 88 | 1,3 | 4 | 11,9 | 1 | 🟡 |
| Schokoladentorte, aus Rührteig | 100 / Port. | 261 | 5,5 | 10,7 | 35,2 | 2,9 | 🟡 |
| Schokomüsli | 100 | 390 | 9,8 | 11,8 | 60,4 | 5 | 🟡 |
| Schokomüsli, 1 EL | 20 | 78 | 2 | 2,4 | 12,1 | 1 | 🟡 |
| Schokoriegel, *Mars*, *Nuts* | 100 | 470 | 9,3 | 21,8 | 58,9 | 4,9 | 🟡 |
| Schokoriegel, *Mars*, *Nuts* | 60 | 282 | 5,6 | 13,1 | 35,3 | 2,9 | 🟡 |
| Scholle à la Schlemmerfilet | 100 | 99 | 10,5 | 1,3 | 10,9 | 0,9 | 🟡 |
| Scholle à la Schlemmerfilet | 150 | 148 | 15,8 | 1,9 | 16,4 | 1,4 | 🟡 |
| Scholle, frisch, Fischzuschnitt | 100 | 90 | 17,9 | 1,9 | + | (0) | ⚪ |
| Scholle, frisch, Fischzuschnitt | 150 | 134 | 26,9 | 2,9 | + | (0) | ⚪ |
| Scholle, TK | 100 | 90 | 17,9 | 1,9 | + | (0) | ⚪ |
| Scholle, TK | 150 | 134 | 26,9 | 2,9 | + | (0) | ⚪ |
| Schupfnudeln | 100 | 131 | 3,2 | 6 | 15,8 | 1,3 | 🟡 |
| Schupfnudeln | 150 | 197 | 4,7 | 9 | 23,7 | 2 | 🟡 |
| Schupfnudeln, mit Sauerkraut | 100 | 96 | 2,2 | 5 | 10,6 | 0,9 | 🟡 |

S

| Lebensmittel Angabe je 100 g/je Portion | Portion g | Energie kcal | Eiweiß g | Fett g | Kohlen-hydrate g | Brot-einheit BE | GLYX-Ampel |
|---|---|---|---|---|---|---|---|
| Schupfnudeln, mit Sauerkraut | 300 | 289 | 6,6 | 15 | 31,8 | 2,7 | 🟡 |
| Schwartenmagen | 100 | 181 | 19,5 | 11,1 | 0,7 | (0) | ⚪ |
| Schwartenmagen | 30 | 54 | 5,9 | 3,3 | 0,2 | (0) | ⚪ |
| Schwarze Graupenwürstchen | 100 | 241 | 10,4 | 14,9 | 16,6 | 1,4 | 🟡 |
| Schwarze Graupenwürstchen | 30 | 72 | 3,1 | 4,5 | 5 | 0,4 | 🟡 |
| Schwarzer Heilbutt, frisch | 100 | 176 | 13,2 | 13,8 | + | (0) | ⚪ |
| Schwarzer Heilbutt, frisch | 150 | 264 | 19,8 | 20,8 | + | (0) | ⚪ |
| Schwarzer Heilbutt, geräuchert | 100 | 186 | 14 | 14,6 | + | (0) | ⚪ |
| Schwarzer Heilbutt, geräuchert | 75 | 139 | 10,5 | 11 | + | (0) | ⚪ |
| Schwarzer Heilbutt, TK | 100 | 176 | 13,2 | 13,8 | + | (0) | ⚪ |
| Schwarzer Heilbutt, TK | 150 | 264 | 19,8 | 20,8 | + | (0) | ⚪ |
| Schwarzer Pfeffer | 100 | 285 | 10,9 | 3,3 | 52 | o. A. | ⚪ |
| Schwarzer Pfeffer, ½ TL | 1 | 3 | 0,1 | 0 | 0,5 | o. A. | ⚪ |
| Schwarzwälder Kirschtorte | 100 / Port. | 247 | 3,9 | 16,1 | 21,4 | 1,8 | 🟡 |
| Schwarz-Weiß-Gebäck, aus Mürbeteig | 100 | 468 | 6,5 | 20,9 | 63,1 | 5,3 | 🟡 |
| Schwarz-Weiß-Gebäck, aus Mürbeteig | 50 | 234 | 3,3 | 10,5 | 31,6 | 2,6 | 🟡 |
| Schwarzwurzel, frisch | 100 | 17 | 1,4 | 0,4 | 1,6 | o. A. | 🟢 |
| Schwarzwurzel, frisch | 200 | 33 | 2,8 | 0,8 | 3,3 | o. A. | 🟢 |
| Schwarzwurzel, Konserve, abgetropft | 100 | 15 | 1,3 | 0,4 | 1,3 | o. A. | 🟢 |
| Schwarzwurzel, Konserve, abgetropft | 200 | 29 | 2,6 | 0,7 | 2,5 | o. A. | 🟢 |
| Schweinebauch, frisch | 100 | 259 | 17,8 | 21,1 | + | (0) | ⚪ |
| Schweinebauch, frisch | 150 | 388 | 26,7 | 31,7 | + | (0) | ⚪ |
| Schweinefilet, frisch | 100 | 107 | 22 | 2 | + | (0) | ⚪ |
| Schweinefilet, frisch | 150 | 161 | 33 | 3 | + | (0) | ⚪ |
| Schweinegulasch, frisch | 100 | 161 | 20,4 | 8,8 | + | (0) | ⚪ |
| Schweinegulasch, frisch | 150 | 241 | 30,6 | 13,2 | + | (0) | ⚪ |
| Schweinehackfleisch, frisch | 100 | 250 | 17,8 | 20,1 | + | (0) | ⚪ |

| Lebensmittel Angabe je 100 g/je Portion | Portion g | Energie kcal | Eiweiß g | Fett g | Kohlenhydrate g | Broteinheit BE | GLYX-Ampel |
|---|---|---|---|---|---|---|---|
| Schweinehackfleisch, frisch | 150 | 374 | 26,7 | 30,1 | + | (0) | ○ |
| Schweineherz, frisch | 100 / Port. | 103 | 16,9 | 3,8 | 0,4 | (0) | ○ |
| Schweineleber, frisch | 100 / Port. | 117 | 19,4 | 3,3 | 2,1 | (0) | ○ |
| Schweinelunge, frisch | 100 / Port. | 96 | 17,4 | 2,9 | + | (0) | ○ |
| Schweinenacken (Kamm), frisch | 100 | 169 | 20,5 | 9,7 | + | (0) | ○ |
| Schweinenacken (Kamm), frisch | 150 | 253 | 30,8 | 14,5 | + | (0) | ○ |
| Schweinerückenkotelett, frisch | 100 | 133 | 21,6 | 5,2 | + | (0) | ○ |
| Schweinerückenkotelett, frisch | 150 | 200 | 32,4 | 7,7 | + | (0) | ○ |
| Schweinerückenspeck | 100 | 709 | 4,7 | 76,7 | + | (0) | ○ |
| Schweinerückenspeck | 30 | 213 | 1,4 | 23 | + | (0) | ○ |
| Schweineschinkenspeck, roh, geräuchert | 100 | 152 | 20,7 | 7,7 | + | (0) | ○ |
| Schweineschinkenspeck, roh, geräuchert | 30 | 46 | 6,2 | 2,3 | + | (0) | ○ |
| Schweineschnitzel, frisch | 100 | 107 | 22,2 | 1,9 | + | (0) | ○ |
| Schweineschnitzel, frisch | 150 | 161 | 33,3 | 2,9 | + | (0) | ○ |
| Schweineschulter (Bug), frisch | 100 | 161 | 20,4 | 8,8 | + | (0) | ○ |
| Schweineschulter (Bug), frisch | 150 | 241 | 30,6 | 13,2 | + | (0) | ○ |
| Schweinespeck, Bauchfleisch | 100 | 810 | 2,9 | 88,7 | + | (0) | ○ |
| Schweinespeck, Bauchfleisch | 50 | 406 | 1,5 | 44,4 | + | (0) | ○ |
| Schweinesteak, frisch | 100 | 133 | 21,6 | 5,2 | + | (0) | ○ |
| Schweinesteak, frisch | 150 | 200 | 32,4 | 7,7 | + | (0) | ○ |
| Schweinezunge, frisch | 100 / Port. | 208 | 15,1 | 16,4 | 0,5 | (0) | ○ |
| Schweineniere, frisch | 100 / Port. | 110 | 16,5 | 4,5 | 0,8 | (0) | ○ |
| Schweinsbratwurst, grob | 100 | 317 | 16,3 | 27,8 | 0,3 | (0) | ○ |
| Schweinsbratwurst, grob | 150 | 475 | 24,4 | 41,7 | 0,4 | (0) | ○ |
| Schweinshaxe (Eisbein), frisch | 100 | 178 | 20,4 | 10,8 | + | (0) | ○ |
| Schweinshaxe (Eisbein), frisch | 150 | 267 | 30,5 | 16,2 | + | (0) | ○ |

S

| Lebensmittel Angabe je 100 g/je Portion | Portion | Energie | Eiweiß | Fett | Kohlen-hydrate | Brot-einheit | GLYX-Ampel |
|---|---|---|---|---|---|---|---|
| | g | kcal | g | g | g | BE | |
| Schweinskopfwurst | 100 | 308 | 21,6 | 24,8 | 0,2 | (0) | ⚪ |
| Schweinskopfwurst | 30 | 92 | 6,5 | 7,4 | 0,1 | (0) | ⚪ |
| Schweinsohren, aus Blätterteig | 100 | 501 | 5,6 | 29,6 | 53,3 | 4,4 | 🟡 |
| Schweinsohren, aus Blätterteig | 70 | 350 | 3,9 | 20,7 | 37,3 | 3,1 | 🟡 |
| Schwertfisch, frisch | 100 | 116 | 19,8 | 4 | + | (0) | ⚪ |
| Schwertfisch, frisch | 150 | 174 | 29,7 | 6 | + | (0) | ⚪ |
| Seehecht, frisch, Fischzuschnitt | 100 | 92 | 17,2 | 2,5 | + | (0) | ⚪ |
| Seehecht, frisch, Fischzuschnitt | 150 | 138 | 25,8 | 3,8 | + | (0) | ⚪ |
| Seehecht, TK | 100 | 92 | 17,2 | 2,5 | + | (0) | ⚪ |
| Seehecht, TK | 150 | 138 | 25,8 | 3,8 | + | (0) | ⚪ |
| Seeteufel, frisch | 100 | 74 | 14,9 | 1,5 | + | (0) | ⚪ |
| Seeteufel, frisch | 150 | 111 | 22,4 | 2,3 | + | (0) | ⚪ |
| Seezunge, frisch, Fischzuschnitt | 100 | 83 | 17,5 | 1,4 | + | (0) | ⚪ |
| Seezunge, frisch, Fischzuschnitt | 150 | 125 | 26,3 | 2,1 | + | (0) | ⚪ |
| Seezunge, TK | 100 | 83 | 17,5 | 1,4 | + | (0) | ⚪ |
| Seezunge, TK | 150 | 125 | 26,3 | 2,1 | + | (0) | ⚪ |
| Sekt | 100 / Port. | 79 | 0,2 | | 3,5 | * | * |
| Sellerie, Bleichsellerie, frisch | 100 | 17 | 1,2 | 0,2 | 2,2 | o. A. | 🟢 |
| Sellerie, Bleichsellerie, frisch | 200 | 33 | 2,4 | 0,4 | 4,4 | o. A. | 🟢 |
| Sellerie, Knollensellerie, frisch | 100 | 19 | 1,7 | 0,3 | 2,3 | o. A. | 🟢 |
| Sellerie, Knollensellerie, frisch | 200 | 39 | 3,4 | 0,6 | 4,5 | o. A. | 🟢 |
| Selleriecremesuppe | 100 | 19 | 0,7 | 1,5 | 0,9 | o. A. | 🟢 |
| Selleriecremesuppe | 250 | 48 | 1,6 | 3,7 | 2,2 | o. A. | 🟢 |
| Selleriegemüsesaft | 100 | 16 | 1,5 | 0,3 | 1,9 | o. A. | 🟢 |
| Selleriegemüsesaft | 200 | 33 | 3 | 0,5 | 3,8 | o. A. | 🟢 |
| Selleriepüree | 100 | 66 | 3,2 | 4,8 | 2,7 | o. A. | 🟢 |
| Selleriepüree | 250 | 166 | 7,9 | 12 | 6,7 | o. A. | 🟢 |

| Lebensmittel Angabe je 100 g/je Portion | Portion | Energie | Eiweiß | Fett | Kohlen-hydrate | Brot-einheit | GLYX-Ampel |
|---|---|---|---|---|---|---|---|
| | g | kcal | g | g | g | BE | |
| Sellerierohkost | 100 / Port. | 65 | 2 | 4 | 5,1 | o. A. | 🟢 |
| Selleriesalat, Sauerkonserve | 100 | 16 | 1,2 | 0,2 | 1,6 | o. A. | 🟢 |
| Selleriesalat, Sauerkonserve | 50 | 8 | 0,6 | 0,1 | 0,8 | o. A. | 🟢 |
| Semmelbrösel | 100 | 358 | 10,1 | 2,1 | 73,5 | 6,1 | 🔴 |
| Semmelbrösel | 10 | 36 | 1 | 0,2 | 7,4 | 0,6 | 🔴 |
| Semmelklößchen | 100 | 375 | 9,2 | 26,2 | 26,1 | 2,2 | 🟡 |
| Semmelklößchen | 30 | 113 | 2,8 | 7,9 | 7,8 | 0,7 | 🟡 |
| Semmelknödel | 100 | 169 | 6,5 | 6,5 | 20,9 | 1,7 | 🟡 |
| Semmelknödel | 200 | 338 | 12,9 | 13 | 41,8 | 3,5 | 🟡 |
| Senf, extra scharf | 100 | 77 | 5,9 | 4 | 3,5 | 0,3 | 🟢 |
| Senf, extra scharf, 1 TL | 5 | 4 | 0,3 | 0,2 | 0,2 | (0) | 🟢 |
| Senf, mild | 100 | 86 | 6 | 4 | 6 | 0,5 | 🟢 |
| Senf, mild | 5 | 4 | 0,3 | 0,2 | 0,3 | (0) | 🟢 |
| Senf, mittelscharf | 100 | 86 | 6 | 4 | 6 | 0,5 | 🟢 |
| Senf, mittelscharf, 1 TL | 5 | 4 | 0,3 | 0,2 | 0,3 | (0) | 🟢 |
| Senf, scharf | 100 | 79 | 5,9 | 4 | 4 | 0,3 | 🟢 |
| Senf, scharf, 1 TL | 5 | 4 | 0,3 | 0,2 | 0,2 | (0) | 🟢 |
| Senf, süß | 100 | 87 | 6 | 4 | 6,2 | 0,5 | 🟡 |
| Senf, süß, 1 TL | 5 | 4 | 0,3 | 0,2 | 0,3 | (0) | 🟡 |
| Sesam, frisch | 100 | 559 | 17,7 | 50,4 | 10,2 | 0,9 | ⚪ |
| Sesam, frisch, 1 EL | 15 | 84 | 2,7 | 7,6 | 1,5 | 0,1 | ⚪ |
| Sesam, geröstet | 100 | 588 | 16,1 | 54,9 | 9,3 | 0,8 | ⚪ |
| Sesam, geröstet, 1 EL | 15 | 88 | 2,4 | 8,2 | 1,4 | 0,1 | ⚪ |
| Sesambrötchen | 100 | 248 | 8,3 | 7,6 | 36,1 | 3 | 🟡 |
| Sesambrötchen | 50 | 124 | 4,1 | 3,8 | 18 | 1,5 | 🟡 |
| Sesamknäckebrot | 100 | 372 | 11,2 | 5,3 | 69 | 5,8 | 🟡 |
| Sesamknäckebrot, 1 St. | 10 | 37 | 1,1 | 0,5 | 6,9 | 0,6 | 🟡 |
| Sesam-Krokant | 100 | 436 | 3,5 | 10,1 | 81,9 | 6,8 | 🔴 |
| Sesam-Krokant | 20 | 87 | 0,7 | 2 | 16,4 | 1,4 | 🔴 |
| Sesamöl | 100 | 900 | 0 | 100 | 0 | 0 | ⚪ |

S

| Lebensmittel Angabe je 100 g/je Portion | Portion | Energie | Eiweiß | Fett | Kohlen-hydrate | Brot-einheit | GLYX-Ampel |
|---|---|---|---|---|---|---|---|
| | g | kcal | g | g | g | BE | |
| Sesamöl, 1 EL | 10 | 90 | 0 | 10 | 0 | 0 | ⬤ |
| Sherry, cream | 100 | 139 | 0,3 | 0 | 6,9 | 0,6 | * |
| Sherry, cream | 50 | 69 | 0,2 | 0 | 3,5 | 0,3 | * |
| Sherry, medium | 100 | 119 | 0,1 | 0 | 3,6 | 0,3 | * |
| Sherry, medium | 50 | 60 | 0,1 | 0 | 1,8 | 0,2 | * |
| Sherry, sweet | 100 | 139 | 0,3 | 0 | 6,9 | 0,6 | * |
| Sherry, sweet | 50 | 69 | 0,2 | 0 | 3,5 | 0,3 | * |
| Sherry, trocken | 100 | 117 | 0,2 | 0 | 1,4 | 0,1 | * |
| Sherry, trocken | 50 | 58 | 0,1 | 0 | 0,7 | 0,1 | * |
| Sirup | 100 | 317 | 0,3 | 0 | 79 | 6,6 | ⬤ |
| Sirup, 1 EL | 20 | 64 | 0,1 | 0 | 15,8 | 1,3 | ⬤ |
| Smacks, *Kellogg's* | 100 | 374 | 7 | 2 | 82 | 6,8 | ⬤ |
| Smacks, *Kellogg's* | 30 | 112 | 2,1 | 0,6 | 24,6 | 2,1 | ⬤ |
| Soja Cremig neutral, *Fauser Vitaquell* | 100 | 52 | 3,6 | 2,1 | 4,6 | o. A. | ⬤ |
| Soja Cremig neutral, *Fauser Vitaquell* | 50 | 26 | 1,8 | 1,1 | 2,3 | o. A. | ⬤ |
| Sojabohnen, reif, Konserve, gegart, abgetropft | 100 | 37 | 3,8 | 2,4 | + | o. A. | ⬤ |
| Sojabohnen, reif, Konserve, gegart, abgetropft | 150 | 55 | 5,7 | 3,6 | 0,1 | o. A. | ⬤ |
| Soja-Burger | 100 | 94 | 8,4 | 2,6 | 8,8 | 0,7 | ⬤ |
| Soja-Burger | 250 | 234 | 20,9 | 6,5 | 22 | 1,8 | ⬤ |
| SojaDessert Karamell, *Vitaquell Nuxo* | 100 | 88 | 3 | 1,7 | 15 | 1,3 | ⬤ |
| SojaDessert Karamell, *Vitaquell Nuxo* | 50 | 44 | 1,5 | 0,9 | 7,5 | 0,6 | ⬤ |
| Sojadessert, Schoko | 100 | 88 | 3 | 2,3 | 13,6 | 1,1 | ⬤ |
| Sojadessert, Schoko | 125 | 110 | 3,8 | 2,9 | 17 | 1,4 | ⬤ |
| Sojadessert, Vanille | 100 | 80 | 3 | 1,8 | 12,7 | 1,1 | ⬤ |
| Sojadessert, Vanille | 125 | 100 | 3,8 | 2,3 | 15,9 | 1,3 | ⬤ |
| SojaDessert Schoko, *Vitaquell Nuxo* | 100 | 86 | 3 | 1,7 | 14,2 | 1,2 | ⬤ |
| SojaDessert Schoko, *Vitaquell Nuxo* | 50 | 43 | 1,5 | 0,9 | 7,1 | 0,6 | ⬤ |

| Lebensmittel Angabe je 100 g/je Portion | Portion | Energie | Eiweiß | Fett | Kohlen-hydrate | Brot-einheit | GLYX-Ampel |
|---|---|---|---|---|---|---|---|
| | g | kcal | g | g | g | BE | |
| SojaDessert Vanille, *Vitaquell Nuxo* | 100 | 85 | 3 | 1,8 | 14,2 | 1,2 | 🟡 |
| SojaDessert Vanille, *Vitaquell Nuxo* | 50 | 43 | 1,5 | 0,9 | 7,1 | 0,6 | 🟡 |
| Sojadream Sojasahne, *Fauser Vitaquell* | 100 | 177 | 3 | 17,8 | 1,8 | o. A. | 🟢 |
| Sojadream Sojasahne, *Fauser Vitaquell*, 1 EL | 15 | 27 | 0,5 | 2,7 | 0,3 | o. A. | 🟢 |
| SojaDrink Calcium mit Vanille, *Fauser Vitaquell* | 100 | 46 | 3,7 | 2,2 | 2,8 | 0,2 | 🟡 |
| SojaDrink Calcium mit Vanille, *Fauser Vitaquell* | 200 | 93 | 7,4 | 4,4 | 5,6 | 0,5 | 🟡 |
| Sojadrink mit Calcium | 100 | 42 | 3,3 | 1,9 | 2,8 | 0,2 | 🟢 |
| Sojadrink mit Calcium | 200 | 83 | 6,6 | 3,8 | 5,6 | 0,5 | 🟢 |
| Sojadrink mit Calcium, glutenfrei | 100 | 47 | 3,7 | 2,2 | 3,2 | 0,3 | 🟢 |
| Sojadrink mit Calcium, glutenfrei | 200 | 95 | 7,4 | 4,4 | 6,4 | 0,5 | 🟢 |
| Sojadrink ohne Zucker und Salz, *Fauser Vitaquell* | 100 | 35 | 3,7 | 2,2 | 0,1 | o. A. | 🟢 |
| Sojadrink ohne Zucker und Salz, *Fauser Vitaquell* | 200 | 70 | 7,4 | 4,4 | 0,2 | o. A. | 🟢 |
| Sojadrink, Schoko | 100 | 69 | 3,3 | 1,8 | 9,8 | 0,8 | 🟡 |
| Sojadrink, Schoko | 200 | 138 | 6,6 | 3,6 | 19,6 | 1,6 | 🟡 |
| Sojadrink, ungesüßt | 100 | 152 | 15,7 | 9,9 | 0,2 | o. A. | 🟢 |
| Sojadrink, ungesüßt | 200 | 304 | 31,5 | 19,8 | 0,3 | o. A. | 🟢 |
| Sojadrink, Vanille | 100 | 61 | 3,3 | 1,8 | 7,9 | 0,7 | 🟡 |
| Sojadrink, Vanille | 200 | 123 | 6,6 | 3,6 | 15,8 | 1,3 | 🟡 |
| Soja-Frucht-Dessert, milch- und eifrei | 100 | 109 | 1,7 | 8 | 7,4 | 0,6 | 🟡 |
| Soja-Frucht-Dessert, milch- und eifrei | 150 | 164 | 2,6 | 12 | 11,1 | 0,9 | 🟡 |
| Sojajoghurt, Erdbeere | 100 | 75 | 3,8 | 2,2 | 10 | 0,8 | 🟡 |
| Sojajoghurt, Erdbeere | 125 | 94 | 4,8 | 2,8 | 12,5 | 1 | 🟡 |
| Sojajoghurt, natur | 100 | 54 | 4,7 | 2,7 | 2,8 | o. A. | 🟢 |
| Sojajoghurt, natur | 125 | 68 | 5,9 | 3,4 | 3,5 | o. A. | 🟢 |
| Sojajoghurt, Vanille | 100 | 73 | 3,7 | 2,2 | 9,6 | 0,8 | 🟡 |

S

| Lebensmittel Angabe je 100 g/je Portion | Portion | Energie | Eiweiß | Fett | Kohlen-hydrate | Brot-einheit | GLYX-Ampel |
|---|---|---|---|---|---|---|---|
| | g | kcal | g | g | g | BE | |
| Sojajoghurt, Vanille | 125 | 92 | 4,6 | 2,8 | 12 | 1 | 🟡 |
| Sojamehl, vollfett | 100 | 342 | 40 | 20,1 | 0,4 | o. A. | 🟢 |
| Sojamehl, vollfett, 1 EL | 15 | 51 | 6 | 3 | 0,1 | o. A. | 🟢 |
| Sojamilch, natur | 100 | 47 | 3,7 | 2,2 | 3,1 | 0,3 | 🟢 |
| Sojamilch, natur | 200 | 94 | 7,4 | 4,4 | 6,2 | 0,5 | 🟢 |
| Sojaschrotbrot | 100 | 189 | 11,2 | 2,4 | 30,1 | 2,5 | 🟢 |
| Sojaschrotbrot | 50 | 95 | 5,6 | 1,2 | 15 | 1,3 | 🟢 |
| Sojasprossen, frisch | 100 | 52 | 5,3 | 1,2 | 4,7 | o. A. | 🟢 |
| Sojasprossen, frisch | 50 | 26 | 2,7 | 0,6 | 2,4 | o. A. | 🟢 |
| Sojasprossen, Konserve, abgetropft | 100 | 41 | 4,6 | 1 | 3,2 | o. A. | 🟢 |
| Sojasprossen, Konserve, abgetropft | 50 | 21 | 2,3 | 0,5 | 1,6 | o. A. | 🟢 |
| Sonnenblumenkerne, frisch | 100 | 574 | 22,5 | 49 | 12,3 | 1 | ⚪ |
| Sonnenblumenkerne, frisch, 1 EL | 15 | 86 | 3,4 | 7,4 | 1,9 | (0) | ⚪ |
| Sonnenblumenkerne, geröstet | 100 | 602 | 20,5 | 53,6 | 11,2 | 0,9 | ⚪ |
| Sonnenblumenkerne, geröstet, 1 EL | 15 | 90 | 3,1 | 8 | 1,7 | (0) | ⚪ |
| Sonnenblumenkerne, geröstet und gesalzen | 100 | 590 | 20,1 | 52,6 | 11 | 0,9 | ⚪ |
| Sonnenblumenkerne, geröstet und gesalzen, 1 EL | 15 | 89 | 3 | 7,9 | 1,7 | (0) | ⚪ |
| Sonnenblumenöl | 100 | 900 | 0 | 100 | 0 | 0 | ⚪ |
| Sonnenblumenöl | 10 | 90 | 0 | 10 | 0 | 0 | ⚪ |
| Sonnenblumenöl, *Vitaquell* | 100 | 900 | 0 | 100 | 0 | 0 | ⚪ |
| Sonnenblumenöl, *Vitaquell*, 1 EL | 10 | 90 | 0 | 10 | 0 | 0 | ⚪ |
| Sorbit | 100 | 240 | 0 | 0 | 100 | 8,3 | 🟢 |
| Sorbit, 1 TL | 5 | 12 | 0 | 0 | 5 | 0,4 | 🟢 |
| Soya Cuisine Sojacrème, *Alpro* | 100 | 166 | 2 | 17 | 1,5 | o. A. | ⚪ |
| Soya Cuisine Sojacrème, *Alpro*, 1 EL | 15 | 25 | 0,3 | 2,6 | 0,2 | o. A. | ⚪ |
| Soya Dessert Schoko | 100 | 88 | 3 | 2,3 | 13,6 | 1,1 | 🟡 |
| Soya Dessert Schoko | 125 | 110 | 3,8 | 2,9 | 17 | 1,4 | 🟡 |

| Lebensmittel Angabe je 100 g/je Portion | Portion | Energie | Eiweiß | Fett | Kohlenhydrate | Broteinheit | GLYX-Ampel |
|---|---|---|---|---|---|---|---|
| | g | kcal | g | g | g | BE | |
| Soya Dessert Vanille, *Alpro* | 100 | 80 | 3,1 | 1,8 | 12,7 | 1,1 | 🟡 |
| Soya Dessert Vanille, *Alpro* | 125 | 100 | 3,9 | 2,3 | 15,9 | 1,1 | 🟡 |
| Soya Drink Calzium, *Alpro* | 100 | 42 | 3,3 | 1,9 | 2,8 | o. A. | 🟢 |
| Soya Drink Calzium, *Alpro* | 200 | 85 | 6,6 | 3,8 | 5,6 | o. A. | 🟢 |
| Soya Drink Vanille, *Alpro* | 100 | 63 | 3,3 | 1,8 | 7,9 | 0,7 | 🟡 |
| Soya Drink Vanille, *Alpro* | 200 | 126 | 6,6 | 3,6 | 15,8 | 1,3 | 🟡 |
| Soya Drink, ungesüßt, *Alpro* | 100 | 35 | 3,7 | 2,2 | 0,1 | o. A. | 🟢 |
| Soya Drink, ungesüßt, *Alpro* | 200 | 70 | 7,4 | 4,4 | 0,2 | o. A. | 🟢 |
| Soya Yofu Bio Natur, *Alpro* | 100 | 58 | 4,7 | 2,7 | 2,8 | o. A. | 🟢 |
| Soya Yofu Bio Natur, *Alpro* | 125 | 72 | 5,9 | 3,4 | 3,5 | o. A. | 🟢 |
| Soya Yofu Vanille, *Alpro* | 100 | 77 | 3,7 | 2,2 | 9,6 | 0,8 | 🟡 |
| Soya Yofu Vanille, *Alpro* | 125 | 96 | 4,6 | 2,8 | 12 | 1 | 🟡 |
| Spaghetti alla carbonara | 100 | 206 | 5,2 | 12,5 | 18,3 | 1,5 | 🟢 |
| Spaghetti alla carbonara | 300 | 617 | 15,4 | 37,5 | 54,9 | 4,6 | 🟢 |
| Spaghetti Bolognese | 100 | 135 | 8,4 | 5,3 | 13,3 | 1,1 | 🟢 |
| Spaghetti Bolognese | 300 | 406 | 25,1 | 16 | 39,9 | 3,3 | 🟢 |
| Spaghetti Bolognese, energiereduziert | 100 | 146 | 15 | 7,2 | 5,5 | 0,5 | 🟢 |
| Spaghetti Bolognese, energiereduziert | 300 | 439 | 44,9 | 21,5 | 16,3 | 1,4 | 🟢 |
| Spaghetti in Tomatensoße | 100 | 120 | 4 | 2,1 | 20,9 | 1,7 | 🟢 |
| Spaghetti in Tomatensoße | 300 | 360 | 12 | 6,4 | 62,7 | 5,2 | 🟢 |
| Spaghetti, Eierteigwaren, roh | 100 | 352 | 12,3 | 2,8 | 68,3 | 5,7 | 🟢 |
| Spaghetti, Eierteigwaren, roh | 60 | 211 | 7,4 | 1,7 | 41 | 3,4 | 🟢 |
| Spaghetti, glutenfrei, roh, *Dr. Schär* | 100 | 366 | 7,7 | 1,7 | 78,7 | 6,6 | 🟢 |
| Spaghetti, glutenfrei, roh, *Dr. Schär* | 60 | 220 | 4,6 | 1 | 47,2 | 3,9 | 🟢 |
| Spaghetti, glutenfrei, roh, *Hammermühle* | 100 | 358 | 4 | 1,5 | 82 | 6,8 | 🟢 |
| Spaghetti, glutenfrei, roh, *Hammermühle* | 60 | 215 | 2,4 | 0,9 | 49,2 | 4,1 | 🟢 |
| Spargel, grün frisch | 100 | 89 | 4,4 | 7 | 2,1 | o. A. | 🟢 |
| Spargel, grün frisch | 200 | 179 | 8,8 | 14 | 4,2 | o. A. | 🟢 |

S

| Lebensmittel Angabe je 100 g/je Portion | Portion | Energie | Eiweiß | Fett | Kohlenhydrate | Broteinheit | GLYX-Ampel |
|---|---|---|---|---|---|---|---|
| | g | kcal | g | g | g | BE | |
| Spargel, Konserve, abgetropft | 100 | 15 | 1,8 | 0,1 | 1,6 | o. A. | 🟢 |
| Spargel, Konserve, abgetropft | 200 | 30 | 3,5 | 0,3 | 3,2 | o. A. | 🟢 |
| Spargel, TK | 100 | 20 | 2,1 | 0,2 | 2,3 | o. A. | 🟢 |
| Spargel, TK | 200 | 39 | 4,2 | 0,3 | 4,5 | o. A. | 🟢 |
| Spargel, weiß, frisch | 100 | 18 | 1,9 | 0,1 | 2 | o. A. | 🟢 |
| Spargel, weiß, frisch | 200 | 35 | 3,8 | 0,3 | 4,1 | o. A. | 🟢 |
| Spargelcremesuppe | 100 | 84 | 4 | 5,3 | 5,1 | 0,4 | 🟢 |
| Spargelcremesuppe | 250 | 211 | 10 | 13,3 | 12,9 | 1,1 | 🟢 |
| Spargelsuppe | 100 | 64 | 2,4 | 4,3 | 4,1 | o. A. | 🟢 |
| Spargelsuppe | 250 | 161 | 5,9 | 10,8 | 10,2 | o. A. | 🟢 |
| Spargelsuppe, mit Sahne | 100 | 78 | 1,7 | 6,5 | 2,8 | o. A. | 🟢 |
| Spargelsuppe, mit Sahne | 250 | 195 | 4,2 | 16,3 | 7 | o. A. | 🟢 |
| Spätzle, verzehrfertig | 100 | 130 | 5,3 | 2,3 | 21,6 | 1,8 | 🟢 |
| Spätzle, verzehrfertig | 200 | 260 | 10,6 | 4,7 | 43,3 | 3,6 | 🟢 |
| Spätzleteig | 100 / Port. | 217 | 9,8 | 5,6 | 31,5 | 2,6 | 🟢 |
| Spätzleteig, glutenfrei | 100 / Port. | 235 | 14 | 6,7 | 29 | 2,4 | 🟢 |
| Speck, durchwachsen (Frühstücksspeck) | 100 | 145 | 17,5 | 8 | 0,9 | (0) | ⚪ |
| Speck, durchwachsen (Frühstücksspeck) | 30 | 43 | 5,3 | 2,4 | 0,3 | (0) | ⚪ |
| Speck, roh, geräuchert | 100 | 320 | 16 | 28,9 | + | (0) | ⚪ |
| Speck, roh, geräuchert | 30 | 96 | 4,8 | 8,7 | + | (0) | ⚪ |
| Speck, roh, ungeräuchert | 100 | 320 | 16 | 28,9 | + | (0) | ⚪ |
| Speck, roh, ungeräuchert | 30 | 96 | 4,8 | 8,7 | + | (0) | ⚪ |
| Spekulatius aus Mürbeteig | 100 | 489 | 7,8 | 25,6 | 56,8 | 4,7 | 🟡 |
| Spekulatius aus Mürbeteig, 1 St. | 6 | 29 | 0,5 | 1,5 | 3,4 | 0,3 | 🟡 |
| Spiegelei, mit Schinken | 100 | 176 | 14,4 | 12,9 | 0,8 | (0) | ⚪ |
| Spiegelei, mit Schinken, 2 St. | 160 | 281 | 23 | 20,6 | 1,3 | (0) | ⚪ |
| Spiegelei, mit Schinkenspeck | 100 | 162 | 16,2 | 10,6 | 0,5 | (0) | ⚪ |
| Spiegelei, mit Schinkenspeck, 2 St. | 160 | 259 | 26 | 17 | 0,8 | (0) | ⚪ |

| Lebensmittel Angabe je 100 g/je Portion | Portion | Energie | Eiweiß | Fett | Kohlenhydrate | Broteinheit | GLYX-Ampel |
|---|---|---|---|---|---|---|---|
| | g | kcal | g | g | g | BE | |
| Spinat, Blatt-, frisch | 100 | 15 | 2,5 | 0,3 | 0,6 | o. A. | 🟢 |
| Spinat, Blatt-, frisch | 200 | 30 | 5 | 0,6 | 1,1 | o. A. | 🟢 |
| Spinat, frisch | 100 | 15 | 2,5 | 0,3 | 0,6 | o. A. | 🟢 |
| Spinat, frisch | 200 | 30 | 5 | 0,6 | 1,1 | o. A. | 🟢 |
| Spinat, gedünstet, mit Sahne | 100 | 38 | 2,5 | 2 | 2 | o. A. | 🟢 |
| Spinat, gedünstet, mit Sahne | 200 | 76 | 5 | 4,1 | 4 | o. A. | 🟢 |
| Spinat, TK | 100 | 16 | 2,6 | 0,3 | 0,6 | o. A. | 🟢 |
| Spinat, TK | 200 | 31 | 5,3 | 0,6 | 1,1 | o. A. | 🟢 |
| Spinat-Omelett | 100 | 76 | 4,1 | 5,6 | 2,1 | o. A. | 🟢 |
| Spinat-Omelett | 200 | 153 | 8,3 | 11,2 | 4,1 | o. A. | 🟢 |
| Spinat-Schafskäse-Pizza, glutenfrei | 100 | 121 | 4,1 | 4,7 | 15,3 | 1,3 | 🟡 |
| Spinat-Schafskäse-Pizza, glutenfrei | 300 | 363 | 12,2 | 14,1 | 46 | 3,8 | 🟡 |
| Spinatstrudel | 100 | 156 | 5,5 | 10,5 | 9,6 | 0,8 | 🟡 |
| Spinatstrudel | 200 | 312 | 11 | 21 | 19,1 | 1,6 | 🟡 |
| Spitzbuben, aus Mürbeteig | 100 | 568 | 6,8 | 39,5 | 47,2 | 3,9 | 🟡 |
| Spitzbuben, aus Mürbeteig, 1 St. | 20 | 114 | 1,4 | 7,9 | 9,5 | 0,8 | 🟡 |
| Spritzgebäck, aus Rührteig | 100 | 531 | 6,5 | 32,5 | 53,5 | 4,5 | 🟡 |
| Spritzgebäck, aus Rührteig, 1 St. | 10 | 53 | 0,7 | 3,3 | 5,4 | 0,5 | 🟡 |
| Spritzgebäck, Haselnuss- | 100 | 436 | 8,9 | 34,5 | 23,4 | 2 | 🟡 |
| Spritzgebäck, Haselnuss-, 1 St. | 10 | 44 | 0,9 | 3,5 | 2,3 | 0,2 | 🟡 |
| Spritzkuchen, Eberswalder, aus Brandteig | 100 | 260 | 5,7 | 8,4 | 39,8 | 3,3 | 🟡 |
| Spritzkuchen, Eberswalder, aus Brandteig | 70 | 182 | 4 | 5,9 | 27,9 | 2,3 | 🟡 |
| Sprossenkohl, frisch | 100 | 36 | 4,5 | 0,3 | 3,3 | o. A. | 🟢 |
| Sprossenkohl, frisch | 200 | 72 | 8,9 | 0,7 | 6,6 | o. A. | 🟢 |
| Sprossensalat | 100 / Port. | 39 | 3 | 1 | 4,2 | o. A. | 🟢 |
| Sprotte | 100 | 214 | 16,7 | 16,6 | + | (0) | ⚪ |
| Sprotte | 150 | 322 | 25,1 | 24,9 | + | (0) | ⚪ |

S

| Lebensmittel Angabe je 100 g/je Portion | Portion g | Energie kcal | Eiweiß g | Fett g | Kohlenhydrate g | Broteinheit BE | GLYX-Ampel |
|---|---|---|---|---|---|---|---|
| Stachelbeere, frisch | 100 | 39 | 0,8 | 0,2 | 8,5 | 0,7 | 🟢 |
| Stachelbeere, frisch | 125 | 49 | 1 | 0,3 | 10,6 | 0,9 | 🟢 |
| Stachelbeere, Konserve, abgetropft | 100 | 75 | 0,7 | 0,2 | 17,6 | 1,5 | 🟠 |
| Stachelbeere, Konserve, abgetropft | 125 | 93 | 0,8 | 0,2 | 22 | 1,8 | 🟠 |
| Stachelbeere, TK | 100 | 41 | 0,8 | 0,2 | 8,9 | 0,7 | 🟢 |
| Stachelbeere, TK | 125 | 52 | 1,1 | 0,3 | 11,1 | 0,9 | 🟢 |
| Stangenbohnen, grün, frisch | 100 | 25 | 2,4 | 0,2 | 3,2 | o. A. | 🟢 |
| Stangenbohnen, grün, frisch | 200 | 51 | 4,8 | 0,5 | 6,4 | o. A. | 🟢 |
| Stangenkäse, Doppelrahmstufe | 100 | 377 | 17 | 34,7 | + | (0) | ⚪ |
| Stangenkäse, Doppelrahmstufe | 30 | 113 | 5,1 | 10,4 | + | (0) | ⚪ |
| Stärke, Feine Speisestärke, *Mondamin* | 100 | 353 | 1 | 0 | 87 | 7,3 | 🟠 |
| Stärke, Feine Speisestärke, *Mondamin*, 1 EL | 10 | 35 | 0,1 | 0 | 8,7 | 0,7 | 🟠 |
| Stärke, Kartoffelstärke | 100 | 336 | 0,6 | 0,1 | 83,1 | 6,9 | 🟠 |
| Stärke, Kartoffelstärke, 1 EL | 10 | 34 | 0,1 | 0 | 8,3 | 0,7 | 🟠 |
| Stärke, Maisstärke | 100 | 346 | 0,4 | 0,1 | 85,8 | 7,2 | 🟠 |
| Stärke, Maisstärke, 1 EL | 10 | 34 | 0 | 0 | 8,6 | 0,7 | 🟠 |
| Stärke, Reisstärke | 100 | 342 | 0,8 | 0 | 84,8 | 7,1 | 🟠 |
| Stärke, Reisstärke, 1 EL | 10 | 34 | 0,1 | 0 | 8,5 | 0,7 | 🟠 |
| Stärke, Weizenstärke | 100 | 346 | 0,4 | 0,1 | 85,8 | 7,2 | 🟠 |
| Stärke, Weizenstärke, 1 EL | 10 | 34 | 0 | 0 | 8,6 | 0,7 | 🟠 |
| Staudensellerie, frisch | 100 | 17 | 1,2 | 0,2 | 2,2 | o. A. | 🟢 |
| Staudensellerie, frisch | 200 | 33 | 2,4 | 0,4 | 4,4 | o. A. | 🟢 |
| Steinbeißer, frisch, Fischzuschnitt | 100 | 88 | 17,5 | 2 | + | (0) | ⚪ |
| Steinbeißer, frisch, Fischzuschnitt | 150 | 133 | 26,3 | 2,9 | + | (0) | ⚪ |
| Steinbeißer, TK | 100 | 88 | 17,5 | 2 | + | (0) | ⚪ |
| Steinbeißer, TK | 150 | 133 | 26,3 | 2,9 | + | (0) | ⚪ |

| Lebensmittel Angabe je 100 g/je Portion | Portion | Energie | Eiweiß | Fett | Kohlen-hydrate | Brot-einheit | GLYX-Ampel |
|---|---|---|---|---|---|---|---|
| | g | kcal | g | g | g | BE | |
| Steinbutt, frisch, Fischzuschnitt | 100 | 83 | 16,7 | 1,7 | + | (0) | ⦾ |
| Steinbutt, frisch, Fischzuschnitt | 150 | 125 | 25,1 | 2,6 | + | (0) | ⦾ |
| Steinbutt, TK | 100 | 83 | 16,7 | 1,7 | + | (0) | ⦾ |
| Steinbutt, TK | 150 | 125 | 25,1 | 2,6 | + | (0) | ⦾ |
| Steinmetzbrot, Vollkorn- | 100 | 209 | 5,9 | 0,8 | 43,7 | 3,6 | ● |
| Steinmetzbrot, Vollkorn- | 50 | 104 | 2,9 | 0,4 | 21,9 | 1,8 | ● |
| Steinofenbrot | 100 | 210 | 5,7 | 0,8 | 44,4 | 3,7 | ● |
| Steinofenbrot | 50 | 105 | 2,8 | 0,4 | 22,2 | 1,9 | ● |
| Steinpilz, frisch | 100 | 20 | 3,6 | 0,4 | 0,5 | o. A. | ● |
| Steinpilz, frisch | 150 | 30 | 5,4 | 0,6 | 0,8 | o. A. | ● |
| Steinpilz, getrocknet | 100 | 149 | 27,1 | 3 | 4 | o. A. | ● |
| Steinpilz, getrocknet | 25 | 37 | 6,8 | 0,8 | 1 | o. A. | ● |
| Steinpilz, Konserve, abgetropft | 100 | 19 | 3,4 | 0,4 | 0,5 | o. A. | ● |
| Steinpilz, Konserve, abgetropft | 150 | 28 | 5,1 | 0,6 | 0,7 | o. A. | ● |
| Steinpilz, TK | 100 | 24 | 4,4 | 0,5 | 0,6 | o. A. | ● |
| Steinpilz, TK | 150 | 36 | 6,6 | 0,7 | 1 | o. A. | ● |
| Steppenkäse, 30 % Fett i. Tr. | 100 | 252 | 26,5 | 16 | + | (0) | ⦾ |
| Steppenkäse, 30 % Fett i. Tr. | 30 | 76 | 8 | 4,8 | + | (0) | ⦾ |
| Steppenkäse, 45 % Fett i. Tr. | 100 | 326 | 24,1 | 25,4 | + | (0) | ⦾ |
| Steppenkäse, 45 % Fett i. Tr. | 30 | 98 | 7,2 | 7,6 | + | (0) | ⦾ |
| Stilton, Doppelrahmstufe | 100 | 461 | 26 | 40 | + | (0) | ⦾ |
| Stilton, Doppelrahmstufe | 30 | 138 | 7,8 | 12 | + | (0) | ⦾ |
| Stint, frisch, Fischzuschnitt | 100 | 88 | 18 | 1,7 | + | (0) | ⦾ |
| Stint, frisch, Fischzuschnitt | 150 | 132 | 27 | 2,6 | + | (0) | ⦾ |
| Stint, geräuchert | 100 | 94 | 19,1 | 1,8 | + | (0) | ⦾ |
| Stint, geräuchert | 75 | 70 | 14,4 | 1,4 | + | (0) | ⦾ |
| Stollen, Dresdner | 100 / Port. | 347 | 6,3 | 16,1 | 43,5 | 3,6 | ● |
| Stollen, Marzipan-, aus Hefeteig | 100 / Port. | 382 | 6 | 18,7 | 47,3 | 3,9 | ● |

S

| Lebensmittel Angabe je 100 g/je Portion | Portion | Energie | Eiweiß | Fett | Kohlen-hydrate | Brot-einheit | GLYX-Ampel |
|---|---|---|---|---|---|---|---|
| | g | kcal | g | g | g | BE | |
| Stollen, Mohn-, aus Hefeteig | 100 / Port. | 318 | 8,6 | 14,7 | 37,7 | 3,1 | 🟡 |
| Stollen, Quark-, aus Rührteig | 100 | 357 | 6,7 | 16,2 | 46,1 | 3,8 | 🟡 |
| Stollen, Quark-, aus Rührteig | 70 | 249 | 4,7 | 11,3 | 32,2 | 2,7 | 🟡 |
| Streichmettwurst | 100 | 375 | 17,4 | 33,8 | 0,2 | (0) | ⚪ |
| Streichmettwurst | 30 | 112 | 5,2 | 10,1 | 0,1 | (0) | ⚪ |
| Streuselkuchen, aus Hefeteig | 100 / Port. | 376 | 5,9 | 14,9 | 54,4 | 4,5 | 🟡 |
| Streuselkuchen, mit Sauerkirschen | 100 / Port. | 297 | 3,8 | 12,3 | 42 | 3,5 | 🟡 |
| Streuselplätzchen, aus Mürbeteig | 100 | 514 | 6,3 | 28,5 | 58,1 | 4,8 | 🟡 |
| Streuselplätzchen, aus Mürbeteig | 50 | 257 | 3,2 | 14,3 | 29 | 2,4 | 🟡 |
| Streuselteig, Fertigmischung | 100 | 518 | 7,2 | 32,7 | 49,3 | 4,1 | 🟡 |
| Streuselteig, Fertigmischung | 60 | 311 | 4,3 | 19,6 | 29,6 | 2,5 | 🟡 |
| Studentenfutter, mit Nüssen | 100 | 483 | 15,2 | 33,2 | 30,4 | 2,5 | 🟡 |
| Studentenfutter, mit Nüssen | 30 | 145 | 4,6 | 9,9 | 9,1 | 0,8 | 🟡 |
| Sultaninen | 100 | 280 | 2,5 | 0,6 | 66,2 | 5,5 | 🟡 |
| Sultaninen | 25 | 70 | 0,6 | 0,1 | 16,6 | 1,4 | 🟡 |
| Sülze, Berliner Art | 100 | 89 | 10,1 | 5 | 0,7 | 0,1 | ⚪ |
| Sülze, Berliner Art | 30 | 27 | 3 | 1,5 | 0,2 | (0) | ⚪ |
| Sülze, Hausmacher-, Konserve | 100 | 275 | 18,6 | 22,5 | 0,3 | (0) | ⚪ |
| Sülze, Hausmacher-, Konserve | 30 | 82 | 5,6 | 6,7 | 0,1 | (0) | ⚪ |
| Sülze, Kalbfleisch- | 100 | 109 | 19,7 | 3,2 | 0,2 | (0) | ⚪ |
| Sülze, Kalbfleisch- | 30 | 33 | 5,9 | 1 | 0,1 | (0) | ⚪ |
| Sülze, Kalbfleisch-, Konserve | 100 | 109 | 19,7 | 3,2 | 0,2 | (0) | ⚪ |
| Sülze, Kalbfleisch-, Konserve | 30 | 33 | 5,9 | 1 | 0,1 | (0) | ⚪ |
| Sülze, Rindfleisch- | 100 | 141 | 26,4 | 3,7 | 0,2 | (0) | ⚪ |
| Sülze, Rindfleisch- | 30 | 42 | 7,9 | 1,1 | 0,1 | (0) | ⚪ |
| Sülze, Wurst- | 100 | 227 | 13,3 | 19,5 | 0,1 | (0) | ⚪ |
| Sülze, Wurst- | 30 | 68 | 4 | 5,9 | 0 | (0) | ⚪ |
| Sülzwurst | 100 | 171 | 23,5 | 8,3 | 0,4 | (0) | ⚪ |

| Lebensmittel Angabe je 100 g/je Portion | Portion | Energie | Eiweiß | Fett | Kohlen-hydrate | Brot-einheit | GLYX-Ampel |
|---|---|---|---|---|---|---|---|
| | g | kcal | g | g | g | BE | |
| Sülzwurst | 30 | 51 | 7,1 | 2,5 | 0,1 | (0) | 🔘 |
| Suppengrün, frisch | 100 | 24 | 1,5 | 0,3 | 3,6 | o. A. | 🟢 |
| Suppengrün, frisch | 200 | 48 | 3 | 0,5 | 7,3 | o. A. | 🟢 |
| Suppengrün, TK | 100 | 24 | 1,5 | 0,3 | 3,6 | o. A. | 🟢 |
| Suppengrün, TK | 200 | 48 | 3 | 0,5 | 7,3 | o. A. | 🟢 |
| Suppenhuhn, frisch | 100 | 257 | 19 | 20,3 | + | (0) | 🔘 |
| Suppenhuhn, frisch | 150 | 385 | 28,5 | 30,5 | + | (0) | 🔘 |
| Suppenhuhn, TK | 100 | 257 | 19 | 20,3 | + | (0) | 🔘 |
| Suppenhuhn, TK | 150 | 385 | 28,5 | 30,5 | + | (0) | 🔘 |
| Süßkartoffel (Batate) | 100 | 108 | 1,6 | 0,6 | 24,1 | 2 | 🟢 |
| Süßkartoffel (Batate) | 200 | 217 | 3,3 | 1,2 | 48,2 | 4 | 🟢 |
| Süßkartoffelsuppe | 100 | 67 | 1,2 | 3,6 | 7,4 | 1,3 | 🟢 |
| Süßkartoffelsuppe | 250 | 168 | 3 | 8,9 | 18,6 | 3,8 | 🟢 |
| Süßwein | 100 | 152 | 0,1 | 0 | 22,5 | 1,9 | * |
| Süßwein | 50 | 76 | 0,1 | 0 | 11,3 | 0,9 | * |
| Sweet Sherry | 100 | 139 | 0,3 | 0 | 6,9 | 0,6 | * |
| Sweet Sherry | 50 | 69 | 0,2 | 0 | 3,5 | 0,3 | * |

**T**

| Lebensmittel | Portion | Energie | Eiweiß | Fett | Kohlen-hydrate | Brot-einheit | GLYX-Ampel |
|---|---|---|---|---|---|---|---|
| Tafelspitz, mit Meerrettichsoße | 100 | 157 | 12,7 | 10 | 4 | 0,3 | 🟢 |
| Tafelspitz, mit Meerrettichsoße | 200 | 313 | 25,4 | 20 | 8 | 0,7 | 🟢 |
| Tamarillo (Baumtomate), frisch | 100 | 59 | 1,7 | 0,8 | 10,6 | 0,9 | 🟢 |
| Tamarillo (Baumtomate), frisch | 125 | 73 | 2,1 | 1 | 13,3 | 1,1 | 🟢 |
| Tatar (Schabefleisch) | 100 | 113 | 21,4 | 3 | + | (0) | 🔘 |
| Tatar (Schabefleisch) | 150 | 170 | 32,1 | 4,5 | + | (0) | 🔘 |
| Teewurst | 100 | 372 | 14,4 | 34,8 | 0,2 | (0) | 🔘 |
| Teewurst | 30 | 111 | 4,3 | 10,4 | 0,1 | (0) | 🔘 |
| Teewurst, Diät, *becel* | 100 | 290 | 16 | 25 | 1 | (0) | 🔘 |
| Teewurst, Diät, *becel* | 30 | 87 | 4,8 | 7,5 | 0,3 | (0) | 🔘 |

| Lebensmittel Angabe je 100 g/je Portion | Portion | Energie | Eiweiß | Fett | Kohlen-hydrate | Brot-einheit | GLYX-Ampel |
|---|---|---|---|---|---|---|---|
| | g | kcal | g | g | g | BE | |
| Teewurst, grob | 100 | 302 | 16,6 | 26,5 | 0,2 | (0) | ⚪ |
| Teewurst, grob | 30 | 91 | 5 | 8 | 0,1 | (0) | ⚪ |
| Teewurst, Rügenwälder Art | 100 | 295 | 18 | 24,9 | 0,5 | (0) | ⚪ |
| Teewurst, Rügenwälder Art | 30 | 89 | 5,4 | 7,5 | 0,1 | (0) | ⚪ |
| Teigwaren, Eier-, roh | 100 | 352 | 12,3 | 2,8 | 68,3 | 5,7 | 🟢 |
| Teigwaren, Eier-, roh | 60 | 211 | 7,4 | 1,7 | 41 | 3,4 | 🟢 |
| Teigwaren, Eier-, aus Weizen, mit Spinat, roh | 100 | 335 | 10,7 | 2,6 | 67,2 | 5,6 | 🟢 |
| Teigwaren, Eier-, aus Weizen, mit Spinat, roh | 60 | 200 | 6,4 | 1,5 | 40,3 | 3,4 | 🟢 |
| Teigwaren, Eier-, aus Weizen, mit Tomaten, roh | 100 | 339 | 10,8 | 2,5 | 67,3 | 5,6 | 🟢 |
| Teigwaren, Eier-, aus Weizen, mit Tomaten, roh | 60 | 204 | 6,5 | 1,5 | 40,4 | 3,4 | 🟢 |
| Teigwaren, eifrei, roh | 100 | 343 | 12,5 | 1,2 | 70,5 | 5,9 | 🟢 |
| Teigwaren, eifrei, roh | 60 | 206 | 7,5 | 0,7 | 42,3 | 3,5 | 🟢 |
| Teigwaren, eifrei, aus Weizen, mit Spinat, roh | 100 | 326 | 10,1 | 0,9 | 69,4 | 5,8 | 🟢 |
| Teigwaren, eifrei, aus Weizen, mit Spinat, roh | 60 | 195 | 6,1 | 0,5 | 41,6 | 3,5 | 🟢 |
| Teigwaren, eifrei, aus Weizen, mit Tomaten, roh | 100 | 326 | 10,2 | 0,8 | 69,4 | 5,8 | 🟢 |
| Teigwaren, eifrei, aus Weizen, mit Tomaten, roh | 60 | 195 | 6,1 | 0,5 | 41,6 | 3,5 | 🟢 |
| Teigwaren, glutenfrei, roh | 100 | 350 | 0,4 | 0,1 | 86,8 | 7,2 | 🟢 |
| Teigwaren, glutenfrei, roh | 60 | 211 | 0,3 | 0,1 | 52,1 | 4,3 | 🟢 |
| Teigwaren, Vollkorn-, aus Weizen, eifrei, roh | 100 | 319 | 13,4 | 2,5 | 60,6 | 5,1 | 🟢 |
| Teigwaren, Vollkorn-, aus Weizen, eifrei, roh | 60 | 191 | 8 | 1,5 | 36,4 | 3 | 🟢 |
| Thousand-Island-Salat-dressing, Fertigprodukt | 100 | 473 | 3 | 48,2 | 6,9 | 0,6 | 🟡 |
| Thousand-Island-Salat-dressing, Fertigprodukt, 1 EL | 20 | 94 | 0,6 | 9,6 | 1,4 | 0,1 | 🟡 |
| Thunfisch, gegart, Fischzuschnitt | 100 | 253 | 24,6 | 17,3 | + | (0) | ⚪ |
| Thunfisch, gegart, Fischzuschnitt | 150 | 379 | 36,9 | 25,9 | + | (0) | ⚪ |

| Lebensmittel Angabe je 100 g/je Portion | Portion | Energie | Eiweiß | Fett | Kohlen-hydrate | Brot-einheit | GLYX-Ampel |
|---|---|---|---|---|---|---|---|
| | g | kcal | g | g | g | BE | |
| Thunfisch, Konserve in Öl, abgetropft | 100 | 222 | 20,5 | 15,7 | + | (0) | ⚪ |
| Thunfisch, Konserve in Öl, abgetropft | 75 | 166 | 15,4 | 11,8 | + | (0) | ⚪ |
| Thunfisch, Konserve, abgetropft | 100 | 219 | 21,7 | 14,8 | + | (0) | ⚪ |
| Thunfisch, Konserve, abgetropft | 75 | 164 | 16,3 | 11,1 | + | (0) | ⚪ |
| Thunfisch, TK | 100 | 222 | 22 | 15 | + | (0) | ⚪ |
| Thunfisch, TK | 150 | 333 | 33 | 22,5 | + | (0) | ⚪ |
| Tilsiter, 45 % Fett i. Tr. | 100 | 354 | 26,3 | 27,7 | + | (0) | ⚪ |
| Tilsiter, 45 % Fett i. Tr. | 30 | 106 | 7,9 | 8,3 | + | (0) | ⚪ |
| Tilsiter, Halbfettstufe | 100 | 211 | 29,5 | 10 | + | (0) | ⚪ |
| Tilsiter, Halbfettstufe | 30 | 63 | 8,9 | 3 | + | (0) | ⚪ |
| Tilsiter, Magerstufe | 100 | 134 | 31,2 | 1 | + | (0) | ⚪ |
| Tilsiter, Magerstufe | 30 | 40 | 9,4 | 0,3 | + | (0) | ⚪ |
| Tintenfisch, frisch | 100 | 81 | 15,8 | 1 | 2 | (0) | ⚪ |
| Tintenfisch, frisch | 150 | 122 | 23,8 | 1,5 | 3,1 | (0) | ⚪ |
| Tiramisu | 100 | 280 | 8,9 | 21,7 | 12,3 | 1,0 | 🟡 |
| Tiramisu | 150 | 420 | 13,4 | 32,5 | 18,5 | 1,5 | 🟡 |
| Toast »Hawaii« | 100 | 257 | 11,4 | 14,8 | 19,4 | 1,6 | 🟡 |
| Toast »Hawaii« | 110 | 283 | 12,6 | 16,3 | 21,3 | 1,8 | 🟡 |
| Toast »Lukullus«, mit Kassler | 100 | 189 | 10,9 | 13,2 | 6,9 | 0,6 | 🟡 |
| Toast »Lukullus«, mit Kassler | 90 | 170 | 9,8 | 11,9 | 6,2 | 0,5 | 🟡 |
| Toastbrot, glutenfrei, geschnitten, *Valpiform* | 100 | 235 | 4 | 3 | 48 | 4 | 🔴 |
| Toastbrot, glutenfrei, geschnitten, *Valpiform* | 25 | 59 | 1 | 0,8 | 12 | 1 | 🔴 |
| Toastbrot, Vollkorn- | 100 | 241 | 8,2 | 3,8 | 42,9 | 3,6 | 🟡 |
| Toastbrot, Vollkorn- | 30 | 72 | 2,5 | 1,1 | 12,9 | 1,1 | 🟡 |
| Toastbrot, Weißbrot | 100 | 253 | 7,4 | 3,3 | 47,7 | 4 | 🔴 |
| Toastbrot, Weißbrot | 25 | 63 | 1,8 | 0,8 | 11,9 | 1 | 🔴 |
| Tofu im Sesammantel | 100 | 186 | 15,4 | 12,6 | 3,2 | o. A. | 🟢 |

T

| Lebensmittel Angabe je 100 g/je Portion | Portion g | Energie kcal | Eiweiß g | Fett g | Kohlen-hydrate g | Brot-einheit BE | GLYX-Ampel |
|---|---|---|---|---|---|---|---|
| Tofu im Sesammantel | 120 | 223 | 18,4 | 15,1 | 3,8 | o. A. | 🟢 |
| Tofu, mit Kräutern und Schalotten | 100 | 112 | 12,1 | 6,5 | 1,4 | o. A. | 🟢 |
| Tofu, mit Kräutern und Schalotten | 150 | 169 | 18,1 | 9,7 | 2,1 | o. A. | 🟢 |
| Tofu Natur, bio, *Taifun* | 100 / Port. | 128 | 12,2 | 7,5 | 2,9 | o. A. | 🟢 |
| Tofu rosso, *demeter* | 100 / Port. | 220 | 13,5 | 17,6 | 2,4 | o. A. | 🟢 |
| Tofu, Basilikum-Kräuter-, *demeter Taifun* | 100 / Port. | 216 | 17,9 | 14,6 | 3,5 | o. A. | 🟢 |
| Tofu, eingelegt | 100 | 310 | 7,3 | 30,2 | 2,9 | o. A. | 🟢 |
| Tofu, eingelegt | 150 | 465 | 10,9 | 45,3 | 4,4 | o. A. | 🟢 |
| Tofu, fest | 100 / Port. | 144 | 15,8 | 8,7 | 0,6 | o. A. | 🟢 |
| Tofu, Räucher-, *demeter Taifun* | 100 / Port. | 190 | 20,1 | 10,8 | 3,1 | o. A. | 🟢 |
| Tofu, Seiden- | 100 / Port. | 52 | 5,5 | 3,2 | 0,4 | o. A. | 🟢 |
| Tofu, Seiden- (Kinugoshi), *demeter Taifun* | 100 / Port. | 49 | 5,5 | 2,2 | 1,7 | o. A. | 🟢 |
| Tofu-Bratling, Curry-Ananas, bio, *Taifun* | 100 / Port. | 191 | 9,3 | 13 | 9,6 | 0,8 | 🟢 |
| Tofu-Bratling, Mais-Paprika, bio, *Taifun* | 100 / Port. | 195 | 9,6 | 10,9 | 14,6 | 1,2 | 🟢 |
| Tofu-Curry-Cremesuppe, mit Nüssen | 100 | 46 | 2,2 | 3,7 | 1,2 | o. A. | 🟢 |
| Tofu-Curry-Cremesuppe, mit Nüssen | 250 | 116 | 5,4 | 9,2 | 3,1 | o. A. | 🟢 |
| Tofu-Dinkelbratlinge, bio, *Taifun* | 100 / Port. | 238 | 13 | 16,1 | 10,6 | 0,9 | 🟢 |
| Tofu-Gemüsetaschen | 100 | 102 | 4,9 | 2,8 | 14,2 | 1,2 | 🟢 |
| Tofu-Gemüsetaschen | 300 | 306 | 14,6 | 8,5 | 42,7 | 3,6 | 🟢 |
| Tofugeschnetzeltes mit Austernpilzen und Naturreis | 100 | 119 | 3,3 | 6,5 | 11,9 | 1,0 | 🟢 |
| Tofugeschnetzeltes mit Austernpilzen und Naturreis | 300 | 357 | 9,8 | 19,4 | 35,8 | 3,0 | 🟢 |
| Tofu-Grillknacker, bio, *Taifun* | 100 | 226 | 13,9 | 16,2 | 6,5 | 0,5 | 🟢 |
| Tofu-Grillknacker, bio, *Taifun* | 125 | 283 | 17,4 | 20,3 | 8,1 | 0,7 | 🟢 |

| Lebensmittel Angabe je 100 g/je Portion | Portion | Energie | Eiweiß | Fett | Kohlen- hydrate | Brot- einheit | GLYX-Ampel |
|---|---|---|---|---|---|---|---|
| | g | kcal | g | g | g | BE | |
| Tofuklößchen auf Rahmspinat | 100 | 82 | 6,7 | 5,3 | 1,5 | o. A. | 🟢 |
| Tofuklößchen auf Rahmspinat | 300 | 245 | 20 | 15,8 | 4,6 | o. A. | 🟢 |
| Tofu-Kräuterknacker, bio, *Taifun* | 100 | 231 | 13,5 | 17,8 | 4,7 | 0,4 | 🟢 |
| Tofu-Kräuterknacker, bio, *Taifun* | 125 | 289 | 16,9 | 22,3 | 5,9 | 0,5 | 🟢 |
| Tofupuffer, mit Aprikosencreme | 100 | 213 | 9,3 | 9,8 | 22 | 1,8 | 🟢 |
| Tofupuffer, mit Aprikosencreme | 300 | 641 | 28 | 29,4 | 66 | 5,5 | 🟢 |
| Tofuragout, italienisch | 100 | 86 | 3,3 | 7,1 | 2,1 | 0,2 | 🟢 |
| Tofuragout, italienisch | 300 | 257 | 10 | 21,3 | 6,2 | 0,5 | 🟢 |
| Tofu-Rostbräterle, bio, *Taifun* | 100 | 244 | 17 | 14,2 | 12,1 | 1 | 🟢 |
| Tofu-Rostbräterle, bio, *Taifun* | 150 | 366 | 25,5 | 21,3 | 18,2 | 1,5 | 🟢 |
| Tofuschnitten, mit Nuss- panade, milch- und eifrei | 100 | 265 | 12,1 | 23,3 | 2 | o. A. | 🟢 |
| Tofuschnitten, mit Nuss- panade, milch- und eifrei | 150 | 397 | 18,2 | 35,2 | 3 | o. A. | 🟢 |
| Tofuschnitten, paniert | 100 | 168 | 15 | 10,2 | 4,3 | 0,4 | 🟢 |
| Tofuschnitten, paniert | 150 | 253 | 22,5 | 15,3 | 6,5 | 0,5 | 🟢 |
| Tofu-Sombreros, bio, *Taifun* | 100 | 250 | 13 | 18,3 | 8,8 | 0,7 | 🟢 |
| Tofu-Sombreros, bio, *Taifun* | 125 | 313 | 16,3 | 22,9 | 11 | 0,9 | 🟢 |
| Tofustreifen in Mangosoße | 100 | 124 | 5,1 | 6,4 | 11,2 | 0,9 | 🟢 |
| Tofustreifen in Mangosoße | 300 | 373 | 15,3 | 19,3 | 33,6 | 2,8 | 🟢 |
| Tofu-Wiener, bio, *Taifun* | 100 | 247 | 12 | 19,1 | 7,3 | 0,6 | 🟢 |
| Tofu-Wiener, bio, *Taifun* | 125 | 309 | 15 | 23,9 | 9,1 | 0,8 | 🟢 |
| Tofuwürfel, mit Orangenspalten | 100 | 111 | 5,2 | 7,2 | 5,9 | 0,5 | 🟢 |
| Tofuwürfel, mit Orangenspalten | 150 | 167 | 7,7 | 10,8 | 8,9 | 0,7 | 🟢 |
| Tofu-Zucchini-Carpaccio | 100 | 89 | 3,9 | 6,7 | 3,3 | o. A. | 🟢 |
| Tofu-Zucchini-Carpaccio | 300 | 267 | 11,7 | 19,9 | 9,9 | o. A. | 🟢 |
| Tomate, frisch | 100 | 17 | 1 | 0,2 | 2,6 | o. A. | 🟢 |
| Tomate, frisch | 200 | 35 | 1,9 | 0,4 | 5,2 | o. A. | 🟢 |
| Tomate, Konserve, abgetropft | 100 | 15 | 0,9 | 0,2 | 2 | o. A. | 🟢 |

T

| Lebensmittel Angabe je 100 g/je Portion | Portion g | Energie kcal | Eiweiß g | Fett g | Kohlenhydrate g | Broteinheit BE | GLYX-Ampel |
|---|---|---|---|---|---|---|---|
| Tomate, Konserve, abgetropft | 200 | 29 | 1,7 | 0,4 | 4 | o. A. | 🟢 |
| Tomaten-Chutney | 100 | 100 | 0,8 | 0,2 | 23,7 | 2 | 🔴 |
| Tomaten-Chutney, 1 EL | 20 | 20 | 0,2 | 0 | 4,7 | 0,4 | 🔴 |
| Tomatencremesuppe | 100 | 66 | 3,9 | 4,3 | 2,8 | 0,2 | 🟢 |
| Tomatencremesuppe | 250 | 165 | 9,8 | 10,8 | 7,1 | 0,6 | 🟢 |
| Tomaten-Gemüsesaft | 100 | 15 | 0,8 | 0,2 | 2,1 | o. A. | 🟢 |
| Tomaten-Gemüsesaft | 200 | 29 | 1,6 | 0,3 | 4,2 | o. A. | 🟢 |
| Tomatenketchup | 100 | 104 | 2 | 0,3 | 24,7 | 2,1 | 🔴 |
| Tomatenketchup | 20 | 21 | 0,4 | 0,1 | 4,9 | 0,4 | 🔴 |
| Tomatenketchup, natriumarm | 100 | 74 | 4,5 | 0,2 | 12,9 | 1,1 | 🔴 |
| Tomatenketchup, natriumarm, 1 EL | 15 | 11 | 0,7 | 0 | 1,9 | 0,2 | 🔴 |
| Tomatenmark | 100 | 74 | 4,5 | 0,2 | 12,9 | 1,1 | 🟢 |
| Tomatenmark, 1 EL | 15 | 11 | 0,7 | 0 | 1,9 | 0,2 | 🟢 |
| Tomatenpüree | 100 | 74 | 4,5 | 0,2 | 12,9 | 1,1 | 🟢 |
| Tomatenpüree, 1 EL | 15 | 11 | 0,7 | 0 | 1,9 | o. A. | 🟢 |
| Tomatensalat | 100 / Port. | 51 | 0,9 | 3,6 | 3,4 | o. A. | 🟢 |
| Tomatensoße, aus frischen Tomaten | 100 | 68 | 7 | 3,1 | 2,8 | o. A. | 🟢 |
| Tomatensoße, aus frischen Tomaten | 50 | 34 | 3,5 | 1,6 | 1,4 | o. A. | 🟢 |
| Tomatensoße, Barbecue- | 100 | 110 | 2,1 | 0,3 | 24 | 2 | 🔴 |
| Tomatensoße, Barbecue-, 1 EL | 20 | 22 | 0,4 | 0,1 | 4,8 | 0,4 | 🔴 |
| Tomatensoße, italienisch | 100 | 75 | 2,8 | 4,2 | 6,4 | 0,5 | 🟢 |
| Tomatensoße, italienisch | 50 | 37 | 1,4 | 2,1 | 3,2 | 0,3 | 🟢 |
| Tomatensuppe | 100 | 29 | 0,9 | 1,6 | 2,7 | 0,2 | 🟢 |
| Tomatensuppe | 250 | 72 | 2,1 | 4 | 6,8 | 0,6 | 🟢 |
| Topinambur, frisch | 100 | 31 | 2,4 | 0,4 | 4 | 0,3 | 🟡 |
| Topinambur, frisch | 200 | 62 | 4,9 | 0,8 | 8 | 0,7 | 🟡 |
| Torte, aus Biskuitteig | 100 / Port. | 209 | 5,9 | 6,2 | 31,4 | 2,6 | 🟡 |
| Torte, aus Rührteig | 100 / Port. | 342 | 7,6 | 15 | 43,5 | 3,6 | 🟡 |

| Lebensmittel Angabe je 100 g/je Portion | Portion g | Energie kcal | Eiweiß g | Fett g | Kohlen- hydrate g | Brot- einheit BE | GLYX-Ampel |
|---|---|---|---|---|---|---|---|
| Torte, aus Sandteig | 100 / Port. | 363 | 4,9 | 24,1 | 32,1 | 2,7 | 🟡 |
| Torte, aus Wiener Masse | 100 / Port. | 261 | 5,5 | 10,7 | 35,2 | 2,9 | 🟡 |
| Tortenboden, aus Wiener Biskuitteig | 100 | 339 | 6,1 | 14,3 | 46,2 | 3,9 | 🟡 |
| Tortenboden, aus Wiener Biskuitteig | 55 | 186 | 3,4 | 7,9 | 25,4 | 2,1 | 🟡 |
| Tortenboden, aus Mürbeteig, fettreich | 100 / Port. | 509 | 6,5 | 28,1 | 57,7 | 4,8 | 🟡 |
| Tortenboden, glutenfrei | 100 / Port. | 345 | 11,9 | 20 | 29,6 | 2,5 | 🟡 |
| Tortilla, Mais- | 100 | 190 | 4,5 | 1,5 | 39 | 3,3 | 🔴 |
| Tortilla, Mais- | 30 | 57 | 1,3 | 0,5 | 11,7 | 1 | 🔴 |
| Trappistenkäse, 45 % Fett i. Tr. | 100 | 338 | 24,2 | 26,8 | + | (0) | ⚪ |
| Trappistenkäse, 45 % Fett i. Tr. | 30 | 101 | 7,3 | 8 | + | (0) | ⚪ |
| Trauben-Apfel-Saft, *Kinella* | 100 | 59 | 0,2 | 0,1 | 14,2 | 1,2 | 🟡 |
| Trauben-Apfel-Saft, *Kinella* | 200 | 117 | 0,3 | 0,1 | 28,4 | 2,4 | 🟡 |
| Trauben-Holunderbeer-Punsch | 100 | 46 | 1,6 | 0,3 | 8,5 | 0,7 | 🟡 |
| Trauben-Holunderbeer-Punsch | 200 | 92 | 3,2 | 0,6 | 17 | 1,4 | 🟡 |
| Traubenkernöl | 100 | 900 | 0 | 100 | 0 | 0 | ⚪ |
| Traubenkernöl | 10 | 90 | 0 | 10 | 0 | 0 | ⚪ |
| Traubensaft | 100 | 71 | 0,6 | 0,2 | 15,5 | 1,3 | 🟡 |
| Traubensaft | 150 | 100 | 0,9 | 0,3 | 23,3 | 2 | 🟡 |
| Traubenzucker | 100 | 405 | 0 | 0 | 99,8 | 8,3 | 🔴 |
| Traubenzucker, 1 EL | 10 | 41 | 0 | 0 | 10 | 0,8 | 🔴 |
| Trüffel, frisch | 100 | 57 | 5,5 | 0,6 | 7,4 | 0,6 | 🟢 |
| Trüffel, frisch | 10 | 6 | 0,6 | 0,1 | 0,7 | 0,1 | 🟢 |
| Trüffelgänseleberpastete | 100 | 251 | 8,6 | 21,2 | 7 | (0) | ⚪ |
| Trüffelgänseleberpastete | 30 | 75 | 2,6 | 6,4 | 2,1 | (0) | ⚪ |
| Trüffelgänseleberwurst | 100 | 252 | 19,9 | 17,9 | 3,1 | (0) | ⚪ |
| Trüffelgänseleberwurst | 30 | 75 | 6 | 5,4 | 0,9 | (0) | ⚪ |
| Trüffelleberwurst | 100 | 321 | 15 | 28,6 | 1,7 | (0) | ⚪ |

T

| Lebensmittel Angabe je 100 g/je Portion | Portion | Energie | Eiweiß | Fett | Kohlen-hydrate | Brot-einheit | GLYX-Ampel |
|---|---|---|---|---|---|---|---|
| | g | kcal | g | g | g | BE | |
| Trüffelleberwurst | 30 | 96 | 4,5 | 8,6 | 0,5 | (0) | ⬤ |
| Trüffelleberwurst, Konserve | 100 | 321 | 15 | 28,6 | 1,7 | (0) | ⬤ |
| Trüffelleberwurst, Konserve | 30 | 96 | 4,5 | 8,6 | 0,5 | (0) | ⬤ |
| Trüffelmosaikpastete | 100 | 261 | 15,9 | 22 | 0,3 | (0) | ⬤ |
| Trüffelmosaikpastete | 30 | 78 | 4,8 | 6,6 | 0,1 | (0) | ⬤ |
| Trüffelzungenpastete | 100 | 312 | 13,2 | 25,8 | 7,7 | 0,6 | ⬤ |
| Trüffelzungenpastete | 30 | 94 | 4 | 7,7 | 2,3 | 0,2 | ⬤ |
| Truthahn, Brust, frisch | 100 | 107 | 24,1 | 1 | + | (0) | ⬤ |
| Truthahn, Brust, frisch | 150 | 160 | 36,2 | 1,5 | + | (0) | ⬤ |
| Truthahn, frisch | 100 | 216 | 20,6 | 15 | + | (0) | ⬤ |
| Truthahn, frisch | 150 | 324 | 30,9 | 22,5 | + | (0) | ⬤ |
| Truthahn, Schenkel, frisch | 100 | 155 | 18,9 | 8,8 | + | (0) | ⬤ |
| Truthahn, Schenkel, frisch | 150 | 232 | 28,4 | 13,2 | + | (0) | ⬤ |

**U**

| Lebensmittel Angabe je 100 g/je Portion | Portion | Energie | Eiweiß | Fett | Kohlen-hydrate | Brot-einheit | GLYX-Ampel |
|---|---|---|---|---|---|---|---|
| Ungarische Gulaschsuppe | 100 | 40 | 1,9 | 2,8 | 1,9 | (0) | ⬤ |
| Ungarische Gulaschsuppe | 250 | 100 | 4,8 | 6,9 | 4,7 | 0,4 | ⬤ |
| Ungarische Krautsuppe | 100 | 45 | 2,7 | 2,3 | 3,3 | 0,3 | 🟢 |
| Ungarische Krautsuppe | 250 | 113 | 6,6 | 5,8 | 8,3 | 0,7 | 🟢 |

**V**

| Lebensmittel Angabe je 100 g/je Portion | Portion | Energie | Eiweiß | Fett | Kohlen-hydrate | Brot-einheit | GLYX-Ampel |
|---|---|---|---|---|---|---|---|
| Vanillecreme | 100 | 137 | 3 | 4,5 | 20,8 | 1,7 | 🟡 |
| Vanillecreme | 150 | 205 | 4,6 | 6,7 | 31,2 | 2,6 | 🟡 |
| Vanillecreme, mit Äpfeln | 100 | 108 | 1,9 | 3 | 18 | 1,5 | 🟡 |
| Vanillecreme, mit Äpfeln | 200 | 215 | 3,7 | 6 | 36 | 3 | 🟡 |
| Vanillecreme, mit Fruchtsauce | 100 | 100 | 2,9 | 6,3 | 7,6 | 0,6 | 🟡 |
| Vanillecreme, mit Fruchtsauce | 150 | 150 | 4,3 | 9,5 | 11,5 | 1 | 🟡 |
| Vanilleeis | 100 | 191 | 3,6 | 7,5 | 26,8 | 2,2 | 🟡 |
| Vanilleeis | 75 | 143 | 2,7 | 5,6 | 20,1 | 1,7 | 🟡 |
| Vanilleeis, mit heißen Himbeeren | 100 | 114 | 1,7 | 5,6 | 13,7 | 1,1 | 🟡 |
| Vanilleeis, mit heißen Himbeeren | 150 | 171 | 2,5 | 8,4 | 20,6 | 1,7 | 🟡 |

| Lebensmittel Angabe je 100 g/je Portion | Portion | Energie | Eiweiß | Fett | Kohlen-hydrate | Brot-einheit | GLYX-Ampel |
|---|---|---|---|---|---|---|---|
| | g | kcal | g | g | g | BE | |
| Vanille-Erdbeer-Mix | 100 | 44 | 1,8 | 1 | 6,4 | 0,5 | 🔴 |
| Vanille-Erdbeer-Mix | 200 | 88 | 3,5 | 2,1 | 12,8 | 1,1 | 🔴 |
| Vanilleflammeri | 100 | 124 | 3,7 | 4,2 | 17,5 | 1,5 | 🟡 |
| Vanilleflammeri | 150 | 186 | 5,5 | 6,3 | 26,2 | 2,2 | 🟡 |
| Vanillehörnchen | 100 | 494 | 7,1 | 32,3 | 44,2 | 3,7 | 🟡 |
| Vanillehörnchen | 50 | 247 | 3,5 | 16,1 | 22,1 | 1,8 | 🟡 |
| Vanillekipferl | 100 | 482 | 5,2 | 27,4 | 53,8 | 4,5 | 🟡 |
| Vanillekipferl, 1 St. | 20 | 96 | 1,1 | 5,5 | 10,8 | 0,9 | 🟡 |
| Vanille-Mohn-Dessert, glutenfrei | 100 | 144 | 3,1 | 7,8 | 14,9 | 1,2 | 🟡 |
| Vanille-Mohn-Dessert, glutenfrei | 150 | 215 | 4,7 | 11,7 | 22,3 | 1,9 | 🟡 |
| Vanille-Quark-Schnitten, glutenfrei | 100 | 109 | 5 | 2,1 | 16,9 | 1,4 | 🔴 |
| Vanille-Quark-Schnitten, glutenfrei | 150 | 164 | 7,5 | 3,1 | 25,4 | 2,1 | 🔴 |
| Vanillequarkspeise | 100 | 124 | 7,1 | 1,6 | 19,6 | 1,6 | 🟡 |
| Vanillequarkspeise | 150 | 186 | 10,7 | 2,4 | 29,4 | 2,5 | 🟡 |
| Vanille-Rosinenreis | 100 | 124 | 1,8 | 5,2 | 16,8 | 1,4 | 🟡 |
| Vanille-Rosinenreis | 250 | 309 | 4,5 | 12,9 | 42 | 3,5 | 🟡 |
| Vanillesahnecreme | 100 | 191 | 5,8 | 12,5 | 14 | 1,2 | 🟡 |
| Vanillesahnecreme | 150 | 287 | 8,6 | 18,7 | 21 | 1,8 | 🟡 |
| Vanillesoße | 100 | 96 | 3,9 | 3,7 | 11,5 | 1 | 🟡 |
| Vanillesoße | 50 | 48 | 2 | 1,9 | 5,7 | 0,5 | 🟡 |
| Vanillesoße, aus TP | 100 | 109 | 3 | 3,1 | 17 | 1,4 | 🟡 |
| Vanillesoße, aus TP | 50 | 55 | 1,5 | 1,6 | 8,5 | 0,7 | 🟡 |
| Vollkornbrot | 100 | 188 | 6,5 | 1 | 37,6 | 3,1 | 🟢 |
| Vollkornbrot | 50 | 94 | 3,2 | 0,5 | 18,8 | 1,6 | 🟢 |
| Vollkornbrot, mit Sonnenblumenkernen | 100 | 204 | 7,1 | 2,9 | 36,5 | 3 | 🟢 |
| Vollkornbrot, mit Sonnenblumenkernen | 50 | 102 | 3,6 | 1,5 | 18,3 | 1,5 | 🟢 |
| Vollkornbrötchen | 100 | 222 | 8 | 1,5 | 43,3 | 3,6 | 🟢 |

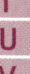

T
U
V

| Lebensmittel Angabe je 100 g/je Portion | Portion | Energie | Eiweiß | Fett | Kohlen-hydrate | Brot-einheit | GLYX-Ampel |
|---|---|---|---|---|---|---|---|
| | g | kcal | g | g | g | BE | |
| Vollkornbrötchen | 50 | 111 | 4 | 0,8 | 21,7 | 1,8 | 🟢 |
| Vollkornbuchtel | 100 / Port. | 161 | 4,3 | 7,1 | 19,4 | 1,6 | 🟡 |
| Vollkorneierteigwaren | 100 | 333 | 12,5 | 4,2 | 60,3 | 5 | 🟢 |
| Vollkorneierteigwaren | 60 | 200 | 7,5 | 2,5 | 36,2 | 3 | 🟢 |
| Vollkornkeks | 100 | 471 | 11,5 | 24,2 | 51,8 | 4,3 | 🟡 |
| Vollkornkeks, 1 St. | 10 | 47 | 1,2 | 2,4 | 5,2 | 0,4 | 🟡 |
| Vollkornmüslikeks | 100 | 441 | 8,1 | 23,6 | 49,2 | 4,1 | 🟡 |
| Vollkornmüslikeks, 1 St. | 10 | 44 | 0,8 | 2,4 | 4,9 | 0,4 | 🟡 |
| Vollkornwaffeln | 100 / Port. | 359 | 6,5 | 25,7 | 24,6 | 2,1 | 🟡 |
| Vollrohrzucker, *Alnatura* | 100 | 378 | 0 | 0 | 93 | 7,8 | 🟠 |
| Vollrohrzucker, *Alnatura*, 1 EL | 12 | 45 | 0 | 0 | 11,2 | 0,9 | 🟠 |
| **Ⓦ** Waffel | 100 | 554 | 6,2 | 40,7 | 41,6 | 3,5 | 🟡 |
| Waffel | 50 | 277 | 3,1 | 20,4 | 20,8 | 1,7 | 🟡 |
| Waffel, »altbergische Art« | 100 / Port. | 399 | 7,1 | 21,5 | 44,4 | 3,7 | 🟡 |
| Waffel, Buchweizen- | 100 / Port. | 179 | 5,7 | 4,1 | 29,5 | 2,5 | 🟡 |
| Waffel, Dinkelvollkorn- | 100 / Port. | 359 | 6,5 | 25,7 | 24,6 | 2,1 | 🟡 |
| Waffel, glutenfrei | 100 | 511 | 3,5 | 28,4 | 59,5 | 5,0 | 🟡 |
| Waffel, glutenfrei, 1 St. | 20 | 102 | 0,7 | 5,7 | 11,9 | 1,0 | 🟡 |
| Waffel, Sahne- | 100 / Port. | 421 | 4,8 | 30,8 | 31,6 | 2,6 | 🟡 |
| Waffel, Weizenvollkorn- | 100 / Port. | 274 | 4,8 | 10 | 40,6 | 3,4 | 🟡 |
| Waffelmaisbrot, glutenfrei | 100 | 335 | 4,4 | 3,5 | 70,5 | 5,9 | 🟠 |
| Waffelmaisbrot, glutenfrei | 40 | 134 | 1,8 | 1,4 | 28,2 | 2,4 | 🟠 |
| Waffeln, Mais-, glutenfrei | 100 / Port. | 214 | 5,9 | 14,8 | 14,3 | 1,2 | 🟠 |
| Waffeltörtchen, aus Fertigmischung | 100 / Port. | 414 | 5,1 | 37,8 | 13,4 | 1,1 | 🟡 |
| Walnuss, frisch | 100 | 663 | 14,4 | 62,5 | 10,6 | 0,9 | 🟢 |
| Walnuss, frisch, 3 St. | 15 | 100 | 2,2 | 9,4 | 1,6 | o. A. | 🟢 |

| Lebensmittel Angabe je 100 g/je Portion | Portion | Energie | Eiweiß | Fett | Kohlen-hydrate | Brot-einheit | GLYX-Ampel |
|---|---|---|---|---|---|---|---|
| | g | kcal | g | g | g | BE | |
| Walnuss, geröstet | 100 | 675 | 13,1 | 65,9 | 9,6 | 0,8 | 🟢 |
| Walnuss, geröstet, 3 St. | 15 | 101 | 2 | 9,9 | 1,5 | o. A. | 🟢 |
| Walnuss, geröstet und gesalzen | 100 | 671 | 12,9 | 64,6 | 9,5 | 0,8 | 🟢 |
| Walnuss, geröstet und gesalzen, 3 St. | 15 | 101 | 1,9 | 9,7 | 1,4 | o. A. | 🟢 |
| Walnuss, kandiert | 100 | 471 | 5,1 | 21,9 | 63,4 | 5,3 | 🟢 |
| Walnuss, kandiert, 3 St. | 20 | 94 | 1 | 4,4 | 12,7 | 1,1 | 🟢 |
| Walnussbrötchen | 100 | 285 | 8,7 | 12,7 | 33,8 | 2,8 | 🟡 |
| Walnussbrötchen | 60 | 171 | 5,3 | 7,6 | 20,3 | 1,7 | 🟡 |
| Walnusseis auf Orange | 100 | 209 | 3,6 | 17,1 | 10,1 | 0,8 | 🟡 |
| Walnusseis auf Orange | 150 | 313 | 5,3 | 25,7 | 15,1 | 1,3 | 🟡 |
| Walnuss-Mokka-Parfait | 100 | 330 | 9,8 | 26,7 | 13,1 | 1,1 | 🟡 |
| Walnuss-Mokka-Parfait | 150 | 495 | 14,8 | 40,1 | 19,7 | 1,6 | 🟡 |
| Walnussmus | 100 | 675 | 14,7 | 63,7 | 10,8 | 0,9 | 🟢 |
| Walnussmus, 1 EL | 15 | 102 | 2,2 | 9,6 | 1,6 | 0,1 | 🟢 |
| Walnussöl | 100 | 900 | 0 | 100 | 0 | 0 | ⚪ |
| Walnussöl, 1 EL | 10 | 90 | 0 | 10 | 0 | 0 | ⚪ |
| Wassermelone, frisch | 100 | 38 | 0,6 | 0,2 | 8,3 | 0,7 | 🔴 |
| Wassermelone, frisch | 125 | 48 | 0,8 | 0,3 | 10,4 | 0,9 | 🔴 |
| Weihnachtskugeln | 100 | 259 | 4,8 | 10,6 | 35,4 | 3,0 | 🟡 |
| Weihnachtskugeln | 30 | 78 | 1,4 | 3,2 | 10,6 | 0,9 | 🟡 |
| Wein, rot, leicht | 100 | 66 | 0,2 | 0 | 2,4 | 0,2 | * |
| Wein, rot, leicht | 125 | 83 | 0,3 | 0 | 3 | 0,3 | * |
| Wein, rot, schwer | 100 | 78 | 0,2 | 0 | 2,5 | 0,2 | * |
| Wein, rot, schwer | 125 | 98 | 0,3 | 0 | 3,2 | 0,3 | * |
| Wein, weiß, halbtrocken | 100 | 74 | 0,1 | 0 | 2,6 | 0,2 | * |
| Wein, weiß, halbtrocken | 125 | 93 | 0,1 | 0 | 3,3 | 0,3 | * |
| Wein, weiß, lieblich | 100 | 98 | 0,2 | 0 | 5,9 | 0,5 | * |
| Wein, weiß, lieblich | 125 | 122 | 0,3 | 0 | 7,4 | 0,6 | * |
| Wein, weiß, Spätlese (halbtrocken) | 100 | 74 | 0,1 | 0 | 2,6 | 0,2 | * |

| Lebensmittel Angabe je 100 g/je Portion | Portion | Energie | Eiweiß | Fett | Kohlen-hydrate | Brot-einheit | GLYX-Ampel |
|---|---|---|---|---|---|---|---|
| | g | kcal | g | g | g | BE | |
| Wein, weiß, Spätlese (halbtrocken) | 125 | 93 | 0,1 | 0 | 3,3 | * | * |
| Wein, weiß, trocken | 100 | 72 | 0,2 | 0 | 0,1 | * | * |
| Wein, weiß, trocken | 125 | 90 | 0,3 | 0 | 0,1 | * | * |
| Weinbrand | 100 | 237 | 0 | 0 | 2 | * | * |
| Weinbrand | 20 | 47 | 0 | 0 | 0,4 | * | * |
| Weinbrand-Bohnen | 100 | 387 | 1,4 | 6,1 | 68,7 | 5,7 | 🟠 |
| Weinbrand-Bohne, 1 St. | 12 | 46 | 0,2 | 0,7 | 8,3 | 0,7 | 🟠 |
| Weinessig | 100 | 4 | 0,4 | 0 | 0,6 | (0) | ⚪ |
| Weinessig, 1 EL | 15 | 1 | 0,1 | 0 | 0,1 | (0) | ⚪ |
| Weinkäse, 45 % Fett i. Tr. | 100 | 289 | 20,8 | 23 | + | (0) | ⚪ |
| Weinkäse, 45 % Fett i. Tr. | 30 | 87 | 6,2 | 6,9 | + | (0) | ⚪ |
| Weinkäse, 50 % Fett i. Tr. | 100 | 309 | 19,2 | 26 | + | (0) | ⚪ |
| Weinkäse, 50 % Fett i. Tr. | 30 | 93 | 5,8 | 7,8 | + | (0) | ⚪ |
| Weinsauerkraut, frisch | 100 | 12 | 1,5 | 0,3 | 0,8 | o. A. | 🟢 |
| Weinsauerkraut, frisch | 200 | 23 | 3 | 0,6 | 1,5 | o. A. | 🟢 |
| Weinschaumsoße | 100 | 91 | 2,3 | 4,2 | 11 | 0,9 | 🟡 |
| Weinschaumsoße | 50 | 45 | 1,1 | 2,1 | 5,5 | 0,5 | 🟡 |
| Weintraube, kandiert | 100 | 263 | 0,3 | 0,1 | 65,1 | 5,4 | 🟠 |
| Weintraube, kandiert, 2 St. | 20 | 52 | 0,1 | 0 | 13 | 1,1 | 🟠 |
| Weintraube, rot oder weiß, frisch | 100 | 71 | 0,7 | 0,3 | 15,6 | 1,3 | 🟢 |
| Weintraube, rot oder weiß, frisch | 125 | 89 | 0,9 | 0,4 | 19,5 | 1,6 | 🟢 |
| Weintraube, rot oder weiß, getrocknet | 100 | 291 | 3 | 1,3 | 66,8 | 5,6 | 🟡 |
| Weintraube, rot oder weiß, getrocknet | 25 | 73 | 0,8 | 0,3 | 16,7 | 1,4 | 🟡 |
| Weißbrot | 100 | 235 | 7,1 | 1,3 | 48,1 | 4 | 🟠 |
| Weißbrot | 50 | 118 | 3,5 | 0,6 | 24 | 2 | 🟠 |
| Weißbrot, mit Rosinen | 100 | 236 | 6,7 | 1,2 | 49,6 | 4,1 | 🟠 |
| Weißbrot, mit Rosinen | 50 | 118 | 3,3 | 0,6 | 24,8 | 2,1 | 🟠 |
| Weiße Bohnen, reif | 100 | 263 | 21,3 | 1,6 | 39,8 | 3,3 | 🟢 |

| Lebensmittel Angabe je 100 g/je Portion | Portion | Energie | Eiweiß | Fett | Kohlen-hydrate | Brot-einheit | GLYX-Ampel |
|---|---|---|---|---|---|---|---|
| | g | kcal | g | g | g | BE | |
| Weiße Bohnen, reif | 50 | 131 | 10,7 | 0,8 | 19,9 | 1,7 | 🟢 |
| Weiße Bohnen, reif, Konserve | 100 | 65 | 5,3 | 0,4 | 9,9 | 0,8 | 🟢 |
| Weiße Bohnen, reif, Konserve | 200 | 131 | 10,6 | 0,8 | 19,8 | 1,7 | 🟢 |
| Weißwurst, Münchener | 100 | 270 | 14,5 | 23,8 | 0,3 | (0) | ⚪ |
| Weißwurst, Münchener | 125 | 338 | 18,1 | 29,7 | 0,4 | (0) | ⚪ |
| Weizenbier (Weißbier), Hefeweizen | 100 | 46 | 0,5 | 0 | 3 | 0,3 | * |
| Weizenbier (Weißbier), Hefeweizen | 330 | 152 | 1,7 | 0 | 10 | 0,8 | * |
| Weizenbrötchen | 100 | 248 | 7,4 | 1,4 | 50,7 | 4,2 | 🔴 |
| Weizenbrötchen | 50 | 124 | 3,7 | 0,7 | 25,3 | 2,1 | 🔴 |
| Weizenfladenbrot | 100 | 235 | 7,1 | 1,3 | 48,1 | 4 | 🔴 |
| Weizenfladenbrot | 50 | 118 | 3,5 | 0,6 | 24 | 2 | 🔴 |
| Weizenflocken | 100 | 313 | 11,7 | 2 | 61 | 5,1 | 🟢 |
| Weizenflocken | 30 | 94 | 3,5 | 0,6 | 18,3 | 1,5 | 🟢 |
| Weizengrieß | 100 | 321 | 9,6 | 0,8 | 68,9 | 5,7 | 🟡 |
| Weizengrieß, 1 EL | 20 | 65 | 1,9 | 0,2 | 13,8 | 1,2 | 🟡 |
| Weizengrießmehl | 100 | 321 | 9,6 | 0,8 | 68,9 | 5,7 | 🔴 |
| Weizengrießmehl, 1 EL | 20 | 65 | 1,9 | 0,2 | 13,8 | 1,2 | 🔴 |
| Weizengrütze (Bulgur) | 100 | 321 | 9,6 | 0,8 | 68,9 | 5,7 | 🟢 |
| Weizengrütze (Bulgur), 1 EL | 20 | 65 | 1,9 | 0,2 | 13,8 | 1,2 | 🟢 |
| Weizenkeimflocken | 100 | 314 | 26,6 | 9,2 | 30,6 | 2,6 | 🟢 |
| Weizenkeimflocken, 1 EL | 10 | 31 | 2,7 | 0,9 | 3,1 | 0,3 | 🟢 |
| Weizenkeimöl | 100 | 900 | 0 | 100 | 0 | 0 | ⚪ |
| Weizenkeimöl, 1 EL | 10 | 90 | 0 | 10 | 0 | 0 | ⚪ |
| Weizenkleie | 100 | 172 | 14,9 | 4,7 | 17,5 | 1,5 | 🟢 |
| Weizenkleie, 1 TL | 6 | 10 | 0,9 | 0,3 | 1,1 | 0,1 | 🟢 |
| Weizenknäckebrot | 100 | 359 | 10,8 | 2 | 73,4 | 6,1 | 🔴 |
| Weizenknäckebrot, 1 St. | 15 | 54 | 1,6 | 0,3 | 11 | 0,9 | 🔴 |
| Weizenmehl, Type 405 | 100 | 332 | 9,8 | 1 | 70,9 | 5,9 | 🔴 |
| Weizenmehl, Type 405, 1 EL | 20 | 67 | 2 | 0,2 | 14,2 | 1,2 | 🔴 |

**W**

| Lebensmittel Angabe je 100 g/je Portion | Portion g | Energie kcal | Eiweiß g | Fett g | Kohlen-hydrate g | Brot-einheit BE | GLYX-Ampel |
|---|---|---|---|---|---|---|---|
| Weizenmehl, Type 550 | 100 | 332 | 9,8 | 1,1 | 70,8 | 5,9 | 🟠 |
| Weizenmehl, Type 550, 1 EL | 20 | 67 | 2 | 0,2 | 14,2 | 1,2 | 🟠 |
| Weizenmehl, Type 630 | 100 | 332 | 10,6 | 1,5 | 69 | 5,8 | 🟠 |
| Weizenmehl, Type 630, 1 EL | 20 | 66 | 2,1 | 0,3 | 13,8 | 1,2 | 🟠 |
| Weizenmehl, Type 812 | 100 | 330 | 11,8 | 1,3 | 66,7 | 5,6 | 🟡 |
| Weizenmehl, Type 812, 1 EL | 20 | 66 | 2,4 | 0,3 | 13,4 | 1,1 | 🟡 |
| Weizenmehl, Type 1050 | 100 | 334 | 11,2 | 1,8 | 67,2 | 5,6 | 🟡 |
| Weizenmehl, Type 1050 | 20 | 67 | 2,3 | 0,4 | 13,4 | 1,1 | 🟡 |
| Weizenmehl, Type 1700 (Backschrot), 1 EL | 100 | 321 | 11,2 | 2,1 | 63,4 | 5,3 | 🟢 |
| Weizenmehl, Type 1700 (Backschrot), 1 EL | 20 | 64 | 2,3 | 0,4 | 12,7 | 1,1 | 🟢 |
| Weizenstärke | 100 | 346 | 0,4 | 0,1 | 85,8 | 7,2 | 🟠 |
| Weizenstärke, 1 EL | 10 | 34 | 0 | 0 | 8,6 | 0,7 | 🟠 |
| Weizenvollkornbrötchen | 100 | 222 | 8 | 1,5 | 43,3 | 3,6 | 🟢 |
| Weizenvollkornbrötchen | 50 | 111 | 4 | 0,8 | 21,7 | 1,8 | 🟢 |
| Weizenvollkornmehl | 100 | 309 | 11,4 | 2,4 | 59,5 | 5 | 🟢 |
| Weizenvollkornmehl, 1 EL | 20 | 62 | 2,3 | 0,5 | 11,9 | 1 | 🟢 |
| Weizenvollkornnudeln | 100 | 319 | 13,4 | 2,5 | 60,6 | 5,1 | 🟢 |
| Weizenvollkornnudeln | 60 | 191 | 8 | 1,5 | 36,4 | 3 | 🟢 |
| Wels, frisch, Fischzuschnitt | 100 | 162 | 15,3 | 11,3 | + | (0) | ⚪ |
| Wels, frisch, Fischzuschnitt | 150 | 243 | 23 | 17 | + | (0) | ⚪ |
| Wels, geräuchert | 100 | 171 | 16,2 | 11,9 | + | (0) | ⚪ |
| Wels, geräuchert | 75 | 128 | 12,1 | 9 | + | (0) | ⚪ |
| Wels, TK | 100 | 162 | 15,3 | 11,3 | + | (0) | ⚪ |
| Wels, TK | 150 | 243 | 23 | 17 | + | (0) | ⚪ |
| Wermutwein, süß | 100 | 156 | 0 | 0 | 14 | 1,2 | * |
| Wermutwein, süß | 50 | 78 | 0 | 0 | 7 | 0,6 | * |
| Wermutwein, trocken | 100 | 126 | 0,1 | 0 | 10 | 0,8 | * |
| Wermutwein, trocken | 50 | 63 | 0,1 | 0 | 5 | 0,4 | * |
| Whisky | 100 | 250 | 0 | 0 | 0,1 | * | * |
| Whisky | 20 | 50 | 0 | 0 | 0 | * | * |

| Lebensmittel Angabe je 100 g/je Portion | Portion | Energie | Eiweiß | Fett | Kohlen-hydrate | Brot-einheit | GLYX-Ampel |
|---|---|---|---|---|---|---|---|
| | g | kcal | g | g | g | BE | |
| Wiener Apfelstrudel | 100 / Port. | 173 | 2 | 7 | 25,2 | 2,1 | 🟡 |
| Wiener Sandtorte | 100 / Port. | 424 | 4,6 | 24,5 | 46,5 | 3,9 | 🟡 |
| Wiener Schnitzel (Kalb) | 100 | 211 | 18,1 | 7,6 | 17,3 | 1,4 | 🟡 |
| Wiener Schnitzel (Kalb) | 150 | 317 | 27,1 | 11,4 | 25,9 | 2,2 | 🟡 |
| Wiener Würstchen | 100 / Port. | 304 | 14,4 | 27,7 | 0,2 | (0) | ⚪ |
| Wiener Würstchen, vegetarisch, *granoVita* | 100 / Port. | 211 | 16,1 | 16 | 1 | (0) | ⚪ |
| Wildente, frisch | 100 | 205 | 17,4 | 15,2 | + | (0) | ⚪ |
| Wildente, frisch | 150 | 307 | 26,1 | 22,8 | + | (0) | ⚪ |
| Wildkaninchen, frisch | 100 | 109 | 21,8 | 2,3 | + | (0) | ⚪ |
| Wildkaninchen, frisch | 150 | 163 | 32,7 | 3,5 | + | (0) | ⚪ |
| Windbeutel, aus Brandmasse | 100 | 463 | 17 | 27,6 | 37 | 3,1 | 🟡 |
| Windbeutel, aus Brandmasse | 50 | 232 | 8,5 | 13,8 | 18,5 | 1,5 | 🟡 |
| Windbeutel, aus Brandmasse, mit Sahne und Kirschen gefüllt | 100 / Port. | 315 | 8 | 19,6 | 26,7 | 2,2 | 🟡 |
| Wirsingkohl, frisch | 100 | 26 | 3 | 0,4 | 2,4 | 0,2 | 🟢 |
| Wirsingkohl, frisch | 200 | 52 | 6 | 0,8 | 4,8 | 0,4 | 🟢 |
| Wirsingkohleintopf | 100 | 41 | 4,5 | 1 | 3,3 | 0,3 | 🟢 |
| Wirsingkohleintopf | 300 | 122 | 13,6 | 2,9 | 9,9 | 0,8 | 🟢 |
| Wodka | 100 | 231 | 0 | 0 | 0 | 0 | ★ |
| Wodka | 20 | 46 | 0 | 0 | 0 | 0 | ★ |
| Worcestersoße | 100 | 137 | 3,6 | 2,2 | 25,6 | 2,1 | ⚪ |
| Worcestersoße, 1 TL | 5 | 7 | 0,2 | 0,1 | 1,3 | (0) | ⚪ |
| Wurstsalat, »bayerisch« | 100 / Port. | 305 | 12,3 | 28,5 | 0,6 | (0) | ⚪ |
| Zander, frisch, Fischzuschnitt | 100 | 84 | 19,2 | 0,7 | + | (0) | ⚪ |
| Zander, frisch, Fischzuschnitt | 150 | 126 | 28,8 | 1,1 | + | (0) | ⚪ |
| Zander, TK | 100 | 84 | 19,2 | 0,7 | + | (0) | ⚪ |
| Zander, TK | 150 | 126 | 28,8 | 1,1 | + | (0) | ⚪ |

**Z**

**W**
**Z**

| Lebensmittel Angabe je 100 g/je Portion | Portion g | Energie kcal | Eiweiß g | Fett g | Kohlen-hydrate g | Brot-einheit BE | GLYX-Ampel |
|---|---|---|---|---|---|---|---|
| Zanderfilet, paniert, gebraten | 100 | 170 | 17,6 | 6,8 | 9,4 | 0,8 | 🟡 |
| Zanderfilet, paniert, gebraten | 150 | 255 | 26,4 | 10,2 | 14,2 | 1,2 | 🟡 |
| Zartbitterschokolade | 100 | 496 | 7,1 | 32,7 | 43,8 | 3,7 | 🟢 |
| Zartbitterschokolade | 20 | 99 | 1,4 | 6,5 | 8,8 | 0,7 | 🟢 |
| Zaziki | 100 | 63 | 3,8 | 3,6 | 3,3 | (0) | 🟢 |
| Zaziki | 200 | 125 | 7,6 | 7,2 | 6,6 | (0) | 🟢 |
| Ziege, Fleisch, frisch | 100 | 149 | 19,5 | 7,9 | + | (0) | ⚪ |
| Ziege, Fleisch, frisch | 150 | 223 | 29,3 | 11,8 | + | (0) | ⚪ |
| Ziegenmilch | 100 | 69 | 3,4 | 4,2 | 4,4 | 0,4 | 🟢 |
| Ziegenmilch | 200 | 139 | 6,8 | 8,4 | 8,8 | 0,7 | 🟢 |
| Zigeunergulasch | 100 | 50 | 5,9 | 1,5 | 3 | 0,3 | 🟢 |
| Zigeunergulasch | 300 | 151 | 17,7 | 4,6 | 8,9 | 0,7 | 🟢 |
| Zimtsterne | 100 | 424 | 10,8 | 26 | 37 | 3,1 | 🟡 |
| Zimtsterne, 1 St. | 20 | 85 | 2,2 | 5,2 | 7,4 | 0,6 | 🟡 |
| Zimtwaffel | 100 / Port. | 272 | 7,5 | 16,5 | 23,5 | 2,0 | 🟡 |
| Zitronat (Sukkade) | 100 | 285 | 0,4 | 0,4 | 70 | 5,8 | 🔴 |
| Zitronat (Sukkade), 1 TL | 5 | 14 | 0 | 0 | 3,5 | 0,3 | 🔴 |
| Zitronat, glutenfrei | 100 | 285 | 0,4 | 0,4 | 70 | 5,8 | 🔴 |
| Zitronat, glutenfrei | 5 | 14 | 0 | 0 | 3,5 | 0,3 | 🔴 |
| Zitrone, frisch | 100 | 41 | 0,7 | 0,6 | 8,1 | 0,7 | 🟢 |
| Zitrone, frisch | 50 | 20 | 0,4 | 0,3 | 4 | 0,3 | 🟢 |
| Zitronencreme, mit Joghurt | 100 | 167 | 5 | 8,1 | 17,9 | 1,5 | 🟡 |
| Zitronencreme, mit Joghurt | 150 | 251 | 7,5 | 12,2 | 26,9 | 2,2 | 🟡 |
| Zitroneneis | 100 | 129 | 0,8 | 0,1 | 31,3 | 2,6 | 🔴 |
| Zitroneneis | 75 | 97 | 0,6 | 0,1 | 23,5 | 2 | 🔴 |
| Zitronen-Käsekuchen | 100 / Port. | 178 | 10,2 | 5,2 | 21,9 | 1,8 | 🟡 |
| Zitronenkeks, glutenfrei | 100 | 509 | 3,4 | 28,4 | 59,5 | 5,0 | 🟡 |
| Zitronenkeks, glutenfrei, 1 St. | 20 | 102 | 0,7 | 5,7 | 11,9 | 1,0 | 🟡 |
| Zitronenlimonade | 100 | 27 | 0,1 | 0,1 | 6,4 | 0,5 | 🔴 |
| Zitronenlimonade | 200 | 53 | 0,2 | 0,2 | 12,7 | 1,1 | 🔴 |

| Lebensmittel Angabe je 100 g/je Portion | Portion | Energie | Eiweiß | Fett | Kohlen-hydrate | Brot-einheit | GLYX-Ampel |
|---|---|---|---|---|---|---|---|
| | g | kcal | g | g | g | BE | |
| Zitronenmelisse, frisch | 100 | 42 | 3,5 | 0,8 | 5 | 0,4 | 🟢 |
| Zitronenmelisse, frisch, ½ TL | 5 | 2 | 0,2 | 0 | 0,3 | 0 | 🟢 |
| Zitronenquark | 100 | 100 | 7,6 | 1,9 | 12,3 | 1,0 | 🟡 |
| Zitronenquark | 150 | 150 | 11,5 | 2,8 | 18,4 | 1,5 | 🟡 |
| Zitronensaft | 100 | 86 | 0,6 | 0,4 | 19,9 | 1,7 | 🟡 |
| Zitronensaft, 1 EL | 15 | 13 | 0,1 | 0,1 | 3 | 0,3 | 🟡 |
| Zitronensorbet | 100 | 141 | 0,2 | 0,1 | 31,9 | 2,7 | 🔴 |
| Zitronensorbet | 75 | 106 | 0,1 | 0,1 | 23,9 | 2,0 | 🔴 |
| Zitronenspeise | 100 | 132 | 3 | 3,1 | 22,5 | 1,9 | 🔴 |
| Zitronenspeise | 150 | 198 | 4,5 | 4,6 | 33,7 | 2,8 | 🔴 |
| Zucchini mit Paprika-Reis-Füllung | 100 | 52 | 1,5 | 2,1 | 6,6 | 0,6 | 🟡 |
| Zucchini mit Paprika-Reis-Füllung | 300 | 155 | 4,6 | 6,2 | 19,7 | 1,6 | 🟡 |
| Zucchini, frisch | 100 | 19 | 1,6 | 0,4 | 2,1 | o. A. | 🟢 |
| Zucchini, frisch | 200 | 38 | 3,2 | 0,8 | 4,1 | o. A. | 🟢 |
| Zucchini-Carpaccio | 100 / Port. | 111 | 1,4 | 10,1 | 3 | o. A. | 🟢 |
| Zucchinipfannkuchen | 100 | 115 | 5 | 6,1 | 9,9 | 0,8 | 🟢 |
| Zucchinipfannkuchen | 200 | 229 | 10 | 12,1 | 19,8 | 1,7 | 🟢 |
| Zucchinischiffchen | 100 | 66 | 4 | 3,8 | 3,8 | o. A. | 🟢 |
| Zucchinischiffchen | 200 | 131 | 8 | 7,5 | 7,7 | o. A. | 🟢 |
| Zucchinisuppe, mit Sonnenblumenkernen | 100 | 23 | 1 | 1,5 | 1,2 | o. A. | 🟢 |
| Zucchinisuppe, mit Sonnenblumenkernen | 250 | 57 | 2,6 | 3,7 | 3,1 | o. A. | 🟢 |
| Zucker | 100 | 399 | 0 | 0 | 99,8 | 8,3 | 🟡 |
| Zucker, 1 TL | 5 | 20 | 0 | 0 | 5 | 0,4 | 🟡 |
| Zucker, braun, Rohzucker | 100 | 390 | 0 | 0 | 97,4 | 8,1 | 🟡 |
| Zucker, braun, Rohzucker, 1 TL | 5 | 20 | 0 | 0 | 4,9 | 0,4 | 🟡 |
| Zuckererbsen, frisch | 100 | 59 | 4 | 0,2 | 10 | 0,8 | 🟢 |
| Zuckererbsen, frisch | 200 | 119 | 8 | 0,4 | 20 | 1,7 | 🟢 |
| Zuckererbsen, TK | 100 | 63 | 4,4 | 0,2 | 10,4 | 0,9 | 🟢 |
| Zuckererbsen, TK | 200 | 126 | 8,7 | 0,4 | 20,8 | 1,7 | 🟢 |

Z

| Lebensmittel Angabe je 100 g/je Portion | Portion | Energie | Eiweiß | Fett | Kohlen- hydrate | Brot- einheit | GLYX-Ampel |
|---|---|---|---|---|---|---|---|
| | g | kcal | g | g | g | BE | |
| Zuckerguss | 100 | 333 | 0 | 0 | 83,2 | 6,9 | 🟡 |
| Zuckerguss, 1 EL | 15 | 50 | 0 | 0 | 12,5 | 1 | 🟡 |
| Zuckerhutsalat, frisch | 100 | 14 | 1,2 | 0,2 | 1,5 | 0,1 | 🟢 |
| Zuckerhutsalat, frisch | 50 | 7 | 0,6 | 0,1 | 0,8 | 0,1 | 🟢 |
| Zuckerkuchen, aus Hefeteig, fettreich | 100 / Port. | 360 | 6,2 | 15,8 | 48,1 | 4 | 🟡 |
| Zuckermais, frisch | 100 / Port. | 89 | 3,3 | 1,2 | 15,7 | 1,3 | 🟡 |
| Zuckermais, Konserve, abgetropft | 100 / Port. | 76 | 3,1 | 1,2 | 12,6 | 1,1 | 🟡 |
| Zuckermais, TK | 100 / Port. | 96 | 3,6 | 1,3 | 17 | 1,4 | 🟡 |
| Zuckermelone, frisch | 100 | 26 | 0,9 | 0,1 | 5,3 | 0,4 | 🟡 |
| Zuckermelone, frisch | 125 | 33 | 1,1 | 0,1 | 6,6 | 0,6 | 🟡 |
| Zungenblutwurst | 100 | 293 | 19,4 | 23,7 | 1,2 | (0) | ⚪ |
| Zungenblutwurst | 30 | 88 | 5,8 | 7,1 | 0,4 | (0) | ⚪ |
| Zungenpresskopf | 100 | 257 | 13,2 | 22,5 | 1,2 | (0) | ⚪ |
| Zungenpresskopf | 30 | 77 | 4 | 6,7 | 0,4 | (0) | ⚪ |
| Zwetschge, frisch | 100 | 39 | 0,6 | 0,1 | 8,8 | 0,7 | 🟢 |
| Zwetschge, frisch | 125 | 48 | 0,8 | 0,1 | 11 | 0,9 | 🟢 |
| Zwetschge, Konserve, abgetropft | 100 | 74 | 0,5 | 0,1 | 17,7 | 1,5 | 🔴 |
| Zwetschge, Konserve, abgetropft | 125 | 92 | 0,6 | 0,1 | 22,2 | 1,9 | 🔴 |
| Zwetschge, TK | 100 | 40 | 0,6 | 0,1 | 9,2 | 0,8 | 🟢 |
| Zwetschge, TK | 125 | 50 | 0,8 | 0,1 | 11,5 | 1 | 🟢 |
| Zwetschgenknödel | 100 | 143 | 3,4 | 2,1 | 27,7 | 2,3 | 🟡 |
| Zwetschgenknödel | 200 | 286 | 6,8 | 4,2 | 55,3 | 4,6 | 🟡 |
| Zwetschgenknödel, mit Vanillesoße | 100 | 136 | 4,1 | 5,7 | 16,8 | 1,4 | 🟡 |
| Zwetschgenknödel, mit Vanillesoße | 150 | 204 | 6,2 | 8,5 | 25,3 | 2 | 🟡 |
| Zwetschgenknödel, mit Zucker und Zimt | 100 | 187 | 3,4 | 7,2 | 26,9 | 2,2 | 🟡 |
| Zwetschgenknödel, mit Zucker und Zimt | 150 | 281 | 5 | 10,9 | 40,3 | 3,4 | 🟡 |

| Lebensmittel Angabe je 100 g/je Portion | Portion | Energie | Eiweiß | Fett | Kohlenhydrate | Broteinheit | GLYX-Ampel |
|---|---|---|---|---|---|---|---|
| | g | kcal | g | g | g | BE | |
| Zwetschgenkuchen, aus Hefeteig | 100 / Port. | 168 | 4,2 | 3,9 | 28 | 2,3 | 🟡 |
| Zwetschgenkuchen, aus Mürbeteig | 100 / Port. | 212 | 3,3 | 9,5 | 27,3 | 2,3 | 🟡 |
| Zwetschgen-Mohn-Kuchen | 100 / Port. | 183 | 5,2 | 7,8 | 22,4 | 1,8 | 🟡 |
| Zwetschgenmus | 100 | 70 | 0,8 | 0,3 | 15,5 | 1,3 | 🟡 |
| Zwetschgenmus | 25 | 18 | 0,2 | 0,1 | 3,9 | 0,3 | 🟡 |
| Zwetschgenwasser | 100 | 242 | 0 | 0 | 0 | 0 | * |
| Zwetschgenwasser | 20 | 48 | 0 | 0 | 0 | 0 | * |
| Zwieback | 100 | 365 | 9,2 | 4,3 | 71,4 | 6 | 🔴 |
| Zwieback, 1 St. | 10 | 37 | 0,9 | 0,4 | 7,1 | 0,6 | 🔴 |
| Zwieback, glutenfrei | 100 | 435 | 7,7 | 16,1 | 64,4 | 5,4 | 🔴 |
| Zwieback, glutenfrei, 1 St. | 10 | 44 | 0,8 | 1,6 | 6,4 | 0,5 | 🔴 |
| Zwieback, Vollkorn- | 100 | 362 | 14 | 6 | 64 | 5,3 | 🟡 |
| Zwieback, Vollkorn- | 15 | 54 | 2,3 | 0,9 | 9,6 | 0,8 | 🟡 |
| Zwiebel, frisch | 100 | 28 | 1,3 | 0,3 | 4,9 | o. A. | 🟢 |
| Zwiebel, frisch | 200 | 56 | 2,5 | 0,5 | 9,8 | o. A. | 🟢 |
| Zwiebel, Lauch-, frisch | 100 | 42 | 0,9 | 0,3 | 8,5 | o. A. | 🟢 |
| Zwiebel, Lauch-, frisch | 200 | 83 | 1,8 | 0,6 | 17 | o. A. | 🟢 |
| Zwiebelbaguette | 100 | 181 | 6,5 | 3,7 | 29,8 | 2,4 | 🔴 |
| Zwiebelbaguette | 50 | 90 | 3,3 | 1,9 | 14,9 | 1,2 | 🔴 |
| Zwiebelfleisch, mit Soße | 100 | 118 | 11,3 | 7,4 | 1,7 | (0) | 🟢 |
| Zwiebelfleisch, mit Soße | 300 | 354 | 33,8 | 22,1 | 5,1 | (0) | 🟢 |
| Zwiebelkuchen | 100 | 197 | 5,3 | 14,6 | 11,4 | 1 | 🟡 |
| Zwiebelkuchen | 150 | 295 | 8 | 21,8 | 17 | 1,4 | 🟡 |
| Zwiebelleberwurst, einfach | 100 | 330 | 12,4 | 31,3 | 0,6 | (0) | ⚪ |
| Zwiebelleberwurst, einfach | 30 | 99 | 3,7 | 9,4 | 0,2 | (0) | ⚪ |
| Zwiebelsuppe, Französische | 100 | 71 | 2,6 | 4,6 | 4,8 | 0,4 | 🟡 |
| Zwiebelsuppe, Französische | 250 | 177 | 6,5 | 11,5 | 11,9 | 1 | 🟡 |
| Zwiebelwurst | 100 | 266 | 12,8 | 23,3 | 2,1 | (0) | ⚪ |
| Zwiebelwurst | 30 | 80 | 3,8 | 7 | 0,6 | (0) | ⚪ |

Z

# Ihr Zielgewicht – sicher im Griff

Haben Sie festgestellt, dass Ihr Körpergewicht zu hoch ist? In diesem Fall ist eine Gewichtsreduzierung unabhängig vom Diabetestyp sinnvoll. Denn Übergewicht – besonders bauchbetontes Übergewicht (siehe ab Seite 12) – beeinträchtigt die Insulinwirkung. Wenn Sie viele Kilos abspecken wollen, sollten Sie die Gewichtsabnahme über einen längeren Zeitraum und mit so vielen Kilokalorien wie möglich planen.

## Wie viele Kalorien zum Abnehmen?

Der Vorteil einer möglichst hohen Energiezufuhr besteht darin, dass Sie damit eine ausreichende Eiweißzufuhr sicherstellen und unerwünschten Muskelabbau verhindern können. Zudem sorgen Sie für eine bedarfsgerechte Zufuhr an lebenswichtigen Fettsäuren, Vitaminen und Mineralstoffen. Durch die optimale Nährstoffzufuhr, die Sie dadurch erreichen, lassen sich nicht nur Mangelerscheinungen vermeiden. Sie schaffen es auf diese Weise auch leichter, die Ernährungsumstellung über einen langen Zeitraum und sogar bei Stress und Belastung durchzuhalten. Denn anders als bei Diäten ist das Ziel einer Ernährungsumstellung, dass Sie das neue Essverhalten einüben, in Ihren Alltag integrieren und dauerhaft beibehalten.

Für die Ermittlung Ihres individuellen Energiebedarfs rechnen Sie mit Ihrem Zielgewicht. Wenn Sie Ihr aktuelles Körpergewicht halten wollen, sind Zielgewicht und Ist-Gewicht identisch. Doch wenn Sie Ihr Gewicht reduzieren wollen, ist Ihr Zielgewicht gleich Ihrem Wunschgewicht.

Und so ermitteln Sie die Kalorienzufuhr, die zu Ihrem angestrebten Zielgewicht passt:

Rechnen Sie zunächst je Kilogramm Zielgewicht mit 24 kcal bis 30 kcal. Sind 70 kg das Zielgewicht, läge der tägliche Energiebedarf entsprechend bei 1700 kcal bis 2100 kcal.

Bleiben Sie geduldig und vor allem realistisch, wenn Sie abnehmen wollen! Für jedes Kilogramm Körperfett, das Sie loswerden wollen, ist es nötig, die Energiebilanz um zirka 7000 kcal zu verringern. Bei einer angestrebten Gewichtsabnahme von 1 kg pro Woche müssten also täglich durchschnittlich 1000 kcal eingespart beziehungsweise durch gesteigerte körperliche Aktivität zusätzlich verbraucht werden.

 **WICHTIG**

Vermeiden Sie drastische Gewichtsabnahmen, denn diese gehen mit einem erhöhten Risiko für die Bildung von Gallensteinen einher. Eine Gewichtsabnahme von 1 % pro Woche ist realistisch und belastet den Stoffwechsel nicht.

Für eine genauere Berechnung Ihres täglichen Kalorienbedarfs müssen Sie allerdings auch den Korrekturfaktor für Ihr Lebensalter berücksichtigen. Denn mit zunehmendem Lebensalter braucht der Körper weniger Energie. Die folgenden Korrekturfaktoren helfen Ihnen, die richtige Energiebalance finden:

| | |
|---|---|
| 20 bis 30 Jahre | × 1 |
| 30 bis 40 Jahre | × 0,97 |
| 40 bis 50 Jahre | × 0,94 |
| 50 bis 60 Jahre | × 0,86 |
| 60 bis 70 Jahre | × 0,79 |
| 70 Jahre und älter | × 0,65 |

Die folgende Tabelle gibt Ihnen einen Überblick zum Normalgewicht in Kilogramm bei verschiedenen Körperlängen in Zentimetern und ermöglicht Ihnen damit die Beurteilung Ihres eigenen Körpergewichts. Angegeben sind jeweils der unterste und der oberste Wert des Normalgewichts (siehe auch Seite 12).

**Normalgewicht bei unterschiedlichen Körperlängen**

| Körpergröße | Untere Gewichtsgrenze (BMI = 18,5) | Obere Gewichtsgrenze (BMI = 24,9) |
|---|---|---|
| 160 cm | 47,4 kg | 63,7 kg |
| 161 cm | 48,0 kg | 64,5 kg |
| 162 cm | 48,6 kg | 65,3 kg |
| 163 cm | 49,2 kg | 66,2 kg |
| 164 cm | 49,8 kg | 67,0 kg |
| 165 cm | 50,4 kg | 67,8 kg |
| 166 cm | 51,0 kg | 68,6 kg |
| 167 cm | 51,6 kg | 69,4 kg |

| Körpergröße | Untere Gewichtsgrenze (BMI = 18,5) | Obere Gewichtsgrenze (BMI = 24,9) |
|---|---|---|
| 168 cm | 52,2 kg | 70,3 kg |
| 169 cm | 52,8 kg | 71,1 kg |
| 170 cm | 53,5 kg | 72,0 kg |
| 171 cm | 54,1 kg | 72,8 kg |
| 172 cm | 54,7 kg | 73,7 kg |
| 173 cm | 55,4 kg | 74,5 kg |
| 174 cm | 56,0 kg | 75,4 kg |
| 175 cm | 56,7 kg | 76,3 kg |
| 176 cm | 57,3 kg | 77,1 kg |
| 177 cm | 58,0 kg | 78,0 kg |
| 178 cm | 58,6 kg | 78,9 kg |
| 179 cm | 59,3 kg | 79,8 kg |
| 180 cm | 59,9 kg | 80,7 kg |
| 181 cm | 60,6 kg | 81,6 kg |
| 182 cm | 61,3 kg | 82,5 kg |
| 183 cm | 62,0 kg | 83,4 kg |
| 184 cm | 62,6 kg | 84,3 kg |
| 185 cm | 63,3 kg | 85,2 kg |
| 186 cm | 64,0 kg | 86,1 kg |
| 187 cm | 64,7 kg | 87,1 kg |
| 188 cm | 65,4 kg | 88,0 kg |
| 189 cm | 66,1 kg | 88,9 kg |
| 190 cm | 66,8 kg | 89,9 kg |

Wählen Sie nun das Körpergewicht aus, das Sie anstreben und/oder halten wollen, und errechnen Sie Ihren genauen Energiebedarf mit folgender Formel:

$$\text{Zielgewicht} \times 30 \times \text{Alterskorrekturfaktor} = \text{täglicher Bedarf in kcal}$$

Dazu ein Rechenbeispiel: Sie sind 163 cm groß, wiegen 79 kg und sind 62 Jahre alt. Ihr Gewicht weicht vom Normalgewicht ab und Sie wollen Gewicht reduzieren. Aus der Tabelle oben können Sie ablesen, dass Sie mit einem Gewicht von 66,2 kg im oberen Normalgewichtsbereich liegen würden.

1. Legen Sie Ihr Zielgewicht fest: 66 kg.

2. Berücksichtigen Sie den Korrekturfaktor; er beträgt für Ihr Lebensalter 0,79.

3. Nach der Formel $66 \times 30 \times 0,79 = 1564$ errechnen Sie einen Bedarf von cirka 1560 kcal.

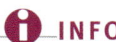 **INFO**

Die Formel für die Berechnung des Energiebedarfs erlaubt Ihnen eine erste Schätzung. Weitere Einflussfaktoren sind:

- Geschlecht: Männer haben einen höheren Grundumsatz als Frauen (etwa 6 bis 9 %).
- Anteil Muskelmasse: Je durchtrainierter, das heißt je mehr Muskelmasse, desto höher der Umsatz.
- Berufliche Tätigkeit: überwiegend sitzend, stehend oder gehend?
- Menge und Qualität der Freizeitaktivität: eine Stunde oder fünf Stunden je Woche? Spaziergang oder intensives Intervalltraining?
- Menge und Qualität der Alltagsaktivitäten: Fahrrad oder Auto? Treppe oder Fahrstuhl?

Starten Sie jetzt die Testphase. Versuchen Sie, die errechnete Kilokalorienmenge im Wochendurchschnitt einzuhalten. Die Tabelle von A bis Z hilft Ihnen dabei, Ihre aufgenommenen Kilokalorien zu errechnen. Wiegen Sie sich ein- bis zweimal pro Woche und kontrollieren Sie Ihren Erfolg.

Verändern Sie Ihre Maßnahmen, falls sich der gewünschte Erfolg nicht einstellt, etwa indem Sie Ihre körperliche Aktivität steigern. Wer Gewicht reduzieren will, sollte pro Woche fünf Stunden körperliche Aktivität einplanen. Um das aktuelle Gewicht zu halten, sind wöchentlich drei Stunden Bewegung ausreichend.

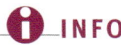 **INFO**

Körperliche Aktivität verbessert die Insulinwirkung, dadurch sinkt der Insulinbedarf. Besprechen Sie dies mit Ihrem Arzt oder Diabetesberater.

# So ernähren Sie sich ausgewogen

Die Empfehlung der Deutschen Diabetes-Gesellschaft zur Ernährungstherapie bei Diabetes kennen Sie bereits (siehe Seite 31): 45 bis 60 % Energie aus Kohlenhydraten, maximal 35 % aus Fetten und 10 bis 20 % aus Eiweiß.

Insgesamt sollten mindestens 15 % der Kalorienmenge für pflanzliche Öle, Nüsse und Samen eingeplant werden. Das stellt sicher, dass die sichtbaren Fette zum überwiegenden Teil hochwertige pflanzliche Fettlieferanten sind. Die übrigen Fettkalorien werden als versteckte Fette durch pflanzliche und tierische Lebensmittel geliefert.

Sie können die Kohlenhydrat-Austauschtabelle ab Seite 46 und die Tabelle von A bis Z ab Seite 79 nutzen, um Ihr Essen optimal zusammenzustellen. Die Angaben in den Tabellen helfen Ihnen, Ihre täglichen Kalorienmengen optimal auf die verschiedenen Lebensmittelgruppen zu verteilen, um ausgewogen mit Nährstoffen versorgt zu sein.

## Nutzen Sie die Tabellen für Ihren täglichen Speiseplan

Decken Sie Ihren Bedarf an KE/BE mithilfe der Kohlenhydrat-Austauschtabelle ab Seite 46 oder orientieren Sie sich an den KE/BE-Angaben der Tabelle von A – Z ab Seite 79:

- Getreide, Getreideprodukte
- Kartoffeln
- Obst
- kohlenhydratreiche Gemüsesorten
- Milch und Sauermilchprodukte
- kohlenhydratreiche »Extras«

Wählen Sie ergänzend aus der Tabelle von A bis Z:

- sichtbare Öle, Fette, Ölfrüchte
- kohlenhydratarme Gemüse
- Käse
- Fisch, Geflügel, Fleisch
- kohlenhydratarme »Extras«

Stellen Sie Ihre Mahlzeiten nach dem gesundheitsfördernden Tipp »Bunt macht gesund« zusammen. Denn je abwechslungsreicher die Auswahl an Lebensmitteln und je unterschiedlicher die Farben auf Ihrem Teller, desto sicherer können Sie sein, optimal mit Nährstoffen versorgt zu sein. Besonders die farbintensiven Gemüsesorten sind hervorragende Vitamin- und Mineralstoffquellen. Wählen Sie nach jahreszeitlichem Angebot und essen Sie so häufig wie möglich täglich drei Portionen aus der Gemüsegruppe. Gemüse, Rohkost und Salate bieten Ihnen zudem die Möglichkeit, die wichtigen hochwertigen Pflanzenöle auf schmackhafte Weise in den Tagesplan einzubauen.

## Wie Sie Ihren KE/BE- und Kalorienbedarf optimal decken

Die nachfolgende Tabelle informiert Sie über die ideale Zusammenstellung des täglichen Speiseplans bei unterschiedlichem Energiebedarf:

In der ersten Spalte wählen Sie zunächst Ihren persönlichen Gesamtenergiebedarf aus, der abhängig ist von Körpergewicht, Lebensalter, Geschlecht, Muskelmasse und täglicher Bewegung (siehe Seite 246).

Rechts daneben sehen Sie dann, wie viele KE/BE aus kohlenhydratreichen Lebensmitteln (Getreide, Obst, Milch/Sauermilchprodukte) Sie täglich zu sich nehmen sollten.

In der dritten und vierten Spalte erfahren Sie, welche Kalorienmenge aus sichtbaren Fetten (Öle, Nüsse, Samen) und aus sonstigen Lebensmitteln (Fisch, Geflügel, Fleisch) bei Ihrem persönlichen Gesamtenergiebedarf empfehlenswert sind.

| Gesamt-energiebedarf | Anteil an KH-reichen Lebensmitteln | 15% der Energie aus sichtbaren Fetten | Energie aus sonstigen Lebensmitteln |
|---|---|---|---|
| | KE/BE | kcal | kcal |
| 1300 kcal | 15 | 195 | 300 |
| 1400 kcal | 16 | 210 | 320 |
| 1500 kcal | 17 | 225 | 350 |
| 1600 kcal | 18 | 240 | 370 |
| 1700 kcal | 19 | 255 | 390 |
| 1800 kcal | 20 | 270 | 420 |

| Gesamt-energiebedarf | Anteil an KH-reichen Lebens-mitteln | 15 % der Energie aus sichtbaren Fetten | Energie aus sonstigen Lebensmitteln |
|---|---|---|---|
| | KE/BE | kcal | kcal |
| 1900 kcal | 21 | 285 | 440 |
| 2000 kcal | 23 | 300 | 460 |
| 2100 kcal | 24 | 315 | 490 |
| 2200 kcal | 25 | 330 | 510 |
| 2300 kcal | 26 | 345 | 530 |
| 2400 kcal | 27 | 360 | 560 |
| 2500 kcal | 28 | 375 | 580 |
| 2600 kcal | 29 | 390 | 600 |
| 2700 kcal | 30 | 405 | 620 |
| 2800 kcal | 32 | 420 | 650 |
| 2900 kcal | 33 | 435 | 670 |
| 3000 kcal | 34 | 450 | 690 |
| 3100 kcal | 35 | 465 | 720 |
| 3200 kcal | 36 | 480 | 740 |

## KE/BE günstig über den Tag verteilen

Es empfiehlt sich, die KE/BE auf mehrere Mahlzeiten zu verteilen. Das entlastet den Körper von sehr großen Kohlenhydratmengen pro Mahlzeit und sorgt nebenbei für eine hohe Leistungskurve. Welche Verteilung für Sie individuell empfehlenswert ist, hängt von den jeweiligen Arbeitsbedingungen wie auch von der eventuell begleitenden Medikamentenbehandlung ab. Probieren Sie aus, mit welcher Kohlenhydratverteilung Ihre Blutzuckerwerte konstanter sind, und besprechen Sie sich mit Ihrem Arzt oder Berater.

Für die KE/BE-Verteilung im folgenden Tagesplan wird ein Gesamtenergiebedarf von 1800 kcal zugrunde gelegt mit

- 20 KE/BE für Getreide, Kartoffeln, Obst, Milch und Sauermilchprodukte,
- 270 kcal für sichtbare Fette, Nüsse und Samen,
- 420 kcal für sonstige Lebensmittel wie Gemüse, Fisch, Geflügel, Fleisch, Käse.

**Möglicher Tagesplan bei 1800 kcal Gesamtenergiebedarf**

| Mahlzeit/ Lebensmittel | Menge | KE/BE | kcal für sichtbare Fette | kcal für sonstige Lebensmittel |
|---|---|---|---|---|
| **Frühstück 6,5 KE/BE** | | | | |
| 2 Scheiben Vollkornbrot je 50 g | 100 g | 4 | - | - |
| Kräuterfrischkäse, 20 % Fett | 15 g | - | - | 20 kcal |
| 1 Scheibe Westlight, 30 % Fett i. Tr. | 30 g | - | - | 81 kcal |
| 1 große Tomate | 100 g | - | - | 17 kcal |
| Haferflocken | 20 g | 1 | - | - |
| Apfel | 100 g | 1 | - | - |
| Joghurt, 1,5 % Fett | 125 g | 0,5 | - | - |
| Mandeln | 15 g | - | 87 kcal | - |
| **Mittagessen 5 KE/BE** | | | | |
| Vollkornreis, roh gewogen | 75 g | 5 | - | - |
| Champignons | 200 g | - | - | 45 kcal |
| 1 großer EL Rapsöl | 10 g | - | 90 kcal | - |
| Putenbrust, ohne Haut | 100 g | - | - | 105 kcal |
| **Nachmittag 3 KE/BE** | | | | |
| 1 Scheibe Vollkornbrot | 250 g | 2 | - | - |
| Körniger Frischkäse | 30 g | - | - | 24 kcal |
| 1 großer EL Konfitüre | 17 g | 1 | - | - |
| **Abendessen 5,5 KE/BE** | | | | |
| 2 Scheiben Vollkornbrot je 50 g | 100 g | 4 | - | - |
| Kräuterfrischkäse, 20 % Fett | 15 g | - | - | 20 kcal |
| 1 Scheibe Tilsiter, 30 % Fett i. Tr. | 30 g | - | - | 81 kcal |
| Feldsalat | 50 g | - | - | 7 kcal |
| Gurke | 50 g | - | - | 6 kcal |
| Paprika | 100 g | - | - | 20 kcal |
| 1 großer EL Rapsöl für Salat | 10 g | - | 90 kcal | - |
| Joghurt, 1,5 % Fett | 125 g | 0,5 | - | - |
| Apfelsine | 130 g | 1 | - | - |
| **Summe** | | 20 | 267 kcal | 426 kcal |
| **Soll** | | 20 | 270 kcal | 420 kcal |

Dieser Tagesplan kann von allen Diabetikern ohne Insulinbe-handlung, von Diabetikern mit Bolustherapie, mit intensivier-ter Insulin-Therapie (ICT) oder mit Insulinpumpen-Therapie als Beispielplan genutzt werden. Falls Sie konventionell mit Mischinsulinen behandelt werden, fragen Sie bitte Ihren Arzt oder Berater, wie Sie die KE/BE verteilen sollen.

## Gezielt kombinieren, den Blutzucker entlasten

Je langsamer die blutzuckerwirksamen Kohlenhydrate (Stärke und Zucker) ins Blut gelangen, desto geringer ist die Blut-zuckerbelastung.

Zum Beispiel gehen die Kohlenhydrate eines Brötchens relativ schnell ins Blut, wenn das Brötchen ohne weitere Zutaten gegessen wird. Ist das Brötchen dagegen mit einem eiweißrei-chen Belag wie Käse belegt, ist die Wirkung auf den Blutzucker schon langsamer. Essen Sie zu dem belegten Brötchen noch einen Salat mit ölhaltigem Dressing, verlangsamt dies die Blut-zuckerwirkung noch weiter. Dieser Effekt lässt sich noch weiter steigern, wenn ein Weißmehlbrötchen gegen ein Vollkornbröt-chen ausgetauscht wird.

Stellen Sie sich möglichst konsequent kombinierte Mahlzeiten zusammen und wählen Sie dafür Lebensmittel aus mindestens drei, besser noch aus vier verschiedenen Lebensmittelgruppen (Gemüse, Getreide/Kartoffeln, Fisch/Fleisch/Hülsenfrüchte/ Eier, Pflanzenfette). Dadurch entlasten Sie Ihren Blutzucker besonders effektiv und erreichen nebenbei eine länger anhal-tende Sättigung.

- Zum Frühstück essen Sie beispielsweise Vollkornbrot mit Käse und dazu Gemüse oder Obst, ergänzt durch ein paar Nüsse oder Oliven. Wenn Sie Müsli bevorzugen, kombinie-ren Sie am besten Getreideflocken mit Milch oder Joghurt, Obst und einigen Mandeln oder Nüssen.
- Für die warmen Mahlzeiten gibt es verschiedene Kombinati-onsmöglichkeiten: Kartoffeln, Reis, Nudeln etc. mit Gemüse und Fisch, Geflügel, Fleisch oder Hülsenfrüchten, zubereitet mit hochwertigem Pflanzenöl.
- Die Brotmahlzeiten können zum Beispiel aus Vollkornbrot mit Käse bestehen, ergänzt durch einen Salat oder durch Rohkost mit Essig-Öl-Dressing oder durch eine Portion Antipasti.

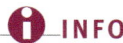 **INFO**

Bei Behandlung mit festen Insulinmischungen sind Zwischenmahlzeiten nötig, um Unterzucker zu vermeiden. Ansonsten
sollten Sie Zwischenmahlzeiten nur bei echtem Hunger zu sich
nehmen. In diesem Fall ist die Kombination aus einem Milchprodukt und einer Portion Obst ideal.

## Tipps für eine gesunde Ernährungsweise

- Besser mit Biss: Wenn Sie Reis und Nudeln mit »Biss« oder
  »al dente« und Kartoffeln möglichst in der Schale kochen,
  gehen die Nährstoffe aus diesen Lebensmitteln langsamer ins
  Blut und der Blutzucker wird entlastet.

- Täglich drei Gemüseportionen: Fast alle Gemüsesorten
  enthalten nur geringe Kalorienmengen, liefern dafür jedoch
  reichlich Vitamine, Mineralstoffe, Ballaststoffe und bioaktive
  Pflanzenstoffe.

- Täglich nur zwei Portionen Obst: Zur Blutzuckerentlastung
  essen Sie Obst am besten mit einem Milchprodukt oder als
  Dessert.

- Täglich drei bis vier Portionen Milchprodukte: Milchprodukte, auch Käse, liefern hochwertiges Eiweiß, Kalzium,
  Magnesium und B-Vitamine.

- Wöchentlich zweimal Fisch, zwei- bis dreimal Geflügel oder
  Fleisch und maximal drei Eier: Die Portionsgrößen sollten
  dabei jeweils zwischen 100 und 150 g liegen.

- Wöchentlich ein- bis zweimal Hülsenfrüchte: Bei Diabetes
  mellitus können Hülsenfrüchte helfen, den Blutzuckerspiegel
  zu glätten. Empfehlenswert sind 50-g-Portionen. Hülsenfrüchte sind gute Quellen für Vitamine, Mineralstoffe und
  bioaktive Pflanzenstoffe.

- Nur gelegentlich Wurst: Wurstprodukte enthalten viel Fett
  und liefern reichlich Kilokalorien, jedoch nur wenig lebenswichtige Nährstoffe.

- Täglich Pflanzenöle: Sie liefern lebenswichtige Fettsäuren
  und Vitamin E.

- Sparsam mit den »Extras«: Sie liefern reichlich leere Kalorien, das bedeutet, diese Nahrungsmittel enthalten viel
  Energie in Form von Zucker und/oder Fett, jedoch kaum
  wertvolle Vitamine oder Mineralstoffe. Zu den »Extras«

werden Süßwaren, Süßspeisen sowie zuckerhaltige und alkoholische Getränke (siehe Seite 248) gezählt.

- Ausreichend Wasser: Wasser ist überlebenswichtig und wird für die Ausscheidung von harnpflichtigen Substanzen wie Harnsäure über die Nieren ebenso benötigt wie für gute Verdauung und regelmäßigen Stuhlgang. Trinken Sie mindestens 1,5 bis 2 Liter am Tag. Bei Hitze, Fieber, Erbrechen oder Durchfall ist der Wasserbedarf entsprechend erhöht.

- Lust auf Bewegung: Körperliche Aktivität, passend zum Leistungsvermögen, tut Körper und Seele gut, verbessert die Insulinwirkung, steigert den Energieverbrauch und hilft Ihnen beim Abnehmen und Gewichthalten!

- Nehmen Sie sich Zeit für Entspannung: Entspannung ist die dritte wichtige Säule einer gesundheitsfördernden Lebensweise. Erlernen Sie Entspannungstechniken, die zu Ihnen passen, und nehmen Sie sich täglich Zeit, diese zu trainieren.

## Diätprodukte laufen aus

Beim Wort »Diät« denken viele Menschen sofort an Gewichtsreduktion und daran, dass Diätprodukte weniger Kalorien enthalten als die entsprechenden Normalprodukte. Das stimmt zum Teil, aber nicht immer. Bei Diätprodukten, die sich für die Ernährung von Menschen mit Fettstoffwechselstörungen eignen, sind zunächst nur andere Fettsäuren verwendet worden. Diätmargarine hat zum Beispiel einen höheren Anteil mehrfach ungesättigter Fettsäuren als normale Pflanzenmargarine. Die Kalorienmengen beider Sorten sind dagegen gleich.

Bei Diätprodukten für Diabetiker wurde der Haushaltszucker gegen Zuckeraustauschstoffe oder Süßstoffe ausgetauscht. Seit Jahren sind sich die Experten darüber einig, dass diese speziellen Diabetikerlebensmittel keinen Vorteil für die Diabetestherapie bringen. Dem wurde nun 2010 durch eine Änderung der Diätverordnung Rechnung getragen. Diabetikerlebensmittel dürfen noch bis Ende 2012 in Verkehr gebracht werden. Danach können sie noch bis zum Ablauf des Mindesthaltbarkeitsdatums verkauft werden.

Bis Ende 2012 dürfen Lebensmittel mit Zuckerersatzstoffen noch den Aufdruck tragen: »Geeignet zur besonderen Ernährung bei Diabetes mellitus im Rahmen eines Diätplans«. Auf diesen Produkten müssen laut der deutschen Diätverordnung auch folgende Angaben zu finden sein:

- Art und Menge des Zuckerersatzstoffes
- KE-/BE-Gehalt
- Kalorien- und Nährstoffgehalt pro 100 g oder pro 100 ml essbarem Anteil

# Verwirrspiel der Süßmacher

## Zuckeraustauschstoffe

Dazu gehören Fruchtzucker (Fruktose) und Zuckeralkohole (Sorbit, Xylit, Mannit, Isomalt, Maltit, Lactit).

Zuckeraustauschstoffe liefern wie Haushaltszucker Kilokalorien: 4 kcal je 1 g Fruktose, etwas weniger als 4 kcal je 1 g Zuckeralkohole. Das heißt, sie haben etwa so viele Kalorien und Kohlenhydrate wie übliche gesüßte Lebensmittel. Zuckeraustauschstoffe werden grundsätzlich als KE/BE berechnet, außer bei Insulintherapie (siehe auch Seite 244). Eine KE/BE entspricht 10 bis 12 g eines beliebigen Zuckeraustauschstoffes.

Auf den Blutzucker haben Zuckeraustauschstoffe nur eine geringe Wirkung (siehe Seite 36). Das ist wichtig zu wissen, wenn Sie Insulin spritzen. Denn die blutzuckersteigernde Wirkung der Zuckeraustauschstoffe ist geringer als die blutzuckersenkende Wirkung des Insulins.

So sind Sie auf der sicheren Seite, wenn es um das Vermeiden von Unterzuckerung geht:

- Spritzen Sie Insulin nur für den Kohlenhydratanteil abzüglich der Zuckeraustauschstoffe.
- Beispiel Müsliriegel ohne Zuckerzusatz: In einem Riegel stecken 16,2 g Gesamtkohlenhydrate, davon sind 7,7 g mehrwertige Alkohole (Maltitsirup), also Zuckeraustauschstoffe
- Sie rechnen also 16,2 – 7,7 = 8,5 g Kohlenhydrate, für die Sie Insulin spritzen.

## Süßstoffe

Dazu gehören Saccharin, Cyclamat, Aspartam, Acesulfam-K, Thaumatin, Neohesperidin-Dihydrochalcon. Süßstoffe sind kalorienfrei. Sie werden nicht als KE/BE berechnet.

Lebensmittel, bei denen Süßstoffe den Haushaltszucker ersetzen, enthalten zwar weniger Kohlenhydrate, müssen aber nicht automatisch auch weniger Kalorien haben. Wird zum Beispiel bei Nussnougatcreme der Zucker durch Süßstoffe ersetzt, muss das fehlende Zuckergewicht ausgeglichen werden. Wenn Fett anstelle des ersetzten Zuckers verwendet wird, kann dieser Brotaufstrich sogar kalorienreicher sein als herkömmliche Sorten. Für Diabetiker ist das besonders irreführend, denn sie können von einem solchen Brotaufstrich mehr Gramm pro KE/BE verwenden.

## Umgang mit Alkohol

Alkoholhaltige Getränke sind kalorienreich und enthalten nur Spuren an lebenswichtigen Nährstoffen. Jedes Gramm Alkohol liefert dem Körper 7 kcal – also fast so viel wie 1 g Fett (9 kcal). Deshalb zählen Alkoholika wie Bier, Wein, Alkopops und Spirituosen zur Gruppe der »Extras«.

Für Diabetiker ist wichtig zu wissen, dass Alkohol die Glukoseneubildung in der Leber hemmt, und zwar auch noch Stunden nach dem Alkoholkonsum. Je höher die konsumierte Alkoholmenge, desto länger dauert auch die Hemmung der Glukoseneubildung.

Bei Diabetikern, die mit Insulin oder Sulfonylharnstoffen behandelt werden, kann durch diese Hemmung der Glukoseneubildung eine Unterzuckerung hervorgerufen werden. Das Risiko ist nach dem Sport noch zusätzlich erhöht, weil die Zuckerreserven der Leber nach körperlichen Aktivitäten entleert sind.

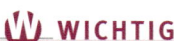 **WICHTIG**

Unterzuckerungen nach Alkoholkonsum sind besonders gefährlich, weil die Warnsymptome möglicherweise nicht mehr wahrgenommen werden können. Maßnahmen zur Selbstbehandlung der Unterzuckerung werden dann oft nicht angewendet.

Für Diabetiker gilt dennoch kein totaler Alkoholverzicht. Falls nicht andere Erkrankungen den Alkoholgenuss völlig verbieten, gelten kleine Mengen alkoholischer Getränke als gesundheitlich akzeptabel, soweit sie nur gelegentlich konsumiert werden. Für Frauen gilt eine Menge von 10 g Alkohol (250 ml Bier oder 100 ml Sekt/Wein), für Männer eine Grenze von 20 g Alkohol (500 ml Bier oder 200 ml Sekt/Wein), möglichst zu oder nach einem kohlenhydratreichen Essen, als unbedenklich.

Gehen Sie grundsätzlich auf Nummer sicher und trinken Sie Alkoholika nie auf leeren Magen. Sorgen Sie immer auch für die ausreichende Zufuhr von Kohlenhydraten.

 **WICHTIG**

Nach dem Konsum einer größeren Menge Alkohol besteht das Risiko für eine Unterzuckerung noch 10 bis 20 Stunden danach. Messen Sie in solchen Fällen öfter den Blutzucker und achten Sie besonders auf Anzeichen eines Unterzuckers. Informieren Sie zur Sicherheit Angehörige und Freunde.

## Essen außer Haus – (k)ein Problem!

Falls Sie regelmäßig in der Kantine oder in Restaurants essen, ist es besonders hilfreich, wenn Sie sich mit den Inhaltsstoffen von Lebensmitteln gut auskennen.

- Wenn Sie ohne Medikamente behandelt werden oder Tabletten einnehmen, die keinen Einfluss auf die Insulinausschüttung haben (wie Biguanide, Acarbose), können Sie die Mahlzeiten außer Haus so zusammenstellen, wie Sie dies auch zu Hause machen würden.

- Wenn Sie Sulfonylharnstoffe einnehmen, sollten Sie Ihr Medikament erst dann nehmen, wenn das Essen serviert wird.

- Werden Sie mit konventioneller Insulintherapie behandelt, sollten Sie die festgelegten Essenszeiten berücksichtigen, um die Gefahr einer Unterzuckerung zu vermeiden. Informieren Sie die Bedienung, dass ungeplante Wartezeiten für Sie ein Problem werden können. Sollte Ihr Insulin wirken und das Essen wird verspätet serviert, können Sie Brot essen oder ein kohlenhydrathaltiges Getränk zu sich nehmen.

- Werden Sie mit der intensivierten Insulintherapie behandelt oder verwenden Sie eine Insulinpumpe, verabreichen Sie Ihr Bolusinsulin erst, wenn das Essen serviert wird.

- Falls Sie ein Insulinanalogon mit direktem Wirkungseintritt verwenden, kann es sinnvoll sein, erst während oder direkt im Anschluss an das Essen zu spritzen. Dies gilt ganz besonders, wenn das Essen sehr fettig ist und Sie deshalb mit einer verlangsamten Blutzuckerwirksamkeit der gegessenen Kohlenhydrate rechnen können.

# Zum Nachschlagen

## Bücher, die weiterhelfen

Elmadfa, I.; Aign, W.; Muskat, E.; Fritzsche, D.: **Die große GU Nährwert-Kalorien-Tabelle.** Gräfe und Unzer Verlag, München

Finck, H.; Malcherczyk, I.: **Diabetes & Soziales. Ein praktischer Ratgeber für alle Diabetiker und Diabetes-Teams.** Verlag Kirchheim, Mainz

Fritzsche, D.; Bohlmann, F.; Szwillus, M.: **Das Große Diabetiker Kochbuch.** Gräfe und Unzer Verlag, München

Fritzsche, D.; Szwillus, M.: **Gesund essen bei Diabetes.** Gräfe und Unzer Verlag, München

Deutsche Diabetes-Gesellschaft (Hrsg.): **Gesundheits-Pass Diabetes.** Verlag Kirchheim, Mainz (Schirmherrschaft: Weltgesundheitsorganisation und Internationale Diabetes Föderation)

Hirsch, A.: **Diabetes ist meine Sache. Hilfen zum Umgang mit Angst, Wut und Traurigkeit.** Verlag Kirchheim, Mainz

Howorka, K.: **Funktionelle Insulintherapie.** Springer Verlag, Berlin

Hürter, P.; Lange, K.: **Kinder und Jugendliche mit Diabetes. Medizinischer und psychologischer Ratgeber für Eltern.** Springer Medizin Verlag, Heidelberg

Jäckle, R.; Hirsch, A.; Dreyer, M.: **Gut leben mit Typ-I-Diabetes. Arbeitsbuch zur Basis-Bolus-Therapie.** Urban und Fischer bei Elsevier, München/Jena

Kemmer, F. W.: **Diabetes und Sport ohne Probleme. Praktische Hinweise für insulinspritzende Diabetiker.** Verlag Kirchheim, Mainz

Kleinwechter, H.; Schäfer-Graff, U.; Mäder, U.: **Der große Schwangerschaftsratgeber für Diabetikerinnen.** Trias Verlag, Stuttgart

Paust, R.; Ellebracht, H.: **Selbstbewusst mit Diabetes.** Verlag Kirchheim, Mainz

Petzoldt, R.: **Diabetiker-Reiseausweis in 25 Sprachen.** Verlag Kirchheim, Mainz

Zick, R.; Schnitger, F.: **Insulin aus der Pumpe.** Verlag Kirchheim, Mainz

## Zeitschriften, die weiterhelfen

Diabetes-Journal – Offizielles Organ der Deutschen Diabetes-Gesellschaft, des Deutschen Diabetiker-Bundes und der Deutschen Diabetes-Union. Verlag Kirchheim, Mainz

Mellitus Lauf – Offizielles Organ der International Diabetic Athletes Association, Verlag Kirchheim, Mainz

# Adressen, die weiterhelfen

## Deutschland

aid infodienst Verbraucherschutz, Ernährung, Landwirtschaft e. V., Heilsbachstr. 16, D-53123 Bonn, www.aid.de/ www.was-wir-essen.de
• Infodienst, der Informationen aus Wissenschaft und Praxis verständlich aufbereitet

Deutsche Gesellschaft für Ernährung e. V., Godesberger Allee 18, D-53175 Bonn, www.dge.de
• Infos zu Ernährung und Suche nach Ernährungsberater/innen in der Umgebung

DDG – Deutsche Diabetes Gesellschaft, Reinhardtstr. 31, D-10117 Berlin, www.deutsche-diabetes-gesellschaft.de
• Infos, Leitlinien, Arztsuche

diabetesDE, Geschäftsstelle, Reinhardtstraße 31, D-10117 Berlin, www.diabetesde.org
• Infos und Expertenchat

QUETHEB – Institut für Qualitätssicherung in der Ernährungstherapie und -beratung e. V., Schlossplatz 1, D-83410 Laufen, www.quetheb.de
• Hilfe bei Ernährungsfragen und gezielte Suche nach Ernährungsberater/innen in der Umgebung

VDBD – Verband der Diabetes-Beratungs- und Schulungsberufe in Deutschland e. V., Am Eisenwald 16, 66386 St. Ingbert, www.vdbd.de
• Leitfaden zur Insulininjektion

VDD – Verband der Diätassistenten Deutscher Bundesverband e. V., Susannastr. 1, D-45136 Essen, www.vdd.de
• Ernährungstipps sowie Adressen von Diätassistenten in der Nähe unter »Verbraucher-infos«

VDOE – Verband der Oecotrophologen e. V. (VDOE), Reuterstr. 161, D-53113 Bonn, www.vdoe.de
• Gezielte Suche nach wohnortnahen Ernährungsberater/innen unter »VDOE-Expertenpool«

## Österreich

Österreichische Gesellschaft für Ernährung, Zimmermanngasse 3, A-1090 Wien, www.oege.at
• Wissenschaftliche Infos rund um Ernährung praxisnah aufbereitet sowie Suchfunktion zu Ernährungsexperten in der Umgebung

## Schweiz

Schweizerische Gesellschaft für Ernährung (SGE), Schwarztorstr. 87, CH-3001 Bern, www.sge-ssn.ch
• Infos rund um gesunde Ernährung

Schweizerischer Verband dipl. Ernährungsberater/innen (SVDE), Stadthof, Bahnhofstr. 7b, CH-6210 Sursee, www.svde-asdd.ch
• Ausführliche Liste der frei praktizierenden Ernährungsberater/innen in der Schweiz

Verband der Diätologen Österreichs, Grüngasse 9 / Top 20, A-1050 Wien, www.diaetologen.at
• Informationen zu Ernährung und Gesundheit sowie Suchfunktion »Diätologensuche«

# Register

# Impressum

Die **GU Homepage** finden Sie im Internet unter **www.gu.de**

**Umwelthinweis:**
Dieses Buch ist auf PEFC-zertifiziertem Papier aus nachhaltiger
Waldwirtschaft gedruckt.

© 2012 Gräfe und Unzer Verlag GmbH, München

**Projektleitung:** Annette Hartwig
**Lektorat:** Rita Steininger
**Herstellung:** Markus Plötz
**Gestaltung:** independent Medien-Design, Horst Moser, München
**Satz:** Uhl+Massopust, Aalen
**Illustrationen:** Deutscher Infografikdienst: S. 22; Mat Kovacic / 7mp.de:
Klappen vorne; Detlef Seidensticker: S. 13, 32, 40
**Fotos:** Kramp & Gölling: Cover, U4 rechts; Jump: U4 links
Druck und Bindung: Stürtz GmbH, Würzburg

ISBN 978-3-8338-2239-1

1. Auflage 2012

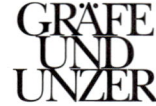

GRÄFE
UND
UNZER

*Ein Unternehmen der*
GANSKE VERLAGSGRUPPE